LA DIETA DE PREVENCIÓN Y TRATAMIENTO DEL ALZHÉIMER

RICHARD S. ISAACSON
CHRISTOPHER N. OCHNER

LA DIETA DE PREVENCIÓN Y TRATAMIENTO DEL ALZHÉIMER

Un manual, basado en pruebas,
sobre los alimentos
y suplementos que nos ayudan
a todos a protegernos
de la enfermedad de Alzheimer

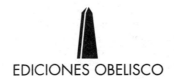

EDICIONES OBELISCO

Si este libro le ha interesado y desea que le mantengamos informado de nuestras publicaciones, escríbanos indicándonos qué temas son de su interés (Astrología, Autoayuda, Ciencias Ocultas, Artes Marciales, Naturismo, Espiritualidad, Tradición…) y gustosamente le complaceremos.

Puede consultar nuestro catálogo y todas sus colecciones en
www.edicionesobelisco.com

Los editores no han comprobado la eficacia ni el resultado de las recetas, productos, fórmulas técnicas, ejercicios o similares contenidos en este libro. Instan a los lectores a consultar al médico o especialista de la salud ante cualquier duda que surja. No asumen, por lo tanto, responsabilidad alguna en cuanto a su utilización ni realizan asesoramiento al respecto.

Colección Salud y Vida Natural
La dieta de prevención y tratamiento del alzhéimer
Richard S. Isaacson – Christopher N. Ochner
1.ª edición: abril 2019

Título original: *The Alzheimer's Prevention & Treatment Diet*

Traducción: *Juan Carlos Ruíz*
Corrección: *Sara Moreno*
Diseño de cubierta: *Enrique Iborra*

© 2016, Square One Publishers, Inc.
Obra publicada por acuerdo con Square One Pub. Inc.
www.squareonepublishers.com
(Reservados todos los derechos)
© 2019, Ediciones Obelisco, S. L.
(Reservados todos los derechos para la presente edición)

Edita: Ediciones Obelisco, S. L.
Collita, 23-25. Pol. Ind. Molí de la Bastida
08191 Rubí - Barcelona - España
Tel. 93 309 85 25 - Fax 93 309 85 23
E-mail: info@edicionesobelisco.com

ISBN: 978-84-9111-447-5
Depósito legal: B-9.119-2019

Printed in Spain

Impreso en los talleres gráficos de Romanyà/Valls S. A.
Verdaguer, 1 - 08786 Capellades - Barcelona

Agradecimientos

Este libro no sería posible sin la ayuda y colaboración de muchas personas. Un agradecimiento especial para mi familia, ya que todos han desempeñado un papel fundamental en mi desarrollo como persona y como médico. Mi padre fue mi principal modelo a imitar, y sería desconsiderado no agradecer a mi madre su amor, resiliencia y habilidades como correctora de borradores. También doy las gracias a mi hermana Suzee-Q, mi hermano Stevie, mi cuñado Mike, mis sobrinas y sobrinos, mi sobrina nieta Brielle y mi prima Stacy.

También estoy agradecido a mis mentores, supervisores y colegas: doctores Chris Papasian, Clifford Saper, Michael Ronthal, Louis Caplan, Ralph Sacco, Matt Fink, Laurie Glimcher, Joe Safdieh, Dan Cohen, Cindy Zadikoff, Sean Savitz, Michael Benatar, Ralph Józefowicz, Alon Seifan y Ranee Niles.

Doy las gracias a la familia Helfner; a todos mis profesores y tutores de la Universidad Commack, incluidos Jack McGrath, Ron Vale, doctor Doug y Susan Dreilinger; a Christine Greer, Mimi, Grey, Rach y Bon Bon; a Liz Greer y Oma; a Sara Fusco; a mis mejores amigos, Dave Acevedo, Reza Khan, Brett Helfner, Chris Ochner, Justin Berger, Mike Haff, Harold Levy, Brandon Suedekum, Tonnie Markley, Janie Fossner-Pashman, Brian Martin, Wilfried Baudouin, doctor Andy Tarulli y H. Ron Davidson; al doctor Islon Woolf; y al doctor Dale Atkins.

Un sincero agradecimiento para Suzanne Summer, máster en Ciencias, dietista colegiada, por la creación de menús de ejemplo y por sus valiosas ideas y consultas sobre información nutricional proporcionadas

9

en el capítulo «La dieta APT». Gracias también para Rudy Shur, Joanne Abrams y Miye Bromberg, de Square One Publishers; para Carol y Gary Rosenberg; para Max Lugavere; para el equipo de APC (doctor Alon Seifan, Mary Montgomery, Roberta Marongiu, doctor Randy Cohen, Jaclyn Chen, Katherine Hackett, Jeannette Hogg, Chefi Meléndez-Cabrero y Cindy Shih); para Ciara Gaglio, Mark McInnis, Genevieve LaBelle, Jason Goldstein y todo el equipo de AlzU.org; para Christina Stolfo-Rupolo; para Ashley Paskalis; para Janice Void; para Anthony Galindez; para Lewis Cruz; para Tom Horton; para la doctora Greta Strong; para el doctor Larry Newman; para Mary Hopkins y Kathy Bradley, de JHC; para el doctor Edmond Mukamal; para los Regenerates; para el principado de Mónaco; y para los New York Yankees.

R. S. I.

Me gustaría dar las gracias a mis padres, que me siguen sirviendo de inspiración. Vuestro amor y apoyo incondicionales me permiten ser todo lo que soy ahora y lo que seré mañana. Gracias por no sólo ser los padres más increíbles, sino también por ser excelentes correctores de escritos. Para el doctor Robert Scott Ochner, el único miembro de la familia que se libró de tener que leer este libro varias veces. Te echo de menos, Bobby. Para mi hermano Ricky y mi hermana Cheryl, que han sido hermanos, padres y mejores amigos. Gracias no sólo por ayudarme en este libro, sino también por guiarme a lo largo de mi vida.

Para John Spychalski. Fuiste uno de los elementos más influyentes de mi desarrollo, tanto personal como profesional, y siempre serás un buen amigo. Para el doctor Michael Love, por tu labor como asesor, tu apoyo y tu amistad, y por demostrar que la honradez y la integridad no son impedimentos para el éxito. Para el doctor Stephen Bono, por ser un asesor y amigo constante. Siempre valoraré tu apoyo y tu guía.

Para el doctor Eric Stice, por ser un ejemplo a seguir y por demostrar todo lo que una persona puede hacer y conseguir mientras mantiene el equilibrio en su vida. Para el doctor Xavier Pi-Sunyer, por su apoyo y guía constantes.

Para el Instituto Irving para la Investigación Clínica y Traslacional, el Centro de Investigación para la Nutrición en la Obesidad de Nueva York, el Centro de Salud de Adolescentes Monte Sinaí y el Instituto Nacional de la Salud, por apoyar mi investigación. Para mis destacados estudiantes graduados del Instituto de Nutrición Humana de la Universidad de Columbia por su ayuda y futuras contribuciones como médicos destacados.

Para mi coautor, colega y amigo, el doctor Richard Isaacson. Después de todas las noches sin dormir, «retiros de trabajo» y «conversaciones animadas», me siento extremadamente orgulloso de lo que hemos conseguido. Los estilos distintos que hemos aportado a este proceso han culminado en algo muy especial, y la capacidad de crear recursos para ayudar a otras personas con mi amigo íntimo es realmente un privilegio único.

Por último, para mi querida esposa, Angel. Me inspiras para ser una mejor persona cada día, y nunca dejaré de valorar eso. Gracias por comprenderme cuando no pude estar disponible para ti y por estar siempre disponible cuando te necesité. Independientemente de aquello de que se trate, no podría haberlo hecho sin ti... y no hubiese querido. Te quiero.

C. N. O.

Prefacio

Durante años, pacientes, cuidadores, familiares y médicos han buscado activamente nuevos enfoques para manejar la enfermedad de Alzheimer (EA). Recientemente ha habido una explosión en la investigación sobre intervenciones nutricionales para prevenir y tratar este trastorno. Aunque la dieta ha sido históricamente un elemento crítico de los planes terapéuticos para muchas otras enfermedades crónicas, entre ellas la diabetes, la hipertensión y el colesterol alto, ha sido sólo en las dos últimas décadas cuando los científicos han empezado a investigar el impacto de la dieta sobre la salud cerebral. Hasta ahora los resultados han sido prometedores. Los últimos estudios ofrecen nuevas esperanzas para las personas preocupadas por la pérdida de memoria, y ofrecen importantes pruebas científicas de que la dieta puede ser una herramienta eficaz para mantener e incluso mejorar la cognición. Evidentemente, la balanza ha empezado a inclinarse hacia la «dieta saludable para el cerebro» como parte esencial del manejo de la enfermedad de Alzheimer.

El doctor Isaacson es un neurólogo especializado en la enfermedad de Alzheimer. El doctor Ochner es un científico clínico especializado en nutrición. Nuestros esfuerzos diarios se concentran en tres áreas: la educación, la investigación y el cuidado de los pacientes. Enseñamos a otros médicos e investigadores, así como a estudiantes graduados en Medicina, en grandes centros médico-académicos de gran renombre de Estados Unidos. Trabajamos con doctores, científicos, psicólogos, enfermeros, enfermeras que pueden prescribir recetas, becarios y otros miembros del mundo de la asistencia sanitaria. Hemos publicado nuestros estudios sobre la enfermedad de Alzheimer en revistas médicas de fama internacional y hemos presentado nuestro trabajo por todo el mundo. Y hemos trabajado estrechamente con los pacientes, muchos de los cuales tienen una buena salud cognitiva y quieren evitar desarrollar alzhéimer, mientras que otros se encuentran en las primeras fases del alzhéimer y esperan retardar el progreso del trastorno. Mediante nuestro trabajo con prácticamente miles de pacientes, hemos llegado a reconocer la necesidad no sólo de proporcionar una dieta óptima, sino también de ayudar a la gente a entender los principios de una nutrición saludable para el cerebro; a pasar de su forma actual de comer a un plan alimenticio que protege y mejora el bienestar cognitivo; y hemos incluido otras prácticas, como por ejemplo ejercicio físico, para dar lugar a un estilo de vida exhaustivo para la salud cerebral. *La dieta de prevención y tratamiento del alzhéimer* es la culminación de nuestros esfuerzos.

Este libro está, en primer lugar y de forma destacada, basado en estudios que demuestran que nutrientes, alimentos, patrones alimenticios y estilos de vida concretos pueden ayudar a proteger la salud del cerebro. Pero también está basado en nuestra experiencia de primera mano con pacientes a largo plazo. Hemos aprendido que, si van a seguir una dieta no sólo durante algunas semanas, sino durante el resto de sus vidas, es necesario crear un plan que satisfaga tanto al cerebro como al estómago. Por ello, hemos incluido estrategias y tácticas que han demostrado tener éxito en nuestra práctica. Estamos orgullosos de que nuestra dieta puedan seguirla personas reales que viven en un mundo real.

A pesar de la gran cantidad de pruebas que respaldan el papel de la dieta en la prevención y tratamiento del alzhéimer, aún no se han reconocido extensamente los beneficios de la nutrición. Esperamos que este libro genere interés por la importancia de la dieta para una salud cerebral óptima. Aunque no podemos controlar todos los aspectos de nuestra dieta, hay muchas cosas que podemos hacer para mantener nuestra mente en forma y ágil, y para mejorar la calidad de nuestra vida en términos generales. Ajustando nuestros hábitos alimentarios y haciendo algunos sencillos cambios en nuestro estilo de vida, podemos tener un impacto positivo en nuestro cerebro y en nuestro cuerpo para los próximos años.

Introducción

La epidemia de alzhéimer puede ser la mayor crisis de salud pública que afronta nuestro mundo actualmente. Hay más de 5 millones de estadounidenses con enfermedad de Alzheimer, y muchos millones más están afectados en Canadá, Europa, Australia y el resto del mundo. Una de cada nueve personas de sesenta y cinco años o más tiene demencia, y más de la tercera parte de los individuos de más de ochenta y cinco tienen alzhéimer. La creciente prevalencia de la enfermedad de Alzheimer se debe en parte a la mayor edad de nuestra población. La edad avanzada es el principal riesgo para la enfermedad de Alzheimer, y puesto que cada vez más personas de la generación del *baby boom* cumplen sesenta y cinco cada año, el número de casos de alzhéimer se espera que sea más del triple hacia el año 2050.

Pero aunque la edad avanzada puede ser el factor principal subyacente al incremento de la enfermedad de Alzheimer, no es el único factor. Los malos hábitos dietéticos también desempeñan un papel importante. Resulta que los alimentos que comemos tienen un efecto enorme en el riesgo de padecer alzhéimer. Una dieta poco saludable no sólo contribuye a la obesidad, la diabetes, las enfermedades cardiovasculares y el síndrome metabólico –factores que parecen elevar el riesgo de demencia–, sino que también puede influir directamente en la forma en que trabaja nuestro cerebro. Los malos hábitos de vida, como por ejemplo la falta de ejercicio físico, también están asociados a un mayor riesgo de padecer alzhéimer.

La buena noticia es que la dieta y otras prácticas del estilo de vida están bajo nuestro control. Basado en la investigación científica más reciente, y respaldado por nuestra experiencia en la vida real con los pacientes, *La dieta de prevención y tratamiento del alzhéimer* te ofrecerá las estrategias dietéticas que necesitas para potenciar tu bienestar, fortalecer la salud de tu cerebro y mejorar tu capacidad para luchar contra la enfermedad de Alzheimer. Hemos compartido estas estrategias con nuestros pacientes y nuestros propios familiares, y ahora nos gustaría compartirlas contigo. Esto se debe a que todo el mundo –tengan veintinueve o noventa años de edad– puede hacer los cambios en el estilo de vida que conducen a una salud y una cognición mejores. Nuestro objetivo es guiarte al tomar decisiones que no sólo mejorarán tu bienestar general, sino también protegerán tu cerebro.

Los cuatro primeros capítulos de *La dieta de prevención y tratamiento del alzhéimer* ofrecen la información que necesitas para entender el alzhéimer, el vínculo entre alzhéimer y nutrición y nuestro programa dietético. El capítulo 1 presenta una visión exhaustiva de la enfermedad de Alzheimer, detallando sus fases y síntomas, explicando la diferencia entre el deterioro cognitivo relacionado con la edad y el deterioro cognitivo debido al alzhéimer, y examinando las causas de la enfermedad y los factores de riesgo. El capítulo finaliza con una breve exposición del diagnóstico de la enfermedad de Alzheimer y ensayos de investigación sobre ella.

El capítulo 2 se concentra en nuestro enfoque de prevención mediante la dieta respondiendo a la pregunta «¿Por qué importa la dieta?». El capítulo en primer lugar examina las diversas formas en que los alimentos pueden influir sobre el cerebro. Después estudia dos problemas de salud relacionados con la nutrición –el exceso de grasa corporal y la diabetes– y explica su relación con la enfermedad de Alzheimer. Por último, introduce nuevos conceptos dietéticos que pueden ser la clave para la prevención y el tratamiento futuros de la enfermedad de Alzheimer.

Las estrategias y las pautas dietéticas que forman el fundamento de la dieta de prevención y tratamiento del alzhéimer se basan en el efecto que las sustancias conocidas como *macronutrientes* –hidratos de carbono, proteínas y grasas– tienen sobre la salud en general y la salud cerebral en particular. El capítulo 3 proporciona información básica sobre estos elementos dietéticos y explica cómo, eligiendo cuidadosamente tanto la cantidad como la calidad de tus hidratos de carbono, proteínas y grasas, puedes ayudar a proteger el funcionamiento del cerebro y la memoria.

Durante las últimas décadas ha habido un mayor interés en el uso de la nutrición para mejorar la salud del cerebro, y evitar o manejar trastornos neurológicos como la enfermedad de Alzheimer. Los estudios han examinado diversos nutrientes específicos, alimentos concretos, patrones dietéticos y otros enfoques que pueden tener el potencial para prevenir o tratar el deterioro cognitivo. El capítulo 4 se concentra en los más importantes de estos estudios y dietas, incluyendo la dieta mediterránea, la dieta cetogénica, la dieta MIND, dietas que restringen las calorías y el estudio FINGER. Después centra su atención en la dieta de prevención y tratamiento del alzhéimer, que tiene en cuenta todas las pruebas más recientes sobre esta enfermedad –incluyendo los estudios presentados en el capítulo–, pero integra elementos únicos que contribuyen a su eficacia y accesibilidad.

Los capítulos 5, 6 y 7 ponen en acción la información de capítulos anteriores y ofrecen una guía práctica para hacer los cambios dietéticos y en el estilo de vida necesarios para prevenir, retrasar la aparición o retardar la progresión de la enfermedad de Alzheimer. Allí encontrarás lo que necesitas saber para proteger y mejorar tu salud cognitiva.

El capítulo 5 es una guía paso a paso de nuestro plan dietético de nueve semanas. El capítulo comienza explicando los objetivos dietéticos de la dieta de prevención y tratamiento del alzhéimer. Después, para cada semana, te enseñamos a planificar y preparar los cambios dietéticos y del estilo de vida para esa semana; y recomendamos ejercicios y otras actividades que pueden mejorar aún más tu bienestar cognitivo. Este enfoque demostrado introduce gradualmente cambios en tu vida y también te permite afrontar con éxito cualquier dificultad que encuentres, desde comer sobre la marcha hasta hacerlo en un restaurante. Las listas de alimentos recomendados y tentempiés saludables para el cerebro, una sección especial sobre sustitutos de comidas y menús de ejemplo facilitan tu transición a un estilo de vida saludable para el cerebro.

Aunque la dieta es una de las armas más importantes que tenemos en la lucha contra la enfermedad de Alzheimer, no es la única. Las investigaciones han demostrado que la mejor forma de prevenir y tratar el alzhéimer es utilizar un enfoque polifacético que incluya suplementos nutricionales específicos, ejercicio físico, estímulos intelectuales y actividades sociales, así como técnicas de reducción del estrés. El capítulo 6 te guía para un buen uso de estos enfoques no sólo para proteger tu cerebro, sino también para mejorar la calidad de tu vida cotidiana.

Como indica el nombre, la dieta de prevención y tratamiento del alzhéimer está diseñada para prevenir el desarrollo de problemas cognitivos y retardar el declive en quienes ya han sido diagnosticados con la enfermedad. Sin embargo, a medida que progresa el alzhéimer, puede resultar más difícil mantener una nutrición óptima. El capítulo 7 estudia el problema que puede surgir con la aparición de los síntomas del alzhéimer y ofrece consejos comprobados para manejarlos, de forma que la persona que padezca esta enfermedad pueda obtener la mejor nutrición posible. Puesto que la dieta puede verse afectada –para bien o para mal– por la medicación, este capítulo también examina los medicamentos que se prescriben más a menudo para manejar los síntomas del alzhéimer y te guía para combinar las comidas y los fármacos de forma que trabajen mano a mano. Por último, el capítulo 7 ofrece consejos útiles y estrategias para los cuidadores y otros individuos que tengan en su vida personas con alzhéimer.

Hemos intentado que la información de este libro sea fácil de entender y hemos mantenido al mínimo la terminología relacionada con la medicina y la nutrición. ¡No necesitarás un título de medicina para entender los fundamentos subyacentes a nuestro programa dietético! Pero es necesario algo de terminología para explicar el funcionamiento cerebral y la influencia que los alimentos y sus nutrientes tienen en el cuerpo. Con esto en mente, hemos creado un glosario que define los términos utilizados en nuestro libro. Recurre a él siempre que quieras comprobar el significado de una palabra o expresión que no te resulten familiares.

A lo largo de todo el libro insistimos en la importancia de entender el alzhéimer, así como el efecto que la nutrición puede tener en tu cerebro, para que puedas hacer las mejores elecciones posibles. Este libro ofrece una base sólida de conocimiento, pero es importante que tengas acceso a más información para que sigas teniendo una dieta saludable durante toda tu vida. Por eso hemos recopilado una exhaustiva lista de recursos, que no sólo te llevará a páginas web que ofrecen datos nutricionales detallados, sino que también recomienda organizaciones y sitios web que proporcionan mucha información sobre la enfermedad de Alzheimer, sus factores de riesgo, sus fases, su manejo y otros temas de interés. También se incluyen organizaciones dedicadas a ayudar a los familiares que hacen de cuidadores de personas con alzhéimer.

Por último, te ofrecemos plantillas de registro para ayudarte a seguir tus progresos en la adopción de una dieta saludable para el cerebro. En estos registros anotarás el consumo de alimentos; escribirás el recuento de hidratos de carbono que es tan importante para la dieta APT;[1] y harás listas de alimentos favoritos, tentempiés buenos para el cerebro y mucho más, todo con el objetivo de ayudarte a implementar cambios positivos. Si lo prefieres, puedes seguir tus progresos en Internet con el Sistema de Seguimiento de Nutrición para la Enfermedad de Alzheimer, que está disponible en la página web Universo del alzhéimer (*véase* la página 263 de la lista de recursos).

Todo el mundo dispone del potencial para seguir una vida más sana para el cerebro, y nuestro enfoque gradual sobre los cambios dietéticos y del estilo de vida maximiza tu probabilidad de éxito. Mientras continúes con la dieta de prevención y tratamiento del alzhéimer, recuerda que Roma no se construyó en un día, y que lo mismo sucede con el estilo de vida para proteger el cerebro. Con el paso del tiempo, los pequeños cambios que comiences a implementar ahora te ofrecerán resultados. No hay inversión más importante que la inversión que hagas en tu salud.

---

1. APT = Alzheimer's Prevention and Treatment (Prevención y tratamiento del alzhéimer). *(N. del T.)*

1

Entender la enfermedad de Alzheimer

Antes de que entremos en los detalles de la dieta de prevención y tratamiento del alzhéimer, es importante que sepas un poco sobre la misma enfermedad. La enfermedad de Alzheimer (EA) es una *enfermedad neurodegenerativa,* es decir, causa la destrucción progresiva de neuronas (células cerebrales). A medida que mueren neuronas, el cerebro pierde su capacidad de funcionar normalmente, lo que da como resultado un deterioro gradual en la memoria y otras capacidades cognitivas. Por ello, la enfermedad de Alzheimer es la causa más común de demencia, y supone al menos dos tercios de todos los casos diagnosticados.

Puesto que la EA es cada vez más prevalente en el mundo en la actualidad, muchas personas ya están algo familiarizadas con ella. La enfermedad tiene diversas etapas y fases, cada una con sus propios retos específicos para los cuidadores, los familiares y los individuos diagnosticados. La educación es una de las mejores herramientas que tenemos para luchar contra el alzhéimer. Familiarizándote con la enfermedad estarás dando el primer paso para aprender cómo manejarla mejor.

Este capítulo te ofrecerá una visión exhaustiva de la enfermedad de Alzheimer. Utilizando la información más actualizada, explicamos detalladamente los síntomas y factores de riesgo de la enfermedad, describimos sus cambios cerebrales característicos y también el proceso diagnóstico y las opciones disponibles de manejo. También explicamos cómo la enfermedad de Alzheimer se diferencia del deterioro cognitivo asociado a la edad. Con esta base de conocimiento sobre la EA, estarás mejor preparado para entender por qué es tan importante dar pasos ahora para prevenir o retardar la progresión del problema. Y comprenderás mucho mejor por qué nuestro enfoque sobre la enfermedad de Alzheimer tiene sentido. ¡Comencemos!

El tío Bob del doctor Isaacson, con veintinueve años

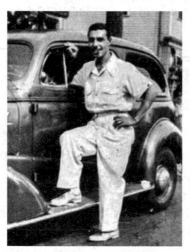

Aquí está mi tío abuelo Bob, con veintinueve años. El tío Bob fue especialmente importante para mí. No sólo es la razón de que yo esté aquí actualmente –presentó a mis padres y me salvó la vida cuando yo era muy pequeño–, sino que despertó mi interés en el campo de la enfermedad de Alzheimer.

Cuando pienso en mi tío Bob, las primeras palabras que acuden a mi mente son «¡Vaya fiesta!». El tío Bob siempre estaba contento: sonriendo, contando chistes, el alma de la fiesta. Empezó a tener problemas de memoria a comienzos de la década de 1990, cuando yo estaba en el instituto. Le diagnosticaron oficialmente de EA cuando yo terminaba la universidad y estaba a punto de empezar en la escuela de medicina. A medida que proseguí mis estudios, me sentí frustrado al descubrir que, aunque la medicina había progresado en gran medida, no había tratamientos reales para la enfermedad de Alzheimer. El alzhéimer en primer lugar acabó con la memoria a corto plazo del tío Bob, y después con su capacidad para cuidarse a sí mismo. Pero me negué a dejar que su enfermedad nublara mis recuerdos de la increíble persona que era. Estas experiencias personales me inculcaron la empatía y la motivación para dedicar mi carrera personal a combatir esta enfermedad tan difícil.

LAS FASES Y LOS SÍNTOMAS DE LA EA

Cuando la mayoría de las personas piensan en la enfermedad de Alzheimer, la asocian con los olvidos o la pérdida de memoria. Pero hay muchos otros síntomas del alzhéimer. A veces, el primer síntoma observable no es la pérdida de memoria, sino la depresión, la pérdida de interés por las actividades placenteras, cambios en la personalidad, una ansiedad más acusada, un cambio en los patrones del sueño e incluso la pérdida o disminución del sentido del olfato. La EA es una enfermedad progresiva con un rango muy amplio de gravedad. De hecho, como pronto podrás leer, cuando la EA da comienzo no hay ningún síntoma observable en absoluto. Sin embargo, a medida que avanza, los síntomas aumentan y se hacen más significativos, y a menudo incluyen desorientación, dificultad para comunicarse, cambios de conducta y problemas de razonamiento.

Resulta útil entender los síntomas en relación con las fases de la EA tal como suelen darse. Aunque con el paso de los años los científicos han propuesto una serie de formas para describir la progresión de la enfermedad de Alzheimer, el modelo que utilizamos en nuestra profesión es el propuesto por el Instituto Nacional para el Envejecimiento y la Asociación del Alzhéimer en 2011. Este modelo refleja los nuevos hallazgos en el campo de la investigación, y describe con mayor precisión la enfermedad tal como los científicos la conocen actualmente. También tiene en cuenta las innovaciones actuales en el ámbito clínico, las pruebas de imágenes cerebrales y los ensayos de laboratorio.

De acuerdo con este nuevo modelo, más preciso, hay tres fases básicas de la EA:

- *Fase 1:* Enfermedad de Alzheimer preclínica.
- *Fase 2:* Deterioro cognitivo leve debido a la enfermedad de Alzheimer.
- *Fase 3:* Demencia debida a la enfermedad de Alzheimer.

También utilizamos la expresión fase 0, en la que la persona no tiene síntomas de pérdida de memoria ni ha comenzado a desarrollar la enfermedad de Alzheimer en el cerebro. En la fase 0, no está claro si esa persona desarrollará EA en el futuro. En esta fase –cuando se suele tener veintitantos, treinta y tantos, cuarenta y tantos o cincuenta y tantos años– recomendamos seguir una dieta saludable para el cerebro y tomar decisiones sobre el estilo de vida que puedan ayudar a *prevenir* o *retrasar* la aparición de la enfermedad. En las páginas siguientes daremos un repaso a las tres fases básicas de la enfermedad de Alzheimer, explicando cómo se define cada fase y detallando los síntomas que más comúnmente se asocian con ella.

Otros modelos para diagnosticar la EA

No te sorprendas si tu médico utiliza términos distintos a los que empleamos para explicar las diversas fases de la enfermedad de Alzheimer. A lo largo de las tres últimas décadas, médicos y científicos han desarrollado una serie de diferentes modelos para contribuir a conocer y diagnosticar las fases de la enfermedad de Alzheimer. Algunos modelos tenían tres fases; otros hasta siete. Hasta hace poco, el modelo más usado era el presentado en el *Manual Diagnóstico y Estadístico de Trastornos Mentales (DSM)*. Según el *DSM,* para ser diagnosticado de EA, una persona debía mostrar síntomas de problemas de memoria a corto plazo, más al menos uno de los siguientes:

✓ *Afasia:* Problemas con las habilidades lingüísticas o del habla.

✓ *Apraxia:* Dificultad para realizar movimientos o tareas, como peinarse, cepillarse los dientes o conducir.

✓ *Agnosia:* Dificultad para reconocer objetos comunes (mando a distancia, lapicero, taza de café).

✓ *Pérdida de función ejecutiva:* Problemas para juzgar, resolver problemas o llevar a cabo capacidades cognitivas necesarias para las actividades diarias (como por ejemplo planificar la lista de la compra).

FASE 1: Enfermedad de Alzheimer preclínica

En la primera fase de la EA, la persona no muestra síntomas externos de la enfermedad; la memoria y las capacidades cognitivas parecen estar intactas. No obstante, el cerebro de la persona ya ha empezado a experimentar ciertos cambios que están asociados con el desarrollo de la enfermedad de Alzheimer.

Estas «marcas distintivas» de la enfermedad son anormalidades habitualmente observadas en los cerebros de pacientes de la EA después de morir, anormalidades que se cree que contribuyen a la muerte o disfunción de las células cerebrales con el paso del tiempo.

Para que a alguien se le diagnostique EA, estas dificultades también deben interferir en las actividades normales de la vida cotidiana, representar una disminución respecto del funcionamiento anterior y tener lugar con una aparición gradual y un transcurso lento y progresivo que no podría explicarse por ningún otro problema (como por ejemplo la enfermedad de Parkinson, una disfunción tiroidea, la pseudodemencia de la depresión o condiciones inducidas por sustancias).

Según este modelo, había tres fases distintas en la EA. Se consideraba que la enfermedad avanzaba desde EA «leve» a «moderada», y después a «severa». El principal problema era que no había un consenso claro entre los médicos sobre cuándo utilizar estos términos. Algunos médicos utilizaban pruebas cognitivas para determinar la fase de EA, y otros determinaban la gravedad de la enfermedad basándose en la capacidad del paciente para funcionar en el día a día. Además, este modelo no reconocía el hecho de que la enfermedad empieza a desarrollarse antes de que aparezca ningún síntoma, y no tenía en cuenta los avances en las pruebas que permiten a los médicos reconocer antes la enfermedad.

Al intentar solucionar estos fallos, en el año 2011, médicos y científicos convocados por el Instituto Nacional para el Envejecimiento y la Asociación del Alzhéimer crearon el modelo de tres fases descrito en este capítulo. Utilizamos este modelo para diagnosticar la EA porque creemos que refleja de forma más exacta nuestros conocimientos actuales sobre la enfermedad.

A lo largo de los años, los científicos se han concentrado en dos marcas distintivas específicas: las placas beta-amiloides y los ovillos neurofibrilares o tau. Las *placas beta-amiloides* son cúmulos de una proteína llamada beta-amiloide que se adhiere a la parte externa de las células cerebrales, posiblemente impidiéndoles que se comuniquen unas con otras. De igual modo, los *ovillos tau* conllevan tener hebras de una proteína llamada tau. Normalmente, estas hebras de proteína ayudan a transportar nutrientes y otros materiales al interior de las células cerebrales; en los cerebros con EA se enmarañan e interfieren con la capacidad de las células para funcionar. Al ser incapaces de funcionar correctamente por varias razones, las células cerebrales al final mueren.

Pero la acumulación de placas amiloides y ovillos tau no son los únicos cambios cerebrales característicos asociados a la aparición de la enfermedad de Alzheimer. Durante las últimas décadas, los científicos han descubierto que tienen lugar muchos otros cambios. Estos cambios están empezando a recibir más atención actualmente. Por ejemplo, los científicos han observado que las personas con enfermedad de Alzheimer tienen una capacidad menor para metabolizar (utilizar) la glucosa, una forma de azúcar que es la principal fuente de energía del cerebro. Esta disminución en el metabolismo saludable de la glucosa, conocida como *hipometabolismo de la glucosa,* es significativa porque, cuando las células cerebrales se ven privadas de su principal fuente de energía, tienen dificultades para funcionar correctamente y llegan a sufrir daños.

El tío Bob del doctor Isaacson, con treinta y un años

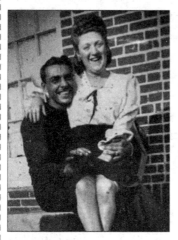 El tío Bob se alistó en la Armada durante la Segunda Guerra Mundial y sirvió en el sur del Pacífico a bordo del destructor de escolta Osmus, donde era tirador antiaéreo y el peluquero de la nave. Después de obtener una honrosa licencia antes del final de la guerra, abrió una tienda de golosinas en Brooklyn, Nueva York. Con todo a su favor, él y mi tía Idy recibieron la llegada de su primer hijo, mi prima Cynthia, en 1948.

Unas décadas después, el entrenamiento del tío Bob en la Armada me salvó la vida. Cuando yo tenía tres años, caí a la piscina de la casa de mi tía Carol y desaparecí bajo el agua. Instintivamente, el tío Bob se tiró para rescatarme. Valoro todo lo que hizo para permitirme estar donde me encuentro actualmente.

Los científicos creen que estos cambios cerebrales característicos pueden comenzar veinte años antes o más de que los síntomas de la EA sean visibles. Por fortuna, los avances de las pruebas de laboratorio y de imagen han hecho posible detectar estos cambios en el cerebro antes de que dé inicio la pérdida de memoria. Hay nuevas pruebas que sirven para detectar *biomarcadores,* que son síntomas fisiológicos, bioquímicos y anatómicos que indican que tienen lugar estas alteraciones significativas. Los biomarcadores ayudan a predecir si una persona tiene una enfermedad o puede desarrollarla en el futuro. Por ejemplo, ciertos biomarcadores son reflejo de la existencia de placas amiloides. Otros biomarcadores son indicios de otros cambios en el cerebro, el torrente sanguíneo, los ojos, la piel y el fluido que rodea el cerebro, que se han relacionado con el desarrollo de la EA. Si las pruebas indican que están presentes estos biomarcadores, es probable que tengas un riesgo mayor de padecer la enfermedad de Alzheimer.

¿Qué es el envejecimiento cerebral «normal»?

Conforme envejecemos, nuestros cerebros normalmente sufren ciertas alteraciones físicas y químicas normales. La gravedad de estos cambios puede depender de diversos factores de riesgo genéticos y ambientales durante nuestras vidas. Las células del cerebro envejecen, algunas partes del cerebro se atrofian y las sustancias químicas que ayudan a las neuronas a comunicarse aumentan o disminuyen. No es de extrañar que, a medida que nuestros cerebros cambian, también lo hagan nuestras capacidades cognitivas.

El problema es que los científicos no están de acuerdo sobre cuáles de estos cambios cerebrales pueden considerarse «normales» –es decir, esperados como parte del proceso de envejecimiento– y cuáles tienen lugar como resultado de otros problemas y trastornos, como por ejemplo la enfermedad de Alzheimer. Esto se debe a que los estudios cada vez indican más anomalías: pacientes con alteraciones cerebrales relacionadas con la EA que no muestran indicios de deterioro cognitivo, y pacientes con ningún cambio relacionado con la EA, pero que sí tienen un declive cognitivo.

Pongamos como ejemplo una de las llamadas marcas distintivas de la enfermedad de Alzheimer, las placas beta-amiloides. En un estudio que se está realizando en la Universidad de California, en su sede de Irvine, la doctora Claudia Kawas y sus colegas investigan los factores que permiten a la gente vivir hasta los noventa años o más. Por término medio, un tercio de los individuos de este estudio tenía demencia, un tercio tenía alguna forma de discapacidad cognitiva sin demencia, y un tercio era normal. Cuando los investigadores examinaron los cerebros de los participantes en el estudio, descubrieron que el 50 por 100 tenía placas amiloides. Es evidente que ciertas personas podían evitar la EA y mantener un nivel elevado de funcionamiento cognitivo, a pesar de la presencia de una sustancia que muchos creen que es un síntoma de la EA. Esto indica que las beta-amiloides no necesariamente son tan importantes para el diagnóstico de la EA como antes se pensaba, o que otros factores podrían desempeñar alguna función en un mayor deterioro o proteger al cerebro de la EA.

Resumiendo, los científicos tienen aún un largo camino por recorrer antes de que puedan distinguir con fiabilidad entre cambios «normales» propios del envejecimiento y cambios cerebrales que son resultado de problemas más arraigados. Aún no sabemos por qué algunas personas experimentan lo que se conoce como envejecimiento cognitivo «exitoso» –envejecer sin alteraciones en la memoria ni en la capacidad de pensar– y otras acaban padeciendo la enfermedad de Alzheimer. El estudio sigue su curso, y este tipo de conocimiento será muy valioso y potencialmente permitirá a los médicos diagnosticar, prevenir y tratar la EA antes y con más precisión.

De igual modo, en lugar de las pruebas más invasivas y a menudo muy costosas, o pruebas radiológicas, cada vez más médicos utilizan tipos muy específicos de pruebas de memoria para buscar «biomarcadores cognitivos». Una puntuación inferior a lo esperado en una prueba de memoria puede considerarse un indicio temprano de la EA. Algunos médicos piensan que estas pruebas actualmente son mejores y más precisas para detectar la EA que las pruebas con biomarcadores basadas en la sangre. Cada vez más, los neurólogos usan estas pruebas de memoria detalladas, utilizando programas informáticos adecuados. Si quieres probar algunos ejemplos de estos tipos de pruebas, puedes entrar en www.AlzU.org e inscribirte para tener una cuenta gratuita; los ejemplos están disponibles en la sección de actividades. (También puedes ver el análisis de pruebas diagnósticas de la página 57).

Las pruebas con biomarcadores han cambiado la forma en que los profesionales de la medicina contemplan la enfermedad de Alzheimer. Cuando la técnica de estas pruebas para detectar biomarcadores llegue a ser más precisa y sofisticada, los médicos podrán identificar la enfermedad en los pacientes mucho antes de lo que podían en el pasado. Esto es muy importante, porque cuanto antes se diagnostique la enfermedad, antes podrá el paciente tomar medidas para mejorar la salud de su cerebro, si no lo está haciendo ya.

¿Es prevención del alzhéimer o tratamiento del alzhéimer?

El futuro de la investigación sobre el alzhéimer consiste en poder identificar pacientes en la primera fase preclínica de la enfermedad. Los médicos están de acuerdo en que esta fase es el momento ideal para recomendar que se tomen decisiones saludables para el cerebro que pueden reducir el riesgo de padecer la enfermedad e incluso retrasar su aparición. Pero no hay acuerdo sobre si estas intervenciones médicas deben considerarse tratamiento o prevención. Puesto que los pacientes, en esta primera fase, no parecen tener síntomas de problemas cognitivos, muchos médicos consideran que las modificaciones en el estilo de vida que recomiendan constituyen una prevención de la enfermedad. Pero esto no es totalmente exacto. Después de todo, las pruebas de biomarcadores pueden poner en evidencia que la enfermedad ya está presente, independientemente de si hay síntomas. A consecuencia de esto, creemos que es más exacto considerar *tratamiento* cualquier intervención realizada en esta fase. Es decir, en el momento en que una prueba a base de biomarcadores indique la presencia de la enfermedad es demasiado tarde para prevenir la enfermedad en general, pero sin duda no es demasiado tarde para retrasar la enfermedad y evitar que llegue a las fases 2 y 3. Nos reservamos el término *prevención* para las personas que se encuentran en la fase 0, que no padecen EA preclínica: personas sin síntomas de pérdida de memoria y sin ningún marcador que indique la presencia de EA. Estas personas generalmente se considerarían normales.

El tío Bob del doctor Isaacson, con cuarenta y cinco años

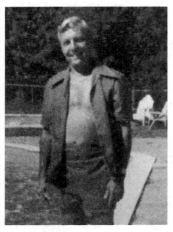

Mientras dirigía su tienda de golosinas, mi tío Bob a menudo ayudaba a nuestro tío Morris a pintar casas, con lo que aprendió otro oficio del que disfrutaba. Cuando se dio cuenta de que podía ganar más dinero y trabajar menos horas pintando que vendiendo golosinas, inició su propio negocio de pintor y de colocación de papel pintado. Era un «caballero pintor», y salía de casa cada mañana llevando un elegante pantalón y una camisa. Se cambiaba de ropa y se ponía la adecuada para pintar, pero volvía a casa con sus bonitas ropas, tan va-

29

ronil como cuando salía por la mañana. Sí, por supuesto, era un hombre orgulloso y digno.

Durante el período en que el tío Bob tenía este negocio, nacieron mis primos Frank y Guy. La familia se mudó a un piso más grande, en Brooklyn. Las cosas le iban bien. Pero lo que nadie sabía era que, cuando tenía cuarenta y cinco años, habían comenzado en su cerebro los primeros procesos relacionados con la enfermedad de Alzheimer. Por fuera parecía sano, activo y exitoso, con una memoria y unas capacidades cognitivas normales. No obstante, por dentro, la EA preclínica (fase 1) empezaba a desarrollarse.

FASE 2: Deterioro cognitivo leve debido al alzhéimer

La segunda fase de la enfermedad de Alzheimer se llama deterioro cognitivo leve (DCL) debido a la enfermedad. El *deterioro cognitivo leve* se suele caracterizar por alteraciones en las capacidades cognitivas que aún no influyen en la vida diaria del paciente. Los individuos pueden tener problemas reconocibles en la memoria, el lenguaje, la capacidad de pensar o el juicio, pero estos problemas no limitan su habilidad para llevar a cabo las actividades cotidianas. Esto significa que las personas con DCL aún pueden trabajar, conducir, preparar comidas, ir de compras, en el mismo grado en que lo hacían anteriormente. En general, el deterioro cognitivo leve no necesariamente tiene que estar causado por la enfermedad de Alzheimer; puede deberse a una amplia variedad de condiciones subyacentes, entre ellas la depresión, una disfunción tiroidea, un déficit de vitamina B_{12} o algún traumatismo en la cabeza. Puede ser difícil para los médicos identificar el origen del DCL de una persona, pero ciertas pruebas cognitivas más detalladas pueden ser útiles. Lo más común es que los médicos detecten que una persona tiene DCL debido a la EA cuando aparecen problemas en la memoria a corto plazo, junto a otros déficits cognitivos que pueden identificarse durante las pruebas, como por ejemplo dificultades con el lenguaje o con la función ejecutiva (toma de decisiones).

Una vez que a un paciente le han diagnosticado DCL, la probabilidad de que progrese desde esta fase hasta un estado de pérdida de memoria, llamado *demencia,* más avanzado, aumenta de un 10 a un 15 por 100 cada año. Aunque hay muchas causas posibles de la demencia, la más común, con mucho, es la enfermedad de Alzheimer. Aun así, es importante observar que, aunque muchos individuos con DCL pasan a padecer demencia debido a la enfermedad de Alzheimer, más de la mitad no sufren este problema. Algunos pasan a desarrollar otros tipos de demencia, y otros —aquéllos para los que la causa del DCL no está clara– incluso pueden recuperar una memoria normal.

Puesto que ésta es la fase en que se ven por primera vez los síntomas, suele ser cuando los médicos pueden diagnosticar la EA. Entre los síntomas más comunes del DCL se encuentran:

- Problemas de memoria que pueden ser reconocidos por la propia persona, familiares o profesionales de la medicina.

- No saber la secuencia adecuada de pasos para finalizar una tarea.

- Incapacidad para utilizar la capacidad de toma de decisiones que antes funcionaba bien.

- Dificultades para recordar cosas leídas recientemente.

- Perder objetos ocasionalmente.

- Mayores dificultades en habilidades organizativas.

En este momento de la progresión de la enfermedad, los cambios en los biomarcadores son similares a los presentes en la EA preclínica, aunque se vuelven más pronunciados e incluso más fáciles de detectar. Los pacientes acumulan más placas amiloides, y también aumenta el hipometabolismo de la glucosa. Estos cambios en los biomarcadores pueden seguirse según pasa el tiempo utilizando diversos métodos, entre ellos los radiológicos (un escáner de tomografía por emisión de positrones, por ejemplo). Sin embargo, las pruebas son aún poco comunes, y no se realizan rutinariamente para el manejo de la enfermedad en el paciente normal. En este momento, los cambios en los biomarcadores se suelen registrar sólo en los ensayos de investigación.

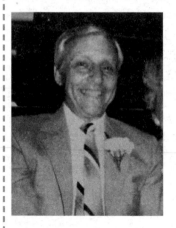
La diferencia entre el deterioro cognitivo relacionado con la edad y el deterioro cognitivo leve debido a la EA

Como explicamos en la página 27, nuestros cerebros experimentan determinados cambios físicos y químicos como parte del proceso natural de envejecimiento. Cuando nuestros cerebros cambian, también cambian nuestras capacidades cognitivas. Ésa es la razón de que, por ejemplo, un niño pueda aprender un nuevo idioma con mucha mayor facilidad que un estudiante de universidad o un adulto de más edad. Las investigaciones demuestran que los adultos de más edad procesan la información con menos eficacia que los adultos jóvenes sanos, debido en parte al hecho de que una mayor cantidad de células cerebrales de las personas de más edad han sufrido más daño con el paso del tiempo.

Pero porque tu capacidad para aprender pueda reducirse, eso no significa que tengas demencia necesariamente. Normalmente, nos referimos a la serie de alteraciones cognitivas menores que tienen lugar como parte natural del proceso de envejecimiento conocido como *deterioro cognitivo relacionado con la edad*. Los síntomas del deterioro cognitivo relacionado con la edad pueden incluir pérdidas intermitentes de memoria, dificultad para encontrar las palabras adecuadas y una menor velocidad de pensamiento. Cuando las alteraciones cognitivas se limitan a dificultades en la memoria, este problema a veces se llama *pérdida de memoria relacionada con la edad*.

¿Cómo sabemos que un pequeño lapsus o un momento propio de un anciano tienen que ver con este declive cognitivo «normal» relacionado con la edad, y no es un síntoma de deterioro cognitivo leve de la enfermedad de Alzheimer? Perder objetos y olvidar citas son síntomas comunes de una fase temprana de la EA, pero también les ocurre a personas que no tienen EA. Y muchas veces, lo que consideramos un olvido en realidad es el resultado de no haber prestado atención. Para aquéllos de nosotros que llevamos vidas ajetreadas con distracciones constantes (llamadas telefónicas, mensajes de texto que nos llegan, niños gritando como ruido de fondo), es fácil perder la noción de las cosas o no captar lo que nuestros amigos, cónyuge o padres nos dicen. Pero cuando una persona pierde objetos continuamente o lo pierde todo por completo, o cuando esa persona cuentas historias o hace preguntas continuamente, una y otra vez, sin ser consciente de esa repetición, puede ser un síntoma de algo más serio, como por ejemplo una fase temprana de la EA.

Por supuesto, puede ser difícil distinguir entre el deterioro cognitivo «normal» relacionado con la edad (o simplemente falta de atención) y la enfermedad de Alzheimer. Este problema se ve agravado por el hecho de que los médicos no siempre se ponen de acuerdo en qué son el envejecimiento cerebral «normal» y las alteraciones cognitivas «normales». A consecuencia de esto, muchos casos de EA no se reconocen porque los síntomas se consideran signos benignos del envejecimiento. Aun así, hay algunas formas de saber si la pérdida de memoria es significativa. Por ejemplo, si tienes más de treinta años, es normal olvidar el nombre de un conocido que no has visto hace mucho tiempo. El nombre lo tendrás en la punta de la lengua, y después lo recordarás de repente. En las personas que tienen EA, ese momento no suele llegar. Es importante ser consciente de que la falta de sueño, los eventos estresantes de la vida, los efectos secundarios de algunos medicamentos o algunas enfermedades graves pueden tener los mismos síntomas que la EA.

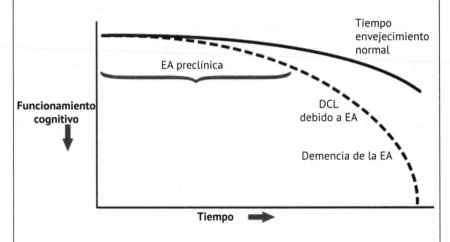

Figura 1.1. La progresión del deterioro cognitivo en la EA y en el envejecimiento normal

La figura 1.1 ilustra la diferencia entre el declive cognitivo normal, relacionado con la edad, y el deterioro cognitivo debido a la EA. La línea continua muestra cómo el funcionamiento cognitivo empeora gradualmente con el paso del tiempo en el envejecimiento normal, y la línea discontinua muestra cómo el funcionamiento cognitivo se deteriora en las tres fases de la EA: al principio lentamente y después más rápidamente. Es importante observar que el deterioro cognitivo puede no ser visible en los años preclínicos de la EA, aunque algunas pruebas cognitivas detalladas pueden revelar algunas alteraciones. Como muestra el gráfico, el deterioro cognitivo tiende a ser más detectable entre las fases 1 y 2 de la EA.

FASE 3: Demencia debida a la enfermedad de Alzheimer

La fase 3 se llama *demencia debida a la EA*, y se caracteriza por pérdida de memoria y otros problemas cognitivos que interfieren con las actividades de la vida diaria. Una persona con demencia por alzhéimer puede necesitar asistencia para realizar tareas cotidianas como cocinar, bañarse y vestirse. Puesto que los síntomas de la demencia del alzhéimer empeoran con el paso del tiempo, los médicos actualmente dividen esta fase de la EA en tres etapas distintas: demencia leve, moderada y severa.

Demencia leve debida a la enfermedad de Alzheimer

A muchas personas se les diagnostica por primera vez EA después de alcanzar ya esta primera fase de demencia. Los signos de deterioro cognitivo son claros e inconfundibles para los amigos, la familia y los profesionales de la medicina.

Entre los síntomas más comunes de la demencia de alzhéimer leve se encuentran:

- Olvidar hechos recientes (una pérdida de memoria lo bastante grave como para interferir en la vida cotidiana).

- Repetir la misma historia una y otra vez.

- Dificultad creciente para realizar tareas complejas como actualizar la cuenta corriente, planear una buena fiesta o dirigir la economía doméstica.

- Depresión leve.

- Cambios de humor o conducta insociable que suele empeorar al afrontar situaciones difíciles como grandes reuniones sociales.

- Dificultad para formular y expresar pensamientos.

Demencia moderada debida a la enfermedad de Alzheimer

A medida que las capacidades cognitivas empeoran, las personas que se encuentran en esta fase de demencia pueden empezar a necesitar ayuda para las actividades diarias y sus propios cuidados.

Entre los síntomas más comunes de la demencia moderada del alzhéimer se encuentran:

- Peores, y cada vez mayores, problemas en la memoria y el pensamiento.
- Dificultades para recordar información sencilla como una dirección o un número de teléfono.
- Desorientación o confusión sobre el entorno actual; pueden perderse.
- Dificultades para vestirse adecuadamente (elegir ropas apropiadas para la estación del año, ponerse la ropa).
- Alteraciones más importantes en la personalidad y la conducta.
- Algunas dificultades para recordar la historia personal.
- Incapacidad para recordar nombres.
- Alteración de los patrones del sueño: inquietud o insomnio de noche, dormir demasiado durante el día.
- Incremento de la desorientación; las personas pueden vagabundear.
- Necesitar ayuda para las actividades diarias, como por ejemplo en el cuarto de baño.

Demencia severa debida a la enfermedad de Alzheimer

En la última fase de la demencia por EA, las capacidades cognitivas se han deteriorado tanto que la persona es cada vez menos capaz de funcionar independientemente y puede tener más problemas físicos y más limitaciones.

Entre los síntomas más comunes de la demencia severa por alzhéimer se encuentran:

- Necesitar ayuda para la mayoría de las tareas personales diarias.
- Dificultad para comunicarse.
- Puede verse afectada la capacidad para tragar.

- Cambios de personalidad y de conducta más significativos; puede sospechar de la gente, volverse agresivo o mostrar conducta compulsiva repetitiva.

Tal como explicaremos en la sección dedicada al diagnóstico, no hay baremos adecuados para determinar la fase o etapa exacta de la EA en que puede encontrarse una persona. Los médicos no se ponen de acuerdo sobre cuándo utilizar los términos demencia leve, moderada o severa debido a la EA. Algunos médicos utilizan los resultados de las pruebas cognitivas y otros determinan la gravedad basándose en cómo funciona el paciente día a día. Lo más importante es que la enfermedad se diagnostique lo antes posible. Nosotros defendemos con toda nuestra fuerza un diagnóstico temprano, y recomendamos a la gente que solicite atención médica cuando los síntomas comiencen por primera vez, y elegir cosas saludables para el cerebro incluso antes. Como ya hemos dicho, cuanto antes pueda un médico diagnosticar la EA, antes podrá ser tratada la enfermedad. Y cuanto antes se trate, mejor será para el paciente.

El tío Bob del doctor Isaacson, con setenta y dos años

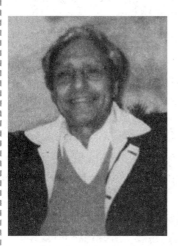

En 1986, con todos sus hijos ya viviendo fuera de su casa, el tío Bob y la tía Idy decidieron vender su casa de Canarsie y retirarse al sur de Florida. Poco después de la mudanza, a la tía Idy le diagnosticaron de cáncer de pecho, lo cual fue un duro golpe para el tío Bob y toda la familia. Después de un arduo camino, dieron la bienvenida a su primera nieta, Ciara. Su nacimiento dio a la tía Idy nuevas fuerzas. Aun así, conforme empeoraba la salud de Idy, lo mismo sucedía con el estado mental de Bob. Después de la muerte de la tía Idy, el tío Bob empezó a mostrar cada vez más síntomas de demencia relacionada con el estrés, como se la llamaba en aquella época.

El tío Bob vivió solo en su apartamento durante varios años, pero cuando su estado mental y su memoria empezaron a fallar, se tomó la decisión de ingresarle en una residencia. El tío Bob apreció realmente el entorno social de su nuevo hogar, y le fue muy bien allí: de hecho, solía cuidar de otros residentes que necesitaban ayuda. Disfrutaba de las cosas que se hacían para entretener a los residentes, de la compañía y de las frecuentes visitas de su hija Cynthia, que vivía cerca y le solía llevar a comprar ropa, a la playa y a cenar. A pesar de sus problemas de memoria, nunca olvidó ninguna de las palabras de sus canciones favoritas, especialmente las de Frank Sinatra.

Llegó un momento en que al tío Bob le diagnosticaron la enfermedad de Alzheimer, en el grado que actualmente se considera la fase 3, y que también afectó a cada uno de sus cuatro hermanos. El tío Bob amaba la vida y vivió al máximo, disfrutando de cada momento como si fuera el último. Fue el patriarca que dio a sus hijos la fuerza para vivir. Murió en su casa el 21 de abril de 2002.

LAS CAUSAS DE LA EA

Los científicos aún no saben cuál es la causa de la EA. La enfermedad de Alzheimer es muy compleja y las investigaciones indican que probablemente aparezca por muy diversos factores, incluidos la genética, el estilo de vida y el entorno. En alrededor del 5 por 100 de todos los casos de EA, la enfermedad la causan mutaciones en uno de tres genes: proteína precursora amiloidea (APP), presenilina-1 (PS-1) y presenilina-2 (PS-2). Las personas que han heredado estas variaciones genéticas «deterministas» es prácticamente seguro que padecerán EA, y normalmente se les diagnosticará en una fase temprana de su vida, antes de los sesenta y cinco, y a veces incluso a los treinta o los cuarenta. Por esta razón, esta rara forma de la EA se llama *hereditaria* o *alzhéimer de aparición temprana*.

En su mayor parte, no está claro qué es lo que origina la amplia mayoría de los casos de EA de aparición tardía. En un esfuerzo por conocer por qué se desarrolla el alzhéimer, algunos científicos han considerado la posibilidad de que su causa sean las dos marcas distintivas de la enfermedad que hemos mencionado antes, las placas beta-amiloides y los ovillos tau. Como hemos explicado, en los pacientes de alzhéimer, estas dos formaciones proteicas suelen aparecer en exceso, acumulándose y posiblemente causando daños en las áreas del cerebro que son responsables de la memoria.

Evidentemente, estas marcas distintivas están profundamente asociadas con la progresión de la EA. Pero las investigaciones cada vez indican más que las placas y los ovillos desempeñan un papel más indirecto en la enfermedad, o que incluso pueden ser el resultado de otro proceso patológico que precede a su formación. De hecho, algunos científicos creen que el desarrollo de la EA puede ocurrir independientemente de la aparición de amiloides. Sugieren que la progresión de la EA podría estar relacionada con el hipometabolismo de la glucosa. A su vez, este hipometabolismo de la glucosa podría causarlo una *disfunción mitocondrial,* un problema en el que las mitocondrias (o «baterías» de las células cerebrales) muestran dificultades para procesar la energía. Por razones que aún no están claras, la disfunción mitocondrial no sólo causa hipometabolismo de la glucosa, sino que también contribuye a una condición llamada estrés oxidativo. En el estrés oxidativo, las células carecen de energía suficiente para desintoxicarse, lo cual podría generar daño celular y lesiones. Como verás en este libro, algunas de las terapias más potentes que pueden mejorar la función mitocondrial y reducir el estrés oxidativo también están entre las más fáciles de implementar. Realizando fáciles cambios en tu dieta y tu estilo de vida tal vez puedas proteger tu cerebro.

Es significativo que las investigaciones hayan demostrado que las proteínas beta-amiloides se pueden encontrar en los cerebros de personas que no mostraban síntomas de EA, tanto personas jóvenes como adultos normales de más de sesenta y cinco años. Aunque no se sabe si estas personas llegan a desarrollar alzhéimer, el hecho de que las beta-amiloides se encuentren tanto en los cerebros normales como en los que tienen EA indica que esta proteína no desencadena la enfermedad, sino que puede ser un subproducto o síntoma de una causa más profundamente arraigada.

Aunque los científicos actualmente no puedan señalar las causas exactas de la EA, han podido identificar varios factores de riesgo que aumentan la probabilidad de que una persona padezca la enfermedad.

FACTORES DE RIESGO

Los *factores de riesgo* son rasgos, características, conductas, exposiciones o condiciones que aumentan la probabilidad de que una persona desarrolle una enfermedad determinada. Hay dos tipos de factores de riesgo: modificables y no modificables. Los *factores de riesgo modificables* son aquellos que podemos cambiar o eliminar. Por ejemplo, el consumo de tabaco es un factor de riesgo modificable para el cáncer de pulmón; podemos decidir dejarlo, y si lo hacemos, nuestro riesgo de padecer cáncer de pulmón desciende drásticamente. En cambio, los *factores de riesgo no modificables* están más allá de nuestro control, como por ejemplo la genética o el historial familiar. Si tus dos progenitores padecieron una enfermedad cardíaca a una edad temprana, es más probable que a ti te ocurra lo mismo, porque, aunque puedes dar los pasos para reducir tu riesgo en términos absolutos, no hay nada que puedas hacer para reducir el factor de riesgo familiar.

Afortunadamente, en la última década se han hecho grandes progresos en la determinación de los numerosos factores de riesgo modificables y no modificables del desarrollo de la enfermedad de Alzheimer. Una revisión extensa de todos los factores de riesgo de la EA está más allá del alcance de este libro, pero en esta sección describiremos los factores de riesgo más importantes que deben tenerse en cuenta.

Si quieres saber más, te animamos a consultar la Base de Datos Epidemiológica de la EA de AlzRisk, una página web que se actualiza frecuentemente y que proporciona la información más reciente sobre todos los factores de riesgo del alzhéimer. (*Véase* la página 263 de la lista de recursos).

Nos gustaría dejar bien claro que, aunque un factor de riesgo puede aumentar la probabilidad de que una persona padezca EA, eso no significa que la persona desarrolle definitivamente la enfermedad. El objetivo de este libro consiste en demostrar que hay muchas decisiones que puedes tomar para reducir tu riesgo de padecer la enfermedad de Alzheimer y para disfrutar de una memoria y una cognición saludables en los próximos años. Y el primer paso para reducir el riesgo es saber cuáles son tus factores de riesgo.

Edad

La edad es el factor de riesgo número uno de la enfermedad de Alzheimer. Hablando en términos generales, cuanto más viejo seas, mayor será la probabilidad de padecer la enfermedad de Alzheimer. Según la Asociación del Alzhéimer, el riesgo de desarrollar la enfermedad se duplica prácticamente cada cinco años después de los sesenta y cinco. Hacia los ochenta y cinco años, el riesgo de padecer alzhéimer es de más del 35 por 100. ¿Por qué importa la edad? Como explicamos antes, tus células cerebrales tienen que soportar daños con el paso del tiempo como parte del proceso de envejecimiento. A medida que vives más, tus células cerebrales soportan más daño y un mayor número de células cerebrales dejan de funcionar normalmente. El envejecimiento también está asociado a un mayor riesgo de problemas circulatorios. Dependemos del sistema cardiovascular para llevar oxígeno y nutrientes a nuestras células cerebrales; cuando este sistema está debilitado, dañado o deteriorado, nuestras células cerebrales no obtienen estas sustancias esenciales y pueden morir.

Dicho esto, el simple hecho de que vayas envejeciendo no significa que tengas que padecer EA. Muchas personas viven más de noventa años con relativamente poco o nada de deterioro cognitivo. Tomando medidas para conservar y proteger tu memoria, aumentarás en gran medida la probabilidad de estar cognitivamente sano durante toda tu vida.

Historial familiar

Una de las preguntas más frecuentes que nos hacen sobre la EA es «Si tengo un historial familiar de enfermos de alzhéimer, ¿es más probable que yo padezca la enfermedad?». Antes de contestar, normalmente recordamos a quienes nos preguntan que la EA es un problema muy común independientemente del historial familiar; el riesgo de todo el mundo va aumentando con la edad. Dicho esto, el historial familiar se considera un factor de riesgo para la EA, porque hay genes específicos que pueden pasar de padres a hijos y que incrementan la probabilidad de padecer alzhéimer. Si tienes uno o más parientes en primer grado –un progenitor o un hermano, por ejemplo– que padecen EA, es más probable que tú también la padezcas, tal vez más si el pariente afectado desarrolló la enfermedad a una edad temprana (normalmente antes de los sesenta años de edad).

Valorando el riesgo de EA
en la Clínica de Prevención del Alzhéimer

En 2013, el doctor Isaacson fundó la clínica de Prevención del Alzhéimer en el centro Weill Cornell Medicine and New York-Presbyterian, el primer centro de salud de Estados Unidos dedicado a prevenir la EA en un entorno médico. Los objetivos primarios de la clínica son emplear medidas preventivas para tratar a los pacientes de EA antes de que tengan síntomas visibles, y recomendar terapias basadas en pruebas para retrasar la progresión hacia la demencia de quienes ya han sido diagnosticados de deterioro mental leve o EA. Los pacientes tienen edades comprendidas entre los veintisiete y los noventa y un años: nunca se es suficientemente joven o viejo para pensar en la prevención de la EA. La mayoría de nuestros pacientes son personas consideradas «sanas cognitivamente» –es decir, no tienen síntomas de pérdida de memoria–, aunque suelen tener al menos un familiar que ha sido diagnosticado de EA. También atendemos pacientes que tienen deterioro cognitivo relacionado con la edad, EA de fase 1 o 2, o problemas cognitivos causados por otros problemas de salud. Utilizando las últimas investigaciones y las herramientas de diagnóstico disponibles actualmente, el doctor Isaacson y sus colegas formulan un plan personalizado para que cada paciente reduzca eficazmente la probabilidad de tener síntomas de la enfermedad de Alzheimer.

Para hacer esto, empleamos una amplia variedad de métodos para valorar el riesgo de EA. Usando un cuestionario muy detallado, realizamos un historial médico y personal exhaustivo. Por ejemplo, preguntamos a todos los pacientes sobre los problemas médicos pasados; años de educación superior; y dieta, ejercicio y patrones del sueño. También preguntamos cuántos miembros de su familia han sido diagnosticados de EA, y la edad en que cada persona fue diagnosticada. Después de completar el cuestionario inicial, los pacientes realizan un curso por Internet sobre prevención de la EA, que nuestro equipo ha creado, en Alzheimer's Universe (www.AlzU.org), que puede hacer libre y gratuitamente todo el público.

Después efectuamos un chequeo físico. Medimos las constantes vitales y una serie de factores básicos, incluido el porcentaje de grasa corporal y el perímetro de la cintura. Basándonos en toda esta información inicial, podemos utilizar algoritmos previamente establecidos (procedimientos paso a paso) para determinar una amplia variedad de puntuaciones de riesgo de EA. Posteriormente utilizamos estudios de laboratorio (incluido un análisis de sangre) para examinar detalladamente una serie de biomarcadores inflamatorios, metabólicos, nutricionales y otros, asociados con la EA, como por ejemplo los niveles de colesterol, el azúcar sanguíneo, la insulina, las vitaminas y los ácidos omega-3. También efectuamos una batería de test para evaluar el funcionamiento cognitivo. Además, los pacientes de la clínica tienen la opción de hacerse una prueba genética. Es importante señalar que, aunque los médicos no emplean pruebas genéticas para valorar el riesgo de EA, en esta clínica altamente especializada usamos estas pruebas para crear tratamientos personalizados y estrategias de prevención para nuestros pacientes.

Después de tener en cuenta todos estos diversos factores, el neurólogo encargado del tratamiento desarrolla un programa de terapia completo para tratar los riesgos de la persona. Mientras el paciente sigue este programa, la serie de pruebas se repite con cierta periodicidad para evaluar cómo funcionan las recomendaciones. El paciente también utiliza nuestro Sistema de Seguimiento Nutricional para la EA, a fin de contribuir a valorar sus progresos.

Genética

Evidentemente, la genética es un factor de riesgo significativo para la EA. Como vimos antes, un grupo muy reducido de personas que tienen al menos una de tres mutaciones genéticas prácticamente puede contar con que padecerá la enfermedad de Alzheimer de aparición temprana. Pero los investigadores también han identificado un gen que puede estar relacionado con un mayor riesgo de EA de aparición tardía. Este gen se llama apolipoproteína épsilon, o APOE, y los científicos creen que su principal trabajo es ayudar a regular el transporte y metabolismo del colesterol.

Hay tres formas distintas del gen APOE: APOE2, APOE3 y APOE 4. En resumen, se hereda una copia del gen APOE de la madre y otra copia del padre. La mayoría de la gente, o hasta un 60 % de todos los estadounidenses, reciben el APOE3 de ambos progenitores. En comparación, menos personas reciben las formas APOE2 y APOE4. Entre el 20-30 % de todos los estadounidenses heredarán una o más copias del APOE4; los estudios demuestran que estas personas pueden tener un mayor riesgo de padecer EA. Los estudios indican que entre el 40-65 % de todos los pacientes de alzhéimer tienen al menos una copia del gen APOE4. En cambio, del 10-20 % de los estadounidenses que heredan una o más copias del APOE2 pueden tener un menor riesgo de padecer EA.

Es muy importante señalar que la presencia de estos genes no predice de forma definitiva si padeceremos (o no) la EA. Muchas personas que tienen el gen APOE4 nunca desarrollan la enfermedad de Alzheimer, y muchas personas sin el gen APOE4 sí desarrollan EA. Por esta razón, la mayoría de los médicos no animan a sus pacientes a someterse a pruebas genéticas para detectar el APOE. La importancia de los resultados aún no es clara para que este tipo de datos sea útil con fiabilidad en la práctica médica general.

Además, hay una serie de formas en que podemos modificar nuestro estilo de vida para ganar la lucha contra los genes, mitigando su impacto negativo en el riesgo de padecer la enfermedad de Alzheimer. Por ejemplo, las investigaciones muestran que las personas con el gen APOE4 y que practican ejercicio físico habitualmente pueden reducir los depósitos de amiloides en el cerebro, de forma que sus niveles sean equivalentes a los niveles de las personas que *no* tienen el gen APOE4. (*Véase* la página 208 para saber más sobre el ejercicio físico y la EA).

Sexo

Parece ser más probable que las mujeres padezcan la enfermedad de Alzheimer, en comparación con los hombres; suponen aproximadamente dos tercios de todos los pacientes de EA de Estados Unidos. Esta cifra puede explicarse en parte por el hecho de que las mujeres suelen vivir más tiempo, y, como vimos antes, cuanto más tiempo se vive, más probable es que se padezca la EA. Dicho esto, el sexo puede, de hecho, tener importancia para el riesgo de EA. Estudios recientes indican que las mujeres que tienen el gen APOE4 tienen mayor probabilidad de padecer la enfermedad de Alzheimer que los hombres que tienen este gen. El hecho de que el sexo influya en el riesgo de EA en quienes no tienen el gen aún se debate. Además, algunos científicos creen que la diferencia de niveles hormonales entre los sexos puede también tener importancia para determinar el riesgo de EA. Es evidente que se necesita investigar más.

Raza y etnia

Algunas investigaciones indican que los afroamericanos y los latinos tienen más probabilidad de padecer EA que las personas de raza blanca de la misma edad. Según una estimación, los afroamericanos tienen el doble de probabilidad y los latinos 1,5 más que los blancos de padecer EA. Sin embargo, estas diferencias pueden explicarse por las diferencias en las tasas de problemas de salud como la hipertensión, las enfermedades cardíacas y la diabetes. Los afroamericanos y los latinos tienen un porcentaje mayor de estos trastornos, los cuales, como veremos, son factores de riesgo independientes de la EA.

Aunque puede, o no, haber una base genética de las diferencias en las tasas de incidencia de EA entre grupos raciales, es importante que las personas de cualquier origen presten atención a los riesgos y síntomas del alzhéimer. Independientemente de la herencia cultural, puedes y debes tomar medidas para minimizar el riesgo y hacer que tu estilo de vida sea más saludable para el cerebro.

Enfermedad cardiovascular y problemas asociados

La enfermedad cardiovascular (corazón) es la causa número uno de muerte en Estados Unidos, lo cual la convierte en un problema devastador por sí misma. Pero los científicos actualmente creen que las enfermedades cardiovasculares pueden tener también amplias consecuencias para el desarrollo de la enfermedad de Alzheimer. Dicho en términos sencillos, la salud de tu cerebro está vinculada con la salud de tu corazón. El cerebro necesita oxígeno y nutrientes para funcionar normalmente, y obtiene esos materiales esenciales de la sangre, que bombea el corazón a través de los vasos sanguíneos. Si el corazón y los vasos sanguíneos no están bien –por ejemplo, si el corazón está debilitado o los vasos sanguíneos están bloqueados–, la sangre no fluirá de forma suficientemente constante o rápida para cubrir las demandas de oxígeno y nutrientes del cerebro. Privadas de estas sustancias vitales, las células cerebrales empiezan a morir, las capacidades cognitivas pueden verse comprometidas y se puede padecer demencia con el paso del tiempo.

Debido a la estrecha relación entre la salud del corazón y la del cerebro, muchos factores que aumentan el riesgo de enfermedad cardiovascular también aumentan el riesgo de padecer alzhéimer y otras demencias. Como dijimos antes, los latinos y los afroamericanos –dos poblaciones que tienen mayores tasas de enfermedad cardiovascular– son especialmente vulnerables a la EA. Afortunadamente, la mayoría de esos factores de riesgo son modificables. Si tienes alguno de los factores de riesgo que se empiezan a explicar a partir de la página 47, tal vez te interese consultar con tu médico para crear un plan de tratamiento que pueda devolver la salud a tu corazón. Los médicos especializados en cardiología preventiva suelen estar abiertos a la adopción de un enfoque integral para reducir el riesgo de ataques cardíacos y otros problemas de salud importantes.

La relación entre la salud cardiovascular y la cognitiva se ha establecido adecuadamente. En el Estudio del Norte de Manhattan, el doctor Ralph Sacco y su equipo del Instituto Neurológico han investigado los factores de riesgo del ictus en diferentes grupos raciales y étnicos de Nueva York durante más de veinte años. Como parte de su investigación, el equipo del doctor Sacco también ha explorado la asociación entre los factores de riesgo del ictus y el deterioro cognitivo.

Basándose en su investigación, el doctor Sacco y sus colegas crearon un modelo, la Puntuación de Riesgo Vascular Global (GVRS).[2] El GVRS tiene en cuenta los factores que contribuyen al daño vascular (vasos sanguíneos) en el cerebro –como la obesidad, la hipertensión y el consumo de alcohol– y se considera primariamente una forma de evaluar la probabilidad de una persona de tener un ictus. Pero como el daño vascular es en sí mismo un importante factor de riesgo de la atrofia cerebral y el deterioro cognitivo, la GVRS puede ser una herramienta útil para ayudar a los médicos a determinar y modificar el riesgo cardiovascular que puede afectar negativamente al cerebro. Para conocer tu GVRS, puedes utilizar el calculador de GVRS de http://neurology.med.miami/gvr. Como siempre, debes hablar con tu médico sobre tus resultados. Sin embargo, ten en cuenta que tu puntuación no guarda una relación exacta con si padecerás deterioro cognitivo o EA. El Estudio del Norte de Manhattan descubrió que una quinta parte de todos los participantes que tenían daño vascular nunca tuvieron ningún síntoma de deterioro cognitivo significativo para necesitar atención médica. Aunque las enfermedades cardiovasculares y

---

2. Global Vascular Risk Score. (*N. del T.*)

sus problemas relacionados desempeñan obviamente una función a la hora de determinar el riesgo de EA de todas las personas, están lejos de ser los únicos factores que deben tenerse en cuenta.

Las siguientes exposiciones proporcionan más información sobre los factores de riesgo cardiovascular que también elevan la probabilidad de padecer EA. Estos factores de riesgo modificables pueden manejarse de diversas formas, incluyendo los cambios en el estilo de vida; los medicamentos; y, especialmente, las modificaciones dietéticas.

Colesterol alto

El colesterol por sí mismo no tiene por qué ser malo. El colesterol realiza una serie de funciones importantes en el cerebro; entre otras cosas, ayuda a mantener la estructura y el funcionamiento de las células cerebrales.

Sin embargo, los niveles elevados de colesterol –especialmente los de las lipoproteínas de baja densidad (LDL) o colesterol «malo»– están relacionados con un mayor riesgo de enfermedades cardíacas y enfermedad de Alzheimer. Los estudios han demostrado que las personas que tienen un nivel elevado de colesterol tienen mayor probabilidad de contar con depósitos cerebrales de proteína beta-amiloide, una de las marcas distintivas de la EA. Sin embargo, no está claro si los niveles elevados de colesterol *causan* la mayor formación de placas beta-amiloides, o si potencialmente los altos niveles representan los intentos del cuerpo por *proteger* el cerebro de la EA.

Además, los niveles elevados de colesterol están vinculados a la aterosclerosis, un estrechamiento o endurecimiento de las arterias. La aterosclerosis afecta a la circulación sanguínea, y como consecuencia también puede afectar al funcionamiento correcto del cerebro, que depende de los vasos sanguíneos para transportar oxígeno y nutrientes.

Se necesitan nuevos estudios para explicar la relación entre los niveles de colesterol y la EA. Las nuevas investigaciones indican que la genética puede influir en la forma en que se reacciona al colesterol, lo cual añade más complejidad al asunto. Mientras tanto, recomendamos que las personas con niveles altos de colesterol LDL y bajos niveles de colesterol HDL –lipoproteínas de alta densidad, o colesterol «bueno»– consulten a un médico para comenzar un programa de tratamiento. En su práctica clínica, el doctor Isaacson sigue atentamente los niveles de LDL y HDL de sus pacientes. También mide el tamaño de las partículas de estas moléculas de colesterol. Las partículas LDL muy pequeñas y densas (frente a las partículas grandes y blandas) elevan el riesgo de enfermedad cardiovascular aumentando la inflamación y contribuyendo a la formación de coágulos sanguíneos. Aunque hay algún desacuerdo sobre el uso de fármacos de estatina, tu médico puede recomendarte estos u otros medicamentos que reducen el colesterol –así como suplementos como la niacina y los ácidos grasos omega-3, y cambios en el estilo de vida como la dieta y el ejercicio físico– para ayudarte a lograr unos niveles sanguíneos más saludables.

Obesidad en la mitad de la vida

La mayor parte las investigaciones actuales indican que la obesidad –normalmente definida como un índice de masa corporal (IMC) superior a 30 (*véase* el recuadro correspondiente en págs. 70-71)– puede elevar el riesgo de enfermedad de Alzheimer y otras formas de demencia o deterioro cognitivo en una fase posterior de la vida, especialmente cuando se tiene sobrepeso en la cuarentena y la cincuentena. La relación puede ser indirecta, ya que las personas que están obesas tienden a tener tasas mayores de LDL, colesterol, diabetes, inactividad física y enfermedades cardiovasculares, todos ellos problemas de salud que aumentan independientemente el riesgo de EA. Pero nuevos estudios indican que la obesidad puede también contribuir directamente a la enfermedad de Alzheimer. En primer lugar, las personas que tienen ciertas variantes del gen del tejido graso y asociado a la obesidad (FTO) cuentan con una mayor probabilidad de padecer alzhéimer, especialmente cuando también tienen el gen APOE4. Además, el gen FTO parece estar relacionado con un volumen cerebral menor. Es decir, las personas que tienen el gen FTO tienden a tener atrofia o encogimiento en ciertas zonas de su cerebro mucho más significativamente que las personas que no tienen el gen. Con menor materia cerebral disponible, el funcionamiento cognitivo se ve afectado.

Por otra parte, un estudio reciente a gran escala sugiere que las personas que están obesas tienen *menos* probabilidad de padecer demencia. Y algunos estudios muestran que los ancianos que tienen *infrapeso* (un IMC inferior a 18,5) es más probable que padezcan EA que las personas con peso normal y las que tienen un poco de sobrepeso. Hay también pruebas de que la pérdida de peso en adultos puede considerarse un síntoma de la enfermedad de Alzheimer, que posiblemente esté relacionada con uno de los problemas metabólicos asociados al trastorno.

Queda aún mucho trabajo por hacer para desvelar la conexión entre el peso corporal y la EA. Dicho esto, la mayor parte de las investigaciones relevantes indican la importancia de mantener un peso normal, saludable. Como veremos en el próximo capítulo y en más secciones, la clave de un peso corporal saludable –y de una mente saludable– es la dieta.

Diabetes

La diabetes –especialmente la diabetes tipo 2– está asociada a un riesgo mucho mayor de padecer la enfermedad de Alzheimer. Según algunas estimaciones, los diabéticos tienen hasta el doble de probabilidades de padecer EA que los no diabéticos. Los científicos siguen trabajando para entender el vínculo exacto entre las dos enfermedades, pero se han formulado algunas hipótesis. Una de las teorías principales tiene que ver con el hecho de que la diabetes se caracteriza por la *resistencia a la insulina,* un problema en el que el cuerpo sintetiza una hormona llamada insulina, pero es incapaz de responder a ella correctamente. Las principales tareas de la insulina son ayudar a las células a captar la glucosa, el azúcar simple que constituye la principal fuente de energía del cuerpo, y eliminar el exceso de glucosa del torrente sanguíneo, después de que el cuerpo haya absorbido toda la energía que necesita. Los niveles de glucosa constantemente elevados pueden causar directamente una serie de problemas, incluyendo enfermedad cardiovascular, problemas nerviosos y menor capacidad de luchar contra las infecciones. Al mismo tiempo, el cuerpo produce cada vez más insulina para reducir los niveles de glucosa elevados, lo cual conduce potencialmente a efectos inflamatorios perjudiciales en el cerebro.

La insulina es esencial para una serie de procesos cerebrales e interviene en la formación de los recuerdos y en la regulación de un neurotransmisor llamado acetilcolina, una sustancia química especial que permite a las células comunicarse unas con otras. La insulina también ayuda a mantener los vasos sanguíneos que sirven para alimentar el cerebro permitiendo la circulación de oxígeno y nutrientes. Con la resistencia a la insulina, estas funciones se ven perjudicadas y conducen potencialmente al deterioro cognitivo y la pérdida de memoria. Resulta interesante que algunas áreas del cerebro se vuelvan más resistentes a la insulina que otras: las investigaciones indican que el hipocampo, el centro cerebral de la memoria, puede ser especialmente propenso a la resistencia a la insulina. Además, algunos estudios indican que la resistencia a la insulina está asociada a una mayor tasa de crecimiento de las placas beta-amiloides, una de las marcas distintivas de la EA.

Aunque se necesitan más investigaciones para explicar la relación exacta entre la diabetes, la resistencia a la insulina y la EA, las pruebas que respaldan estas asociaciones son potentes. Afortunadamente, muchos casos de diabetes —y, hasta cierto punto, de alzhéimer— pueden manejarse, retrasarse o posiblemente prevenirse con una atención cuidadosa a la dieta y al estilo de vida. Si ya tienes diabetes, eres prediabético o tienes riesgo de padecer diabetes, habla con tu médico. Tu cuerpo y tu mente te lo agradecerán.

Problemas con la presión sanguínea

Hay pruebas conflictivas sobre la función de la alta y la baja presión sanguínea en el desarrollo de la enfermedad de Alzheimer. La presión sanguínea elevada en la mitad de la vida (los cuarenta y los cincuenta años de edad) está asociada a un mayor riesgo de enfermedad de Alzheimer y otras formas de demencia. Igual que el colesterol elevado y la diabetes, la hipertensión aumenta el riesgo de EA al dañar los vasos sanguíneos y con ello alterar el flujo de sangre al cerebro. Sin un aporte suficiente de oxígeno y nutrientes normalmente proporcionados por la sangre, las células cerebrales mueren y con ello ponen las bases para el deterioro cognitivo y el alzhéimer.

Ahora bien, la presión sanguínea *baja* en la tercera edad (setenta o más años) puede también aumentar la probabilidad de deterioro cognitivo o EA. En 2003, investigadores de la Universidad de California en Irvine iniciaron un estudio a largo plazo para descubrir qué factores permiten vivir hasta noventa años o más. De acuerdo con los resultados de este actual «estudio +90», uno de los factores que contribuyen a un buen envejecimiento –envejecimiento sin deterioro cognitivo ni demencia– en realidad es una presión sanguínea *más elevada*. Hay dos posibles explicaciones por las que esto puede reducir el riesgo de demencia. Una es que la presión sanguínea baja dificulta al cerebro recibir un flujo adecuado de oxígeno y nutrientes, y por eso contribuye al deterioro cerebral con el paso del tiempo. La otra posibilidad es que no sea la presión sanguínea alta lo que protege de la EA; en su lugar, serían los medicamentos utilizados para tratar este problema (bloqueadores de los canales de calcio, bloqueadores de los receptores de angiotensina e inhibidores de la ACE) los que aportarían beneficios al cerebro.

Manteniendo una presión sanguínea saludable y bien controlada podemos retardar el envejecimiento cerebral y conservar el funcionamiento de la memoria para el futuro. Recomendamos tomar la presión sanguínea de forma habitual; para tu comodidad proporcionamos algunas herramientas útiles en Internet, en www.AlzheimersDiet.com/alzu. La mayoría de los médicos recomiendan diversos cambios en el estilo de vida para controlar la presión sanguínea. Además de seguir las pautas dietéticas ofrecidas en este libro, si tienes hipertensión tal vez te interese hablar con tu médico sobre la reducción del consumo de sal o para tomar algún medicamento para la presión sanguínea.

Actividad física inadecuada

Algunos estudios demuestran que las personas que no son físicamente activas tienen un riesgo mayor de EA y otras formas de demencia. Normalmente, los científicos están de acuerdo en que la actividad física es uno de los factores más protectores contra la EA al reducir indirectamente el riesgo de demencia ayudando a mantener la salud del sistema cardiovascular, y con ello asegurándose de que hay una buena circulación sanguínea de nutrientes y oxígeno al cerebro. Resulta importante señalar que la actividad física también ha demostrado *reducir directamente los niveles de amiloides en el cerebro,* y también puede estimular el crecimiento de células cerebrales y el desarrollo de nuevas conexiones entre esas células. Por estas razones, la falta de actividad física puede ser perjudicial para la salud del cerebro.

Hay una forma muy sencilla de eliminar este factor de riesgo específico de la EA: ¡haz más ejercicio físico! Para mantener tu cerebro en buenas condiciones, es esencial que sigas siendo físicamente activo o que comiences a hacerlo. Para más información sobre cómo utilizar el ejercicio físico para ayudar a prevenir la EA, *véase* la página 210.

Tabaco

No es de extrañar que el consumo de tabaco se considere un factor de riesgo para la enfermedad de Alzheimer, igual que para muchos otros trastornos graves. El tabaco daña el corazón y los vasos sanguíneos, lo que dificulta que la sangre llegue al cerebro.

Si fumas, intenta dejarlo. Hay muchas organizaciones y grupos de apoyo que te ayudarán a acabar con el hábito. Y si actualmente no fumas, no comiences a hacerlo.

Lesiones en la cabeza

Las pruebas indican que las lesiones en la cabeza que conllevan la pérdida de conciencia (como por ejemplo una concusión) pueden aumentar el riesgo de EA, especialmente cuando el traumatismo es severo, tiene lugar en una fase avanzada de la vida o en personas que tienen el gen APOE4. Los científicos creen que las lesiones graves en el cerebro dañan directamente o eliminan células cerebrales, lo que genera deterioro cognitivo. Estas lesiones también pueden causar inflamación y estimular el desarrollo de patologías cerebrales, como los ovillos tau.

Para reducir el impacto de las lesiones en la cabeza, siempre es recomendable llevar un casco protector cuando se realizan ciertas actividades, como montar en bicicleta. Puesto que las investigaciones sugieren cada vez más que los deportes de contacto total como el fútbol americano, el hockey y la lucha pueden tener graves consecuencias para los cerebros de los deportistas que participan en ellos, algunas universidades han empezado a implementar reglas más estrictas para los entrenamientos y los encuentros deportivos, en un esfuerzo por reducir la posibilidad de traumatismos en la cabeza. Por ejemplo, ciertas escuelas limitan el número o la duración de las prácticas de contacto total; otras han empezado a limitar las prácticas de fútbol de contacto total; y constantemente se están implementando normas que garantizan que, cuando los deportistas tienen alguna forma de traumatismo craneal, se los evalúa inmediatamente y se les aconseja que eviten esa actividad hasta que un profesional médico cualificado les haya asegurado que no tienen ningún problema.

Exposición a metales pesados

Algunos científicos han estudiado la posibilidad de que los metales pesados causen la enfermedad de Alzheimer. Los metales pesados son metales que se encuentran de forma natural en el entorno y se concentran y son potencialmente nocivos debido a diversas actividades humanas. Entre ellos se encuentran el mercurio, el cobre, el zinc, el hierro y el plomo. Entramos en contacto con estos metales a través de la comida, del aire y del agua. Quienes trabajan en fábricas también pueden estar expuestos a los metales pesados por su propio empleo. En pequeñas cantidades, estos metales no son peligrosos, y algunos incluso se consideran esenciales para una buena salud. Pero en cantidades mayores, los metales pesados se han relacionado con algunos problemas de salud y enfermedades crónicas. En el pasado se defendía la hipótesis de que el plomo (presente en la gasolina y las pinturas antes de 1978), el mercurio (presente en algunos empastes dentales) y el aluminio, un metal no esencial (presente en los utensilios de cocina, las latas de refresco y los antitranspirantes) podrían causar alzhéimer. Sin embargo, hasta ahora los investigadores no han encontrado una relación clara entre estos metales y la EA.

Hay algunas pruebas de que la exposición excesiva al cobre (normalmente por la comida y el agua) puede acelerar la progresión desde el deterioro cognitivo leve hasta la demencia debida al alzhéimer. Se cree que las altas concentraciones en sangre de cobre libre (cobre que no está ligado a proteínas) puede ocasionar un aumento de la acumulación de proteína beta-amiloide o una disminución de la capacidad de procesar y eliminar esas placas. El cobre libre en cantidades elevadas también puede contribuir a la inflamación del cerebro, que es un factor de riesgo de la EA.

Al mismo tiempo, algunos estudios indican que el cobre en realidad puede proteger contra la EA. Se necesitan más investigaciones para aclarar si el cobre tiene relación directa con la enfermedad de Alzheimer.

Exposición a pesticidas

Hay algunas pruebas de que la exposición al pesticida DDT puede aumentar el riesgo de EA en ciertos grupos de personas. Un estudio descubrió que, en los pacientes de EA –especialmente pacientes que tenía el genotipo APOE4–, los niveles de DDE, un subproducto del DDT, eran casi cuatro veces más altos que los detectados en personas que no tenían alzhéimer. Además, se descubrió que tanto el DDT como el DDE aumentan los niveles de proteínas beta-amiloides en los cerebros de pacientes con EA. Aunque el uso agrícola de DDT se ha prohibido en la mayoría de países desarrollados desde la década de 1970, otros países siguen utilizando esta sustancia, y podemos tomar contacto con él cuando viajamos o consumimos alimentos procedentes de esas regiones. Se necesitan más estudios, pero, mientras tanto, es sensato limitar la exposición al DDT evitando las frutas y hortalizas no ecológicas, cultivadas fuera de Estados Unidos, Canadá y otros países que han prohibido el uso de este producto químico.

Trastornos del sueño

Hay cada vez más pruebas que indican que la privación del sueño y diversos trastornos del sueño (entre ellos la apnea del sueño) pueden contribuir al deterioro cognitivo y la pérdida de memoria. No se sabe con seguridad si estos problemas contribuyen específicamente a la enfermedad de Alzheimer. La importancia del sueño para la memoria se ha establecido de forma general: los recuerdos se consolidan (o fortalecen) durante el sueño, por lo que un sueño inapropiado puede impedir que se formen recuerdos y que se conserven. Además, el sueño es esencial para permitir que el cerebro elimine o se libre de los depósitos de amiloides. Sin una cantidad suficiente de sueño, el cerebro acumula más de estas sustancias posiblemente perjudiciales. Aunque las recomendaciones varían, la mayoría de las investigaciones indican que se debería intentar dormir entre siete y ocho horas cada noche.

Seguramente habrás oído hablar de una sustancia llamada melatonina, una hormona producida por el cerebro que ayuda a regular los ciclos de sueño-vigilia. A medida que envejecemos disminuye la producción natural de melatonina por parte del cerebro, lo que puede dificultar quedarse dormido. En pacientes con EA, la producción de melatonina se reduce aún más. No está claro si la deficiencia de melatonina o las alteraciones en su producción están asociadas con un mayor riesgo de EA o si más bien son una parte del propio proceso de la enfermedad. Aunque aún no hay consenso, un estudio indica que, en las personas que tienen riesgo de padecer EA y tienen dificultades para quedarse dormidos, un suplemento de melatonina puede mejorar el sueño, el funcionamiento cognitivo y la calidad de vida. Futuras investigaciones ayudarán a aclarar estos puntos. (Para información sobre el uso de melatonina, *véase* la página 241).

Otros factores de riesgo

Otros factores pueden también contribuir al riesgo de padecer la enfermedad de Alzheimer. Entre ellos se encuentran:

- Escasos logros educativos (sin aprendizaje superior o participación en una formación continua).

- Depresión.

- Función tiroidea baja.

- Niveles elevados de homocisteína (un marcador inflamatorio de la sangre).

- Problemas para caminar.

- Fallo renal crónico.

- Estrés.

Si tienes –o sospechas que tienes– alguno de estos problemas, consulta con tu médico, que podrá recomendarte las acciones que puedes emprender para mejorar tu situación.

FACTORES PROTECTORES

Al contrario que los factores de riesgo, los *factores protectores* disminuyen la probabilidad de que una persona padezca enfermedad de Alzheimer. Estos factores no sólo protegen al cerebro de los daños, sino que en realidad pueden retrasar el envejecimiento cerebral. Aunque este libro se concentra en un factor protector muy poderoso –la dieta–, hay otros, entre ellos:

- El gen APOE2.
- Actividad física habitual.
- Actividad intelectual y social.
- Mayores logros educativos u ocupacionales.
- Actividad musical durante toda la vida.

Algunos de los factores protectores mencionados funcionan contribuyendo a algo llamado reserva cognitiva. En términos técnicos, la *reserva cognitiva* representa la resistencia del cerebro a los daños y, por tanto, a la pérdida de memoria o deterioro cognitivo. El concepto surge de estudios que intentaron explicar por qué casi el 40 por 100 de las personas en cuyos cerebros se encontraron las marcas distintivas de la EA (placas beta-amiloides y ovillos tau) después de su muerte, nunca mostraron ningún síntoma de demencia o deterioro más allá de los problemas cognitivos relacionados con la edad. Básicamente, la reserva cognitiva parece ser una especie de sistema de defensa para el cerebro, un almacén adicional de capacidades cognitivas, la forma en que la mente compensa cualquier daño cerebral o atrofia que supere lo debido al proceso normal de envejecimiento. A consecuencia de esto, las personas con niveles mayores de reserva cognitiva tienen menos probabilidad de padecer enfermedad de Alzheimer al envejecer. También tienen mejor concentración, memoria y capacidades cognitivas en conjunto, y pueden mantener un mayor nivel de funcionamiento cognitivo durante períodos más largos en una fase posterior de la vida.

El desarrollo de esta reserva comienza al nacer, se acelera durante la niñez y la adolescencia y continúa durante la edad adulta joven y la madurez. La reserva cognitiva puede estar determinada en parte por la genética, pero los científicos creen que las experiencias de la vida también son factores que contribuyen. Los estudios indican que las personas que desafían a su mente –especialmente en una fase temprana de la vida– tienden a tener un mayor nivel de reserva cognitiva. Aprender más de un idioma, cantar o tocar un instrumento musical y tener una extensa red social puede aumentar tu reserva cognitiva. A lo largo de líneas parecidas, se relaciona una mejor reserva cognitiva con mayores logros educativos (educación formal después de la enseñanza media) y logros ocupacionales (alcanzar altos niveles de éxito en nuestro trabajo o campo de acción).

Los científicos no están seguros sobre cómo protegen el cerebro estas conductas, pero algunos creen que mejoran el rendimiento cognitivo promoviendo nuevas conexiones entre las células cerebrales o haciendo que las redes de conexiones entre las células cerebrales sean más eficientes o flexibles. Sea como fuere, parece evidente que una mente activa es una mente que funciona mejor y durante más tiempo. (Para aprender a utilizar las actividades físicas, las actividades intelectuales y las actividades sociales para ayudar a prevenir la enfermedad de Alzheimer, *véase* capítulo 7).

EL DIAGNÓSTICO DE EA

No hay ninguna prueba que pueda establecer con un 100 por 100 de exactitud si una persona viva tiene alzhéimer o no. Actualmente, los médicos pueden decir con certeza que un paciente tiene enfermedad de Alzheimer sólo si está muerto y una autopsia ha confirmado la presencia de las características placas beta-amiloides y los ovillos tau en el cerebro. Sin embargo, los recientes avances en las pruebas de biomarcadores han mejorado el proceso diagnóstico y permiten a los médicos hacer valoraciones mejores. Esperamos que llegue un momento en que sea posible un diagnóstico temprano y correcto, pero se encuentra aún a varios años de distancia en el futuro.

Si sospechas que tienes MCI[3] o enfermedad de Alzheimer, o si crees que tienes riesgo, pueden evaluarte varios médicos distintos, incluidos tu médico de cabecera (internista o médico de familia), un neurólogo, un psiquiatra geriátrico (psiquiatra especializado en pacientes de sesenta y cinco años y por encima de esa edad) o un geriatra (médico especializado en el cuidado de pacientes de sesenta y cinco o más). Recomendamos consultar a un médico en cuanto empieces a experimentar síntomas, si no antes. Cualquier persona preocupada por sus factores de riesgo debería

---

3. MCI = Mild Cognitive Impairment (Deterioro cognitivo leve). *(N. del T.)*

tomar medidas para reducirlos. Cuanto antes se detecte la enfermedad, antes será tratada.

Hay muchas formas distintas de diagnosticar la presencia y la fase de la EA. Tu médico seguramente utilizará varios métodos para conseguir un diagnóstico. Como mínimo, realizará un historial médico exhaustivo y un examen físico completo. Puede que evalúe también tus capacidades cognitivas con una prueba básica como el Examen de Estatus Mini-Mental (MMSE).[4] El MMSE es una prueba de treinta puntos que hace preguntas que evalúan la orientación del paciente (sentido del tiempo y el espacio), su memoria, su atención y sus capacidades de lenguaje y visoespacial (como por ejemplo la capacidad de procesar y copiar una imagen dibujándola sobre el papel).

Tu médico también empleará análisis de sangre y técnicas de imagen cerebral para descartar otros trastornos que pueden causar síntomas similares a la demencia, como por ejemplo un problema de tiroides o una deficiencia de vitaminas. También pueden emplearse dos técnicas de imagen cerebral –una tomografía computerizada (TC) o un escáner de imágenes por resonancia magnética (IRM)– para determinar si el hipocampo, que es el centro de la memoria del cerebro, se ha atrofiado. Si consultas a un neurólogo, comprobará tus reflejos, tono muscular, coordinación y funcionamiento general. Investigadores recientes han indicado que una menor capacidad para detectar olores conocidos puede ser uno de los primeros síntomas de deterioro cognitivo por enfermedad de Alzheimer. De igual modo, la tecnología más innovadora para evaluar los ojos y la piel puede mostrar una acumulación de las placas beta-amiloides características en los vasos sanguíneos de la retina o de la piel. Puesto que la investigación y la tecnología de estas innovaciones son nuevas, los médicos normalmente no hacen estas pruebas.

En general, las pruebas para los biomarcadores (*véase* el comienzo de este capítulo) que indican la presencia de EA u otros trastornos que contribuyen a la demencia no las utilizan los médicos de atención primaria, pero puede que las utilicen los especialistas, en clínicas y ensayos de investigación especializados. Esto se debe a que la tecnología aún es nueva; se necesita realizar más estudios para establecer cuándo es más apropiado

---

4. Mini-Mental Status Exam. *(N. del T.)*

utilizar cada prueba y en quién debe utilizarse. Incluso cuando se realizan esas pruebas, los resultados pueden ser difíciles de interpretar debido a la falta de consenso científico sobre su significado. Por ejemplo, en 2012, la FDA aprobó un tipo de escáner TEP (tomografía por emisión de positrones) que podría ayudar a diagnosticar tipos específicos de demencia en pacientes con deterioro cognitivo. Lamentablemente, un resultado «positivo» no establece con exactitud la presencia de EA frente a otros trastornos cognitivos. Por último, puesto que su uso no se ha estandarizado, las pruebas de biomarcadores son bastantes costosas y no las cubren las compañías de seguros.

En este momento, las nuevas pruebas de biomarcadores están reservadas para ocasiones en que hay incertidumbre respecto al diagnóstico, como cuando están presentes síntomas de demencia en una persona joven sin factores de riesgo evidentes o un historial familiar de EA. En estas ocasiones, los clínicos utilizan una serie de técnicas avanzadas para detectar las marcas distintivas y los biomarcadores de la EA. Las imágenes TEP y el análisis del líquido cefalorraquídeo (también llamado fluido cerebroespinal) pueden ayudar a detectar la presencia de placas beta-amiloides, problemas en el metabolismo de la glucosa y otros cambios cerebrales relacionados con la EA, lo que ayuda a establecer definitivamente un diagnóstico.

Las pruebas de biomarcadores son en gran medida un campo en desarrollo, y de las que más prometen para la detección temprana de la EA. Se están creando todo el tiempo nuevas técnicas y métodos para detectar biomarcadores, entre ellos la imagen cerebral, el escaneo de ondas cerebrales, las pruebas neuropsicológicas y los sofisticados análisis de sangre. Algún día, un sencillo análisis de sangre podrá decirnos sin duda si una persona padece o padecerá alzhéimer. Por ahora se necesita más investigación para decidir qué pruebas de biomarcadores para diagnosticar la EA son las más exactas, seguras y eficaces teniendo en cuenta su coste.

Es importante señalar que las pruebas genéticas pueden predecir con exactitud un diagnóstico futuro de EA de aparición temprana. Como hemos explicado, la EA de aparición temprana raramente aparece, y suele estar causada por factores genéticos. Las pruebas genéticas pueden ayudar a identificar las mutaciones específicas responsables, y permiten a estos pacientes participar en ensayos destinados a establecer su perfil genético. Pero la decisión de realizar estas pruebas es compleja; el médico que te trata o un asesor genético puede ayudar a determinar si estas pruebas son recomendables para ti. En lo relativo a determinar el riesgo de EA de aparición tardía, normalmente desaconsejamos las pruebas genéticas rutinarias. Descubrir si tienes el gen APOE4 no siempre resulta útil; como hemos explicado, muchas personas tienen el gen y nunca desarrollan EA. Además, las pruebas de genes como el APOE4 proporcionan a los médicos sólo un fragmento de una gran y bastante compleja descripción del riesgo de EA. Aunque sí utilizamos pruebas genéticas en la Clínica de Prevención del Alzhéimer, lo hacemos para ayudar a personalizar las recomendaciones sobre los cuidados y para refinar los datos de pacientes que participan en nuestros ensayos de investigación, no necesariamente para determinar el riesgo. Por el contrario, recomendamos que todos se concentren en adoptar un estilo de vida saludable como el explicado en este libro.

Examinando los ensayos de investigación sobre el alzhéimer

Puesto que la preocupación por el alzhéimer ha aumentado con el paso de los años, el número de ensayos de investigación clínicos se ha incrementado. En cualquier momento dado, se realizan cientos de ensayos para determinar qué fármacos, terapias o intervenciones son más eficaces y seguras para tratar o prevenir la EA. Cada ensayo tiene diversas fases, y cada fase ayuda a los investigadores a contestar preguntas concretas:

✓ *La fase I* evalúa la seguridad de una terapia y sus efectos secundarios en un pequeño grupo de sujetos.

✓ *La fase II* evalúa la seguridad de una terapia y sus efectos secundarios en un grupo mayor (entre 100 y 3000 personas).

✓ *La fase III* compara la terapia con el tratamiento estándar en un grupo muy numeroso de personas. También se controlan la seguridad y los efectos secundarios.

✓ *La fase IV* hace un seguimiento de la seguridad a largo plazo, la eficacia y el uso óptimo de un fármaco que haya sido aprobado por la FDA.

Se puede tardar varios años –de media, de cinco a siete– en traducir los resultados de una investigación de fase III en terapias significativas que pueda prescribir un médico. Hemos hecho tremendos progresos en el desarrollo de tratamientos potenciales, pero aún debe trabajarse más antes de que estas terapias estén disponibles para el público.

Actualmente, los investigadores de la EA están estudiando una gran variedad de tratamientos. Algunos examinan los fármacos que tratan las amiloides y los ovillos tau. Otros determinan si medicamentos utilizados para otros problemas médicos podrían también utilizarse para combatir la EA. Y otros ensayos ponen a prueba terapias basadas en la nutrición, desde nutrientes simples a pastillas de combinación que incluyen un amplio rango de suplementos normalmente disponibles. La tendencia en las nuevas investigaciones es tratar a los pacientes en las primeras fases de la EA, principalmente la fase 1 y la fase 2. Después de muchos ensayos, nos hemos dado cuenta de que cuanto antes se ponga a prueba una terapia, mayor es el beneficio para el paciente.

TRATAMIENTO DE LA EA

Actualmente no hay cura para la enfermedad de Alzheimer. Para los pacientes que ya tienen EA, el tratamiento se destina a controlar los síntomas y retardar la progresión del trastorno. Medicamentos, suplementos y cambios en el estilo de vida suelen considerarse elementos de un programa de tratamiento completo, y los enfoques varían de acuerdo con el médico y el paciente. A lo largo del libro explicaremos cambios dietéticos y en el estilo de vida, y en el capítulo 7 (*véase* la página 223) exponemos los diversos medicamentos que se utilizan actualmente para reducir los síntomas de la EA e incluso estabilizar el funcionamiento cognitivo durante un tiempo.

Aunque de momento no existe ningún tratamiento definitivo y altamente eficaz para la EA, los científicos están aprendiendo más sobre la enfermedad con cada día que pasa. Se están realizando ensayos clínicos interesantes y confiamos que en los próximos años estén disponibles mejores opciones de tratamiento. Si quieres participar en alguno de los ensayos, recomendamos que visites la página web del Instituto Nacional para el Envejecimiento y te informes de las investigaciones actuales: www.nia.nih. gov/alzheimers/clinical-trials. Otro buen recurso es www.AlzU.org/trials.

Aquí encontrarás información sobre nuevos ensayos que se están efectuando cerca de donde vives.

PREVENCIÓN DE LA EA

No hay forma segura de prevenir el desarrollo de la enfermedad de Alzheimer. En su lugar, los médicos se concentran principalmente en minimizar la probabilidad de que sus pacientes padezcan la enfermedad controlando o reduciendo los factores de riesgo que los convierten en más vulnerables. Por ejemplo, tu médico puede trabajar en la reducción de tu riesgo de enfermedad cardíaca prescribiendo fármacos o cambios en el estilo de vida que reduzcan tu colesterol o tu presión sanguínea.

Creemos que la reducción de riesgos es absolutamente vital para cualquier persona que esté preocupada por la pérdida de memoria. Esto se debe en parte a que, cuando una persona realmente tiene síntomas de EA, es extremadamente difícil recuperar el funcionamiento de su memoria. Aunque la dieta que recomendamos en este libro puede ayudar a algunas personas a estabilizar la EA o a mejorar su memoria, es mejor para aquéllos a quienes aún no les ha sido diagnosticada la enfermedad. Y, puesto que la EA puede desarrollarse en el cerebro décadas antes de que aparezcan los síntomas, animamos a todos –no sólo a los que tienen un mayor riesgo de padecer la enfermedad– a que adopten una dieta saludable para el cerebro.

Conforme los científicos sigan investigando la enfermedad, se conocerá más sobre su causa. Y cuanto más sepamos sobre los orígenes de la enfermedad de Alzheimer, mejor preparados estaremos para prevenirla.

CONCLUSIÓN

En este capítulo te hemos ofrecido una visión general sobre la enfermedad de Alzheimer y te hemos mostrado cómo nuestro conocimiento de este problema ha evolucionado con el paso de los años. Los científicos creen cada vez más que hay muchas cosas que se pueden hacer para conservar la mente clara y despejada durante los próximos años.

Entre otras cosas, las investigaciones cada vez más indican que la dieta puede ser un factor crítico tanto para el tratamiento como para la prevención del alzhéimer. Una buena dieta puede ayudar a prevenir la enfermedad en personas que aún no la padecen, y puede retardar su progresión en personas que ya han sido diagnosticadas. Esto es lo que nos ha motivado a escribir este libro. En el próximo capítulo sabrás por qué la dieta es importante para la prevención y el tratamiento de la EA.

2

¿Por qué importa la dieta?

En la década que ha pasado desde que la enfermedad de Alzheimer fue reconocida como una importante epidemia de salud pública, hemos progresado significativamente en el conocimiento de la enfermedad. Los científicos han podido concentrarse en áreas específicas de investigación que parecen ser especialmente importantes para el futuro y el tratamiento de la EA. Y una de las áreas más prometedoras de su interés ha sido la nutrición.

Recientemente ha habido un auge en los estudios dedicados a los efectos de la dieta en el funcionamiento cerebral. Algunas pruebas indican que unos patrones dietéticos y nutricionales de mala calidad han contribuido a la mayor prevalencia de la EA durante los últimos veinte o treinta años. En parte, los científicos creen que la epidemia de alzhéimer está relacionada con la mayor tasa de trastornos relacionados con la dieta, como la diabetes. Como mencionamos en el capítulo 1, estos problemas aumentan el riesgo de enfermedad cardiovascular, que es en sí misma un factor de riesgo de la EA. Pero las investigaciones más recientes indican que una mala dieta no sólo tiene relación con el riesgo de alzhéimer, sino que, en realidad, desempeña una función causal directa en el desarrollo de la enfermedad. Además, los científicos actualmente saben que las modificaciones dietéticas pueden ser esenciales para retardar la progresión de la enfermedad y, potencialmente, prevenirla.

En este capítulo te enseñaremos por qué la dieta tiene un efecto tan significativo en la enfermedad de Alzheimer. En primer lugar, explicaremos cómo los alimentos que tomas influyen en la forma en que funciona tu cerebro. Después te informaremos sobre dos importantes problemas relacionados con la nutrición y cómo pueden contribuir a la EA. Por último, examinaremos las investigaciones más recientes sobre la dieta y la EA, y te explicaremos el concepto de la nutrigenómica, el campo de estudio que examina la relación entre el consumo de comida y la expresión de los genes de una persona. Esta área en desarrollo de la investigación nos ofrece esperanzas para el futuro y proporciona un potencial para tratamientos más específicos e individualizados para distintos problemas de salud, incluida la enfermedad de Alzheimer.

Hay mucho más que aprender sobre cómo influye la dieta en el cerebro. Pero las pruebas preliminares dejan bien claro que la nutrición es uno de los factores más importantes en el manejo de la enfermedad de Alzheimer. Como esta idea es tan novedosa, muchas personas aún no la conocen. Esperamos que algún día la importancia de la nutrición para la salud cognitiva sea tan bien conocida y entendida que la adoptaremos como algo normal y elegiremos nuestros alimentos con la intención de alimentar adecuadamente al cerebro. Mientras tanto, esperamos que la información de este capítulo te estimule para tomar las decisiones nutricionales mejores posibles para el funcionamiento cerebral y la salud en términos absolutos.

ALIMENTAR TU CEREBRO

Como ya sabes, el cerebro controla la conducta. Entre otras cosas, toma decisiones sobre los alimentos que comemos. Sin embargo, hasta hace poco tiempo se pasaba por alto el impacto significativo que tienen estos alimentos sobre el funcionamiento del cerebro.

A un nivel más básico, los alimentos que comemos sirven de combustible para el cerebro. Piensa en tu cerebro como el motor de un coche puesto a punto con precisión. Si utilizas combustible de mala calidad, el motor puede estropearse bien pronto. Pero si usas combustible de alta calidad, el motor funcionará a su máximo rendimiento durante los próximos años.

La comida influye en el cerebro de diversas formas. Algunos nutrientes influyen directamente en el cerebro porque pueden cruzar lo que los científicos llaman la barrera sangre-cerebro. La *barrera sangre-cerebro* es una compleja red de células especiales que separan la sangre que circula por todo nuestro cuerpo de los fluidos que nutren y rodean el cerebro. Esta barrera actúa como un portero para tu cerebro, protegiendo de las sustancias químicas perjudiciales y permitiendo que entren las sustancias esenciales, como la glucosa, la principal fuente de energía para el cerebro. El agua, por ejemplo, puede pasar fácilmente a través de esta barrera protectora, pero las bacterias perjudiciales no pueden.

En otras ocasiones, la comida estimula la liberación de ciertas sustancias que influyen en el funcionamiento cerebral; específicamente, hormonas y neurotransmisores, las sustancias químicas que permiten que las células cerebrales se comuniquen. A modo de ejemplo, el chocolate (especialmente el chocolate negro) contiene pequeñas cantidades del neurotransmisor serotonina y de su «ladrillo constructor», el L-triptófano, una sustancia que permite el cuerpo sintetizar más serotonina. La serotonina es una sustancia responsable de la felicidad; es el objetivo de ciertos antidepresivos, ya que los niveles elevados de este neurotransmisor pueden hacernos sentir mejor. Comiendo chocolate potencias tus niveles de serotonina cerebral, y de este modo mejoras tu estado de ánimo.

Puesto que los tipos, calidad y cantidad de los alimentos que comes pueden tener un efecto tan significativo sobre la forma en que funciona tu cerebro, es importante regular la dieta para mantener la mente operativa a su máxima capacidad. Para volver a nuestra metáfora original, durante toda la vida, el combustible de baja calidad puede contribuir a un peor rendimiento. La buena noticia es que, incluso para aquellos que no han consumido combustible de buena calidad, nunca es tarde para cambiar. De hecho, hay estudios que han demostrado que, en sólo seis semanas, una dieta saludable puede producir notables beneficios para el funcionamiento del cerebro y el cuerpo. Con las estrategias que expondremos en el resto del libro, pronto conseguirás que tu cerebro funcione a su máxima capacidad.

PROBLEMAS RELACIONADOS CON LA NUTRICIÓN Y LA ENFERMEDAD DE ALZHEIMER

Durante los treinta últimos años, Estados Unidos y otros países industrializados de todo el mundo han experimentado un tremendo incremento en los trastornos de salud que están relacionados directamente con una dieta y una nutrición inadecuadas. Las tasas de obesidad, diabetes y *síndrome metabólico* (una serie de problemas que aumentan el riesgo de enfermedad cardíaca y otros trastornos) se han disparado, debido en gran medida al rápido crecimiento de restaurantes de comida rápida, al mayor tamaño de las raciones y a la disponibilidad de alimentos procesados y con azúcares añadidos. Estamos comiendo más que nunca antes, y hemos aumentado enormemente el consumo de azúcar y grasa, mientras que hemos reducido el consumo de frutas y hortalizas.

Durante el mismo período en que estos trastornos relacionados con la nutrición han aumentado, las tasas de enfermedad de Alzheimer también se han elevado. Esto no es una casualidad. En primer lugar, como hemos mencionado, la diabetes y el síndrome metabólico son factores de riesgo para las enfermedades cardíacas, lo cual es un factor de riesgo para el alzhéimer. Y la diabetes se ha relacionado independientemente con una mayor probabilidad de padecer EA. En esta sección examinaremos dos de los problemas más comunes y explicaremos cómo pueden contribuir a la disfunción cognitiva.

Exceso de grasa corporal

Estados Unidos sufre una epidemia de obesidad. Durante los treinta y cinco últimos años, la tasa de obesidad se ha duplicado; según una estimación, el estadounidense medio pesa unos doce kilogramos más que en 1960. Actualmente, más de la tercera parte de todos los estadounidenses, o unos 69 millones de personas, tienen obesidad, que se caracteriza por un índice de masa corporal (IMC) de 30 o más. (*Véase* el recuadro de la página 70). Sólo un país de todo el mundo –México– tiene una tasa mayor de obesidad.

¿Cómo explicamos este aumento de peso a nivel nacional? Dicho en pocas palabras, los estadounidenses están comiendo más que nunca antes. También comen más en restaurantes, gastando dinero en comidas no hechas en casa. Esto es un problema porque, con el paso de los años, el tamaño de las raciones de los restaurantes, establecimientos de comida para llevar y cadenas de comida rápida han aumentado considerablemente. La comida media de un restaurante es actualmente cuatro veces más grande que en la década de 1950. Al mismo tiempo, más empresas de comida ofrecen tamaños más grandes de sus productos más conocidos por un incremento relativamente pequeño en el precio. ¿Por qué tomar un litro de refresco cuando podemos obtener dos litros por sólo unos centavos más? Muchos de nosotros nos decidimos rápidamente por algo que parece un buen trato.

Pero, a largo plazo, ese buen trato se convierte en malo. Como ha demostrado una serie de estudios, los tamaños mayores de las raciones animan a comer de más. Peor aún, como la gente se ha acostumbrado a comer fuera, se ha habituado a estos tamaños mayores en las raciones. Los nutricionistas llaman a esta interpretación errónea *distorsión de las raciones*. A consecuencia de ello, incluso cuando los estadounidenses cocinan y comen en casa, consumen mucho más de lo necesario para mantener un peso saludable.

Estos cambios en los hábitos alimentarios son por lo menos parcialmente responsables de la actual crisis de obesidad. La obesidad es un grave problema de salud, que aumenta significativamente el riesgo de padecer problemas como las enfermedades cardíacas, la diabetes, el síndrome metabólico, trastornos ginecológicos y determinados tipos de cáncer. También está asociada a una serie de diversos problemas relacionados con el cerebro. Las investigaciones demuestran que quienes tienen un IMC y una razón cintura-cadera más altos tienden a tener un volumen cerebral total menor y una mayor atrofia del hipocampo (el centro cerebral de la memoria) en una etapa posterior de la vida. Con menos células cerebrales disponibles, el funcionamiento cognitivo sufre. Una serie de estudios han dado cuenta de una relación inversa entre el peso corporal —especialmente la grasa corporal— y el funcionamiento de la memoria. En otras palabras, tener más grasa corporal está relacionado con una memoria peor. La «adiposidad central» en la zona superior —básicamente, una mayor acumulación de grasa subcutánea o visceral en la zona abdominal, o tener una «barriga cervecera»— también está asociado a un riesgo mayor de deterioro cognitivo.

Como mencionamos en el capítulo 1, la obesidad puede ser un factor de riesgo específico de la enfermedad de Alzheimer. En un estudio, cuyos hallazgos se publicaron en la revista *Current Alzheimer Research,* los científicos efectuaron un seguimiento de diez mil hombres y mujeres con edades comprendidas entre los cuarenta y los cuarenta y cinco años, durante una media de treinta y seis años. Los resultados indicaron que los individuos con obesidad tenían el triple de probabilidades de padecer EA que los de peso normal. Otros estudios han demostrado que las personas que tienen el llamado «gen de la grasa» –el gen del tejido adiposo y la obesidad asociada (FTO) que está relacionado con una mayor probabilidad de volverse obeso– han demostrado tener más probabilidades de padecer la enfermedad de Alzheimer, especialmente cuando se tiene también el gen APOE4 (*véase* capítulo 1). Además, el gen FTO por sí mismo parece estar asociado a un volumen cerebral menor en etapas posteriores de la vida. Sin embargo, hay algunas pruebas conflictivas sobre si la obesidad aumenta el riesgo de demencia. Un estudio con 2 millones de personas del Reino Unido demostró que quienes tenían obesidad clínicamente severa (con un IMC por encima de 40), en realidad tenían un riesgo de un 29 por 100 menor de demencia que quienes tenían un peso normal. En cambio, las personas con infrapeso (un IMC menor de 18,5) tenían un riesgo de demencia un 34 por 100 superior que el de los individuos sanos. Este estudio subraya el hecho de que la relación entre el peso corporal y la demencia es compleja.

Los científicos no saben exactamente cómo ni por qué la obesidad incrementa el riesgo de una persona de padecer EA. Sí sabemos que la obesidad causa enfermedades cardiovasculares, una peor respuesta a la insulina y un metabolismo de la glucosa defectuoso. Por tanto, los efectos negativos de la obesidad pueden deberse en parte a un menor riego sanguíneo al cerebro o a un mal metabolismo energético. Una explicación en profundidad de estos mecanismos potenciales va más allá del alcance de este libro, pero el mensaje más importante es que la obesidad y la pérdida de memoria están relacionados, y una dieta que evite o reduzca una de ellas probablemente tenga también un efecto positivo sobre la otra.

Índice de masa corporal y porcentaje de grasa corporal

Los médicos utilizan una medida estándar llamada *índice de masa corporal (IMC)* para determinar si una persona tiene infrapeso, peso normal, sobrepeso u obesidad. Resumiendo, el IMC compara el peso y la altura de una persona mediante una sencilla fórmula:

$$IMC = \frac{\text{peso en kilogramos}}{\text{altura en metros}^2}$$

En Internet puedes encontrar calculadoras automáticas del IMC: las páginas web del Centro para el Control de Enfermedades (CDC) y el Instituto Nacional para el Corazón, el Corazón y la Sangre te permiten indicar tu altura y tu peso para obtener un resultado instantáneo. (*Véase* la lista de recursos de la página 263 para encontrar la información de contacto).

La tabla que ofrecemos a continuación muestra las cuatro categorías de peso en términos de rangos de IMC calculados:

IMC	Categoría
Menos de 18,5	Infrapeso
18,5-24,9	Peso normal
25,0-29,9	Sobrepeso
30,0 o más	Obesidad

El IMC corporal no tiene en cuenta el porcentaje de grasa corporal, que puede ser una herramienta más útil para establecer el riesgo para la salud que sólo el IMC. Pero, como marcador del estatus de peso, el IMC sirve para predecir la probabilidad que tiene una persona de padecer una serie de enfermedades y problemas de salud graves.

Las personas son sobrepeso u obesidad se consideran con un riesgo mayor de desarrollar hipertensión, enfermedades cardiovasculares, colesterol alto, diabetes y al menos diez tipos de cáncer. A su vez, estas enfermedades pueden tener consecuencias a largo plazo para el cerebro, como aumentar el riesgo de enfermedad de Alzheimer y demencia vascular (demencia causada por un peor aporte de sangre al cerebro).

Otra medida importante es el *análisis de la composición corporal*, que examina la proporción de grasa y masa libre de grasa en el cuerpo. Esta medida puede efectuarse utilizando diversas herramientas, entre ellas calibradores de la piel, básculas especiales y otros dispositivos más sofisticados. Hay que señalar que, aunque existen básculas que miden el peso corporal y la grasa corporal para uso particular no siempre son precisas.

El porcentaje de grasa corporal puede tener un efecto significativo sobre la salud de un individuo. La grasa libera ciertas hormonas que controlan el metabolismo corporal. Una de las hormonas clave de las células grasas es la *adiponectina*, que ayuda al cuerpo a responder más eficazmente a la insulina. El exceso de grasa puede generar una menor producción de esta hormona clave, lo cual puede contribuir a una serie de problemas, como la disfunción metabólica, las enfermedades cardiovasculares, la resistencia a la insulina y la enfermedad del hígado graso. Como vimos en el capítulo 1, las enfermedades cardiovasculares y la resistencia a la insulina pueden tener un impacto negativo sobre la salud del cerebro.

El porcentaje de grasa corporal objetivo de una persona será distinto basándose en diversos factores, como el sexo o si el individuo practica deporte o no. Por ejemplo, según el Consejo Americano para el Ejercicio, un varón adulto medio debería tener entre el 18-24 % de grasa corporal, y una mujer adulta media debería tener entre el 25-31 % de grasa corporal. Para los deportistas, los objetivos son significativamente menores: entre el 6-13 % para varones deportistas, y entre el 14-20 % para mujeres deportistas. A medida que una persona envejece, estas cifras normalmente se elevan en cierto grado.

Además del porcentaje de grasa corporal, el tipo de grasa corporal y su distribución también son esenciales para el metabolismo y la salud en términos absolutos. La grasa puede almacenarse en diversos lugares del cuerpo. La *grasa subcutánea* se almacena bajo la piel, la *grasa intramuscular* se almacena entre los músculos, y la *grasa visceral* se almacena dentro y alrededor de los órganos internos, como el estómago y el hígado. Se trata de un tema complicado, pero, en resumen, la grasa visceral es mucho más peligrosa que la subcutánea y la intramuscular. Como se ha descubierto que la grasa visceral bombea fuera ciertas sustancias químicas perjudiciales, demasiada grasa visceral puede generar una serie de consecuencias negativas para la salud, como enfermedades cardíacas, colesterol elevado, y sí, acertaste, resistencia a la insulina. Aunque hay herramientas precisas disponibles para los investigadores que quieren calcular la grasa visceral, la simple medición del perímetro de la cintura proporciona información útil relacionada con el riesgo de enfermedad. Por ejemplo, cuando un varón tiene un tamaño de cintura de 100 centímetros de diámetro, tiene una probabilidad doce veces mayor que otro hombre con una cintura pequeña (entre 72 y 85 centímetros) de padecer diabetes, uno de los factores de riesgo más significativos de la EA. (*Véase* el recuadro de la página 122 para más información sobre la grasa visceral). La conexión exacta entre el porcentaje de grasa corporal, la distribución de la grasa y la enfermedad de Alzheimer está comenzando a verse clara, pero se necesita más investigación para entender por completo estas relaciones tan complejas.

Diabetes

Como la tasa de obesidad se ha elevado en Estados Unidos, también lo ha hecho la tasa de otro problema relacionado con la nutrición que tiene sus raíces en un peso superior: la diabetes tipo 2 (anteriormente llamada «de aparición en el adulto»). La *diabetes tipo 2* es un problema de salud en el que el cuerpo tiene dificultades para procesar la glucosa, un azúcar simple que es la forma más básica de energía necesaria para que todas las células funcionen, incluidas las células cerebrales. A consecuencia de esto, la glucosa se acumula en la sangre y podría dañar los vasos sanguíneos, los riñones, los ojos y los nervios con el paso del tiempo.

Estos niveles elevados de la glucosa –un problema llamado *hiperglucemia*– están relacionados con un trastorno subyacente llamado resistencia a la insulina. La *insulina* es la hormona que ayuda a tu cuerpo a regular el azúcar en sangre, indicando a las células que asimilen la glucosa. Sin embargo, con la *resistencia a la insulina* el cuerpo no responde adecuadamente a la insulina porque se ha vuelto «resistente» a sus efectos. En consecuencia, la glucosa permanece en el torrente sanguíneo y causa lo que se llama hiperglucemia.

Aunque los científicos no conocen las causas exactas de la resistencia a la insulina, un posible factor es una dieta habitual rica en hidratos de carbono, especialmente azúcares simples. La mayoría de la gente sabe instintivamente que demasiado azúcar es «malo» y que está relacionado con la obesidad y la diabetes. Pero pocos saben por qué ocurre esto. Para entender por qué una dieta a base de azúcar puede ser peligrosa, echemos un vistazo a la respuesta insulínica.

Siempre que tomas una comida, una cantidad determinada de glucosa se extrae de los alimentos y se libera desde el tracto gastrointestinal hacia el torrente sanguíneo, con lo que puede llegar a todas las células del cuerpo. En respuesta a esto, el páncreas segrega la cantidad correspondiente de insulina para ayudar a introducir la glucosa en las células, donde es necesaria. Bajo circunstancias ideales, la cantidad de insulina liberada se ajusta perfectamente a la cantidad de glucosa del torrente sanguíneo. Tenemos el volumen correcto de insulina para transportar la glucosa a las células de forma que se mantenga el *equilibrio corporal*, un equilibrio químico y fisiológico.

Pero ¿qué ocurre si comemos muchos alimentos con azúcar? Los hidratos de carbono se degradan en forma de cantidades comparativamente grandes de glucosa. Y si comemos hidratos de carbono con grandes cantidades de azúcares simples –como el que se añade al café, al té y a los productos de pastelería–, se convierten en glucosa con mucha rapidez. Si comemos diez dónuts de una vez, nuestro cuerpo segregará un volumen adecuadamente grande de insulina para ayudar a procesar la glucosa. Sin embargo, si seguimos sobrecargando nuestro sistema con dónuts u otros productos a base de azúcar, nuestro páncreas llegará a abrumarse por la necesidad de mantener la demanda constante de insulina. Además, aunque el cuerpo siga produciendo la insulina necesaria, hay muchas probabilidades de que las células se habitúen a la hormona y dejen de responder, convirtiéndose en resistentes a la insulina. A consecuencia de esto, la glucosa y la insulina se acumularán en el torrente sanguíneo.

La resistencia a la insulina es mala para la salud en general: incapaz de usar la glucosa que hay en el torrente sanguíneo, nuestros cuerpos almacenan en forma de grasa gran parte de este exceso. Pero los estudios demuestran cada vez más que la resistencia a la insulina es especialmente mala para tu cerebro. En primer lugar, los niveles elevados de insulina pueden contribuir a la acumulación de proteínas beta-amiloides, una de las marcas distintivas de la EA (*véase* la página 25). Los estudios indican que la insulina y la proteína beta-amiloide se degradan (se descomponen) por la misma enzima, la enzima degradante de la insulina (IDE).[5] Cuando el torrente sanguíneo queda inundado de insulina, se necesita más IDE para eliminar esa insulina del sistema. Eso puede significar que hay menos IDE disponible para descomponer y eliminar las proteínas beta-amiloides del cerebro. Algunos investigadores creen que esto genera un mayor crecimiento de las placas y deterioro cognitivo.

---

5. Insulin-degrading enzyme. *(N. del T.)*

Los científicos aún siguen intentando descubrir la naturaleza exacta de la relación entre la diabetes, la resistencia a la insulina y la enfermedad de Alzheimer. Pero determinadas cosas son evidentes. Las personas que tienen diabetes tienen más probabilidades de desarrollar demencia, y la enfermedad de Alzheimer en particular. Esto puede ocurrir debido a las razones antes explicadas, o porque la diabetes aumenta el riesgo de enfermedad cardiovascular, que es en sí misma un factor de riesgo para la EA. La diabetes también puede aumentar el riesgo de padecer deterioro cognitivo leve (*véase* la página 30). Las investigaciones indican que, incluso en personas que no sufren diabetes, los altos niveles de glucosa en sangre —incluso en el límite que separa el nivel normal del alto— están asociados a un deterioro cognitivo acelerado. La investigación en este ámbito avanza rápidamente y algún día podrá ayudar a definir los rangos óptimos de glucosa en sangre.

Afortunadamente, se pueden hacer muchas cosas para evitar padecer la diabetes tipo 2 y, con ello, la enfermedad de Alzheimer. La dieta es la clave en este caso, y, como hemos indicado, es esencial elegir con cuidado los hidratos de carbono. Como verás en el capítulo 3, no todos los hidratos de carbono son iguales. Hay diferentes tipos de hidratos de carbono, y aprenderás a distinguir entre ellos para evitar causar las sobrecargas de glucosa y los picos de insulina que pueden ser tan desastrosos para tu cerebro. Descubrimientos recientes respaldan el consumo de hidratos de carbono saludables para ayudar al funcionamiento cognitivo. De hecho, cierto tipo de dieta a base de hidratos de carbono ha demostrado mejorar la memoria en personas con deterioro cognitivo leve.

En concreto, recomendamos limitar o eliminar los hidratos de carbono simples, conocidos como azúcares. Estados Unidos tiene un problema importante con el azúcar. Nuestra obsesión por el azúcar ha progresado hasta el extremo de que el estadounidense medio consume unos 60 kilogramos de azúcar cada año, en su mayor parte en forma de azúcares añadidos a los productos alimenticios procesados y fabricados comercialmente. ¿Por qué es importante? Investigaciones recientes indican que el azúcar es una sustancia adictiva, igual que la cocaína, y puede que más mortífera. Los estudios con imágenes cerebrales han demostrado que comer alimentos con azúcar activa los centros del placer del cerebro más eficazmente que los alimentos grasos, el alcohol o las drogas. Como ha demostrado nuestro colega Eric Stice, el azúcar también se caracteriza por comprometer las regiones de recompensa del cerebro, generando un consumo compulsivo y estimulando un círculo vicioso de ingesta de azúcar.

La sorpresa es que el aumento masivo de consumo de azúcar y la adicción de nuestro país por el azúcar pueden haber sido estimulados inconscientemente por programas gubernamentales destinados a mejorar la salud cardíaca. En la década de 1970, se creía que la grasa de la dieta era la principal causa de las enfermedades cardíacas. Para combatir este problema, el gobierno dispuso normativas para reducir la concentración de grasas saturadas en los alimentos comercialmente disponibles. Pero, a pesar de ello, la tasa de enfermedad cardíaca aumentó.

¿Por qué? En un esfuerzo por hacer atractivas las nuevas dietas bajas en grasa, los fabricantes sustituyeron las grasas saturadas por grandes cantidades de azúcar o sirope de maíz con alto contenido en fructosa. Al mismo tiempo, la mayoría de la gente –incluso la mayoría de los científicos– creyó que era una buena sustitución. Sin embargo, ahora sabemos que el azúcar se convierte en grasa y que se almacena en el cuerpo incluso más fácilmente que la grasa de la dieta. Y el azúcar que consumimos no sólo contribuye a las enfermedades cardíacas, sino también a la obesidad, la diabetes, la enfermedad de Alzheimer y otras formas de deterioro cognitivo.

En términos generales, gracias al conocimiento que tenemos actualmente, sabemos que una dieta que sea beneficiosa para personas con diabetes es también beneficiosa para quienes tienen EA o el riesgo de padecerla. Limitar la ingesta de hidratos de carbono –especialmente azúcares– puede ser el elemento individual más importante para un plan dietético saludable para el cerebro. (Para saber más sobre los hidratos de carbono, *véase* la página 88 del capítulo 3).

NUEVOS CONCEPTOS DIETÉTICOS EN EL CONTROL DE LA ENFERMEDAD DE ALZHEIMER

Como científicos y profesionales de la medicina, hemos llegado a aceptar la idea de que una buena dieta puede prevenir o retardar la progresión de la enfermedad de Alzheimer; los investigadores han empezado a estudiar la nutrición de formas distintas. En esta sección explicaremos tres ideas innovadoras para la investigación sobre la EA. Aunque los científicos aún se esfuerzan por aprender más, la restricción calórica, el uso de cetonas como fuente de energía para el cerebro, la nutrigenómica y el microbioma del intestino pueden ser las claves para el futuro de la prevención y tratamiento de la EA.

Restricción calórica

La región japonesa de Okinawa tiene algunas de las personas más longevas del planeta. En el año 2000, la esperanza de vida al nacer era de ochenta y seis años para las mujeres y cerca de setenta y ocho para los varones, y muchos viven hasta cien años y más. Según las estimaciones actuales, hay treinta y cinco centenarios (personas con más de cien años) en Okinawa, por cada 100.000 habitantes. Además, las tasas de mortalidad debidas a enfermedades crónicas propias del envejecimiento –incluyendo la enfermedad cardiovascular, los cánceres y las demencias– son significativamente menores que en cualquier otro sitio.

Buscando las claves para una larga vida y un envejecimiento saludable, en 1976, los científicos empezaron a estudiar a los habitantes de Okinawa. En el Estudio de los Centenarios de Okinawa, el doctor Bradley Willcox y sus colegas hicieron un seguimiento de más de novecientos centenarios de Okinawa y otros habitantes que tenían setenta y tantos, ochenta y tantos y noventa y tantos años. Descubrieron que, aunque la genética influía en la esperanza de vida de los habitantes de Okinawa, factores del estilo de vida como la dieta también eran importantes. Comparados con otros japoneses, estos ancianos de Okinawa comían menos arroz, granos y otros hidratos de carbono; también comían más hortalizas ricas en antioxidantes y otras sustancias que se cree que ralentizan el envejecimiento. Sin embargo, lo más importante es que los habitantes de Okinawa de mayor edad habían consumido constantemente menos comida a lo largo de su vida, del 10 al 30 por 100 menos de calorías que otros japoneses de edades y niveles de actividad similares. Por término medio, los habitantes de Okinawa consumían entre 1800 y 1900 calorías diarias, y normalmente tenían un IMC de entre 18 y 22. En comparación, el estadounidense medio come entre 1800 y 2600 calorías y tiene un IMC de 26,5.

En resumen, los habitantes de Okinawa practicaban la «restricción calórica», una dieta basada en un consumo calórico bajo. El déficit calórico surgió en Okinawa en parte debido a las necesidades agrícolas y ocupacionales: la mayoría de los habitantes eran granjeros que gastaban mucha energía en el transcurso de sus días físicamente exigentes, y la dieta local se construyó a base de hortalizas como la batata, que es baja en calorías, pero alta en nutrientes. Al mismo tiempo, los habitantes de Okinawa tenían un imperativo cultural para mantener la restricción calórica. Muchos practicaban un principio llamado *hara hachi bu,* una expresión japonesa que significa algo como «come hasta que estés lleno al 80 por 100».

La lección que podemos aprender de los centenarios de Okinawa es que comer menos nos permite vivir más, así como funcionar a un nivel más alto durante más tiempo. Lamentablemente, los efectos a largo plazo de la restricción calórica no se conocen debido a la dificultad de que la gente cumpla con sus dietas bajas en calorías durante períodos extensos de tiempo. Sin embargo, los estudios que respaldan todo esto indican que la restricción calórica puede ser beneficiosa no sólo para un envejecimiento saludable y para la longevidad, sino también en lo relativo a la enfermedad de Alzheimer y el funcionamiento cognitivo. En 2012, investigadores de la Clínica Mayo descubrieron que comer en exceso podía duplicar el riesgo de pérdida de memoria. Este estudio demostró que comer más de 2142 calorías al día estaba asociado a una probabilidad significativamente mayor de tener deterioro cognitivo leve. Y cuanto más comía una persona, mayor era el riesgo de padecer DCL. En otro estudio, los investigadores indicaron que, en personas que no tienen sobrepeso, la restricción calórica genera un IMC menor, menos grasa corporal, menos colesterol, niveles de insulina significativamente bajos, menos marcadores de la inflamación y presión sanguínea más baja. Puesto que la restricción calórica reduce el riesgo de una persona de padecer enfermedades cardiovasculares y ayuda a reducir los niveles de insulina, también contribuye a proteger contra la EA. Las investigaciones muestran que la restricción calórica también puede tener otros beneficios, como ayudar a las células a funcionar mejor bajo estrés, reducir el daño celular debido a un problema llamado estrés oxidativo, reducir la inflamación y mejorar la neurogénesis (la formación de células cerebrales), mientras ayuda a mantener las capacidades cognitivas. En términos generales, en lo relativo a las calorías totales, nuestra recomendación es que menos es más para una óptima salud del cerebro.

Cetonas: Una fuente de energía alternativa

Hay dos tipos distintos de fuentes de energía que pueden alimentar el cerebro. Igual que un coche híbrido, que utiliza tanto gasolina como una batería recargable para mover el motor, el cerebro puede utilizar glucosa y sustancias llamadas *cuerpos cetónicos* o *cetonas,* que se crean cuando el cuerpo metaboliza (degrada) la grasa. Para hacer una analogía, la glucosa es similar a la gasolina, y los cuerpos cetónicos son similares a una batería, ya que son una fuente de energía menos contaminante.

Hay dos formas ampliamente conocidas para intentar alimentar el cerebro con cuerpos cetónicos. Se pueden hacer cambios significativos en la dieta o se puede aumentar el consumo de sustancias que generan cuerpos cetónicos.

El patrón dietético llamado *dieta cetogénica* requiere que una persona coma una cantidad elevada de grasa y menos de veinte y treinta gramos de hidratos de carbono cada día. Esto coloca al individuo en un estado llamado cetosis, en el que el cuerpo se ve privado de la glucosa que normalmente utiliza como energía. Por lo tanto, comienza a sintetizar una fuente de energía alternativa –los cuerpos cetónicos– a partir de la grasa almacenada.

Hay pruebas que indican que las cetonas pueden ser una fuente de energía mejor que la glucosa para los pacientes de EA. En primer lugar, una de las primeras características de la EA es una peor capacidad para utilizar la glucosa. Cuando la glucosa es la única fuente de energía disponible, este problema puede tener graves efectos sobre el funcionamiento cerebral, haciendo que la disponibilidad de una fuente de energía alternativa sea de vital importancia. Asimismo, las dietas cetogénicas muy bajas en hidratos de carbono pueden ser beneficiosas porque suelen generar una pérdida de peso. No obstante, las dietas cetogénicas muy bajas en hidratos de carbono raramente se suelen recomendar. En primer lugar, en ciertos individuos, la cetosis prolongada puede acarrear consecuencias negativas para la salud. Por ejemplo, en ciertos diabéticos –normalmente de tipo 1, pero a veces de tipo 2–, las dietas muy bajas en hidratos de carbono causan un grave problema de salud llamado cetoacidosis diabética. Además, para seguir este tipo de dieta, una persona necesitaría valoraciones de laboratorio periódicas y debería estar bajo el cuidado de un médico y un dietista. Por último, aunque una dieta muy baja en hidratos de carbono puede ser un medio eficaz de perder peso a corto plazo, puede ser difícil de mantener.

La segunda forma más conocida de alimentar el cerebro con cetonas es incrementar el consumo de *triglicéridos de cadena media* (*MCT*), un tipo de grasa saturada. En el capítulo siguiente verás que, en su mayor parte, las grasas saturadas consumidas en exceso pueden ser malas para tu salud. Pero la mayoría de la grasa saturada de la dieta de los estadounidenses está compuesta de ácidos grasos de cadena larga. Los ácidos grasos de cadena media, por otra parte, tienen propiedades únicas, y algunos científicos creen que pueden ser una buena opción terapéutica en el control nutricional de la EA. Los MCT están presentes naturalmente en ciertos alimentos y pueden tener una mayor potencia nutricional mediante el procesamiento de los aceites de coco o de palma que aparecen de forma natural. Hay diversos ácidos grasos clasificados como MCT. Aunque aún no sabemos qué tipos de MCT pueden ser más saludables para el cerebro, sí sabemos que estas grasas se digieren y se utilizan de forma distinta a otros ácidos grasos, lo cual da como resultado la producción de cetonas incluso en ausencia de restricciones calóricas. Los investigadores actualmente estudian el triglicérido caprílico –una forma de MCT– a fin de determinar los posibles beneficios para las personas diagnosticadas con EA de fase 3. Se cree que los MCT pueden ser útiles para individuos con una serie diferente de genes. Los ensayos clínicos actuales deberían dar la bienvenida a este estimulante ámbito de intervención terapéutica potencial.

La dieta de prevención y tratamiento del alzhéimer incluye los beneficios para el cerebro de las cetonas de forma distinta. Nosotros proponemos un programa sostenible de cambios dietéticos en los que se reduce el consumo de hidratos de carbono con medidas más moderadas que la dieta cetogénica que hemos explicado antes, mientras que también programa la comidas para facilitar la producción natural de cetonas por parte del cuerpo. Actualmente, el Instituto de Alimentos Medicinales y Consejo Nutricional establece la cantidad diaria recomendada (CDR) de hidratos de carbono en como mínimo 130 gramos diarios. Durante el transcurso de un plan dietético de nueve semanas, progresivamente reduciremos el consumo de hidratos de carbono hasta ingerir poco menos que la CDR, con un objetivo de unos 100 a 120 gramos diarios. Además, cinco días por semana, los hidratos de carbono (así como otros nutrientes) se ingieren sólo dentro de un período continuo de ocho a doce horas, un período que finaliza con un ayuno de doce a dieciséis horas de noche. Este objetivo permite comer muchos de los hidratos de carbono que siempre has disfrutado, mientras lo hagas en cantidades moderadas. Incluyendo cierta cantidad de hidratos de carbono en tus comidas –principalmente hortalizas, frutas y granos integrales, todos con un índice glucémico bajo–, podrás mantener fácilmente esta dieta durante el resto de tu vida.

Ten en cuenta que ésta no es la dieta cetogénica muy baja en hidratos de carbono explicada antes. En lugar de reducir el consumo de hidratos de carbono en términos absolutos hasta 20 a 30 gramos diarios para inducir la cetosis, nuestro plan dietético reduce los hidratos de carbono más moderadamente, en parte mediante un período de restricción de hidratos de carbono por la noche. Después de unas doce horas de consumo limitado de hidratos de carbono, el cuerpo empieza a producir de forma natural cuerpos cetónicos para ayudar a alimentar al cerebro. Estos períodos sin hidratos de carbono también tienen el efecto de reducir el consumo calórico absoluto e incrementar la sensibilidad a la insulina y el metabolismo de la glucosa.

Llamamos a esto la técnica «especial madrugadora» de comer cosas saludables para el cerebro. Disponibles en algunos restaurantes, la especial madrugadora es una comida subestimada, ofrecida antes de las horas en que se come de forma tradicional, normalmente antes de las seis de la tarde. Resulta que ahorrar dinero no es el único beneficio relacionado con tomar una comida a primera hora de la tarde. Esta estrategia, junto con una restricción moderada de hidratos de carbono, puede producir un estado leve de cetosis que proporciona al cuerpo cetonas saludables para el cerebro y menos contaminantes. Por supuesto, esto conlleva no tomar tentempiés por la noche, entre la cena y el desayuno.

Nutrigenómica

Otro concepto dietético que puede ser esencial para el futuro de la terapia de la EA es la *nutrigenómica,* un ámbito científico que estudia la relación entre el consumo de comida y la genética a nivel molecular. Este campo tiene tres áreas principales de interés: cómo las variantes genéticas determinan la respuesta de un individuo a nutrientes y dietas específicos; cómo la comida influye en la expresión genética (la forma en que los genes de una persona dirigen el crecimiento, la conducta y otras acciones); y cómo los genes de un individuo regulan las necesidades nutricionales. Los investigadores de la EA están más interesados en el primer concepto, la idea de que la genética de una persona puede configurar la forma en que responde a una dieta.

Lo que ofrece la nutrigenómica es el potencial para el tratamiento y prevención de enfermedades más personalizados, no sólo para la enfermedad de Alzheimer, sino para otros problemas de salud. Con el paso del tiempo, la nutrigenómica podrá ayudar a predecir las terapias que serán más eficaces para cada individuo. A consecuencia de esto, los médicos podrán adaptar las dietas de sus pacientes y los protocolos de tratamiento a sus perfiles genéticos específicos. Un estudio más pormenorizado de los genes que están relacionados con distintas respuestas clínicas también ayudará a la gente a concentrarse en qué comidas evitar, y cuáles maximizar, para tener una salud óptima.

Cuando una persona es evaluada en la Clínica de Prevención del Alzhéimer, se encargan varias pruebas genéticas para ayudar a tomar decisiones más específicas. Es importante señalar que estas pruebas genéticas no están destinadas a ayudar a diagnosticar la EA, sino a ayudar a los tratamientos directos o los esfuerzos de prevención. El doctor Isaacson busca ciertos genes y modifica su tratamiento de acuerdo con su presencia o su ausencia. Por ejemplo, las vitaminas B pueden ser útiles para reducir el riesgo de deterioro cognitivo en un grupo de personas con DCL: aquellas que también tienen un nivel alto en sangre del aminoácido homocisteína. Las personas que deciden consumir vitaminas B, normalmente toman la forma más común de vitamina B_{12} (cianocobalamina) y de vitamina B_9 (ácido fólico). Sin embargo, hay formulaciones químicas alternativas de estas vitaminas que son más apropiadas para ciertas personas. Cuando las personas con una mutación genética bastante común, llamada metilenetetrahidrofolato reductasa (MTHFR) tienen un nivel de homocisteína elevado a pesar de tomar las formas más comunes de las vitaminas B, una forma distinta de B_{12}, llamada metilcobalamina, y una forma distinta de B_9, llamada L-5-metil-tetrahidrofolato, pueden ser más eficaces. Actualmente se está investigando para aclarar estos puntos. Las formas alternativas de estas vitaminas pueden encontrarse en las tiendas de productos dietéticos, aunque también están disponibles en forma de alimento de prescripción médica.

De igual modo, algunos estudios han descubierto que las personas que carecían del gen APOE4 experimentaron beneficios cognitivos complementando su dieta con ciertos ácidos grasos omega-3 y triglicérido caprílico. Si embargo, las personas que tenían el gen APOE4 no experimentaron este beneficio. En el estudio PREDIMED-NAVARRA –un estudio a largo plazo que examinó el efecto de la dieta mediterránea en el riesgo de enfermedad cardiovascular–, los investigadores descubrieron que las personas que tenían determinados genes presentaron mayores beneficios al adoptar un plan alimentario de estilo mediterráneo. Específicamente, los individuos que tenían el perfil «genéticamente favorable» de genes llamados CR1, CLU y PICALM vieron que su rendimiento cognitivo mejoró mucho más significativamente con la dieta mediterránea que las personas con los mismos perfiles genéticos a las que se asignó una dieta baja en grasa. Aunque estas pruebas genéticas se suelen encargar sólo en el ámbito de la investigación, los descubrimientos subrayaron los efectos de los genes en una respuesta individual a patrones dietéticos específicos.

En términos generales, la nutrición personalizada es un área de investigación estimulante y que evoluciona rápidamente. Aunque aún debe estudiarse mucho para mejorar nuestro conocimiento y uso de la nutrigenómica, los médicos están empezando a aplicar los resultados iniciales de la investigación al cuidado de los pacientes.

El microbioma

Recientemente, un nuevo ámbito de investigación se ha concentrado en el *eje intestino-cerebro*, la interacción entre el sistema gastrointestinal (GI) y el sistema nervioso, que incluye el cerebro. Algunos investigadores se han referido al tracto gastrointestinal como un segundo cerebro, puesto que contiene 500 millones de neuronas que ayudan a controlar diversas funciones, entre ellas la digestión, la salud inmunitaria, el metabolismo de los lípidos e incluso el estado de ánimo. En realidad, la mayor parte de la serotonina de nuestro cuerpo –la sustancia química principal que mantiene un estado de ánimo equilibrado y la felicidad– la sintetiza el sistema GI.

Una parte importante del eje intestino-cerebro incluye el *microbioma intestinal,* la población de microbios en los intestinos. El intestino alberga billones de bacterias; según algunas estimaciones, esta masa de bacterias intestinales, o *microbioma,* pesa casi lo mismo que el propio cerebro. Estas bacterias coexisten con el cuerpo en una relación simbiótica; los humanos necesitamos bacterias para sobrevivir, y las bacterias no pueden sobrevivir sin un anfitrión. Los científicos están empezando a especular que la salud de los microbios de nuestro intestino puede afectar al funcionamiento cerebral por participar en numerosas funciones orgánicas, entre ellas la absorción de energía de los alimentos que comemos y el almacenamiento y gasto de esa energía. Un microbioma saludable parece contribuir a un peso normal, al uso normal de la glucosa y la insulina, y a otros mecanismos necesarios para el bienestar general, incluido el funcionamiento cerebral normal. Cuando el microbioma cambia, estas funciones corporales también se ven afectadas.

Uno de los factores que se sabe que influyen en gran medida en el microbioma intestinal es la dieta. Por ejemplo, una dieta alta en comida procesada –en otras palabras, la dieta alta en grasas saturadas, en grasas trans y en azúcar que actualmente es tan común– ha demostrado afectar negativamente a los microbios intestinales en menos de veinticuatro horas. Con el paso del tiempo, este cambio se ha asociado a un aumento del peso corporal, así como a la inflamación crónica y el desarrollo de resistencia a la insulina, factores fuertemente relacionados con la enfermedad de Alzheimer.

Se necesitan más investigaciones para determinar exactamente cómo puede adaptarse el microbioma para mejorar la salud del cerebro y prevenir la enfermedad de Alzheimer. Lo que se sabe actualmente es que ciertos componentes dietéticos pueden contribuir al mantenimiento o recuperación de las bacterias intestinales normales. Por ejemplo, los *probióticos* –bacterias y levaduras vivas que son buenas para la salud– pueden ayudar a crear un equilibrio entre las bacterias buenas y malas para mantener el cuerpo funcionando correctamente. Los probióticos los contienen el yogur que contiene cultivos vivos y activos, otros alimentos fermentados y suplementos. Otro elemento dietético que puede ayudar a normalizar el microbioma son los prebióticos, que son determinados hidratos de carbono no digeribles (fibra) que estimulan el crecimiento de bacterias intestinales beneficiosas. Los prebióticos están presentes de forma natural en diversos alimentos, entre ellos los espárragos, el ajo, las cebollas, el pomelo, los garbanzos, las lentejas, los anacardos y los pistachos, y el trigo, la avena y la cebada de grano integral.

La dieta de tratamiento y prevención del alzhéimer ayuda a promover una buena salud intestinal proporcionando probióticos y prebióticos mediante el énfasis en el yogur como fuente principal de lácteos; un buen consumo de frutas y hortalizas; y cantidades moderadas de productos de trigo, avena, cebada y legumbres integrales. Aunque seguramente hay que saber más sobre este ámbito de investigación, las pruebas actualmente indican que los alimentos ricos en probióticos y prebióticos pueden tener un impacto apreciable en la prevención y tratamiento de la EA.

CONCLUSIÓN

Esperamos que este capítulo te haya transmitido la importancia de la dieta, no sólo para conservar o cultivar un buen funcionamiento cerebral, sino para mantener tu salud general. Entonces, ¿adónde nos encaminamos desde aquí? ¿Qué se hará en el futuro para el estudio de la dieta y la enfermedad de Alzheimer? En la próxima década, los científicos seguramente comprenderán mejor los factores dietéticos específicos que contribuyen a la progresión del alzhéimer. A consecuencia de esto, seguirán refinando sus estrategias para la prevención y el tratamiento de la EA, dejando vía libre a cuidados más eficaces que se diseñarán según la configuración genética de cada individuo.

Hasta entonces, lo mejor que podemos hacer por nuestra mente es mantener una dieta que sea protectora del cerebro. Para saber más sobre los elementos de una buena dieta, pasa a la siguiente página.

3

Los elementos de la nutrición

En el capítulo anterior explicamos cómo la comida es el combustible del cerebro, y cómo la calidad de ese combustible puede tener un impacto significativo sobre el cerebro y el funcionamiento de la memoria. Ahora ha llegado el momento de indagar un poco más en el tema del combustible por sí mismo. Para entender los principios centrales de la dieta de prevención y tratamiento del alzhéimer, es importante saber algo sobre los elementos de la alimentación llamados macronutrientes.

Los *macronutrientes* son nutrientes que el cuerpo humano necesita en cantidades relativamente grandes para crecer, desarrollarse y funcionar. Hay tres macronutrientes principales: los hidratos de carbono, las proteínas y las grasas. Casi todas las dietas humanas incluyen alguna combinación de estos tres macronutrientes en diferentes proporciones, e investigaciones anteriores han evaluado el efecto que diversas cantidades de esos macronutrientes tienen sobre la salud humana.

En este capítulo ofreceremos al lector información básica sobre los hidratos de carbono, las proteínas y las grasas. Sabrás cómo influye cada nutriente en tu funcionamiento cognitivo y bienestar general, y cómo podemos distinguir entre los tipos saludables y no saludables dentro de cada categoría.

Puesto que nuestro programa de nueve semanas te exige reducir tu consumo de hidratos de carbono, prestaremos especial atención a ese macronutriente, explicando cómo la cantidad y la calidad son esenciales para una dieta saludable para el cerebro.

La información de este capítulo proporciona la base científica para las pautas dietéticas y las estrategias que explicaremos en los capítulos siguientes. Aprendiendo sobre macronutrientes estarás mejor preparado para entender nuestras recomendaciones, y te sentirás más inclinado a poner esta información en acción.

HIDRATOS DE CARBONO

Los *hidratos de carbono* normalmente son la principal fuente de energía del cuerpo, y se degradan para dar lugar al azúcar llamado glucosa, que todas las células necesitan para funcionar correctamente. Los hidratos de carbono son producidos por las plantas durante el proceso de fotosíntesis. Por ello, siempre que comas frutas, hortalizas, legumbres, granos, semillas y productos elaborados a base de estos grupos alimentarios vegetales, estarás comiendo hidratos de carbono, aunque las plantas también pueden tener otros macronutrientes. Pequeñas cantidades de hidratos de carbono pueden encontrarse en algunos tipos de carne roja, carne de ave, pescado, lácteos y huevos. Los hidratos de carbono componen la base de la mayor parte de las dietas de todo el mundo, y normalmente suponen por lo menos la mitad de las calorías consumidas, si no más.

Si eres igual que la mayoría, creciste siguiendo dietas relativamente altas en hidratos de carbono, en comparación con la parte de tu dieta compuesta de proteínas y grasas. Pero ¿son estas dietas buenas para tu cerebro?

Minimizar la cantidad de hidratos de carbono

Como explicamos en el capítulo 2, el consumo excesivo de hidratos de carbono puede contribuir potencialmente a una serie de problemas de salud –incluida la enfermedad de Alzheimer–, y los azúcares simples son especialmente problemáticos. Dediquemos unas líneas para revisar por qué ocurre esto.

Todos los hidratos de carbono se degradan en forma de glucosa durante la digestión. La glucosa después entra en el torrente sanguíneo y viaja por todo el cuerpo. En respuesta a este mayor nivel de azúcar en sangre, el páncreas segrega insulina, una hormona especial que indica a las células que absorban glucosa para disponer de la energía que necesitan. Cuando las células asimilan la glucosa, disminuyen los niveles de glucosa y de insulina.

Los problemas surgen cuando comemos más hidratos de carbono y azúcares de lo que necesitamos. Nuestras células sólo necesitan cierta cantidad de glucosa para obtener energía; el resto se acumula en forma de grasa. Peor aún, cuando inundamos continuamente nuestro sistema con glucosa procedente de los hidratos de carbono, nuestro cuerpo es cada vez menos capaz de controlarla. Nuestro páncreas se sobrecarga y segrega grandes cantidades de insulina en un intento por eliminar la glucosa del torrente sanguíneo. Con el paso del tiempo, podemos padecer un problema llamado *resistencia a la insulina:* nuestras células simplemente dejan de responder a la insulina y se niegan a asimilar más glucosa. A consecuencia de esto, los niveles de glucosa y de insulina permanecen elevados. Con la resistencia a la insulina, el azúcar sanguíneo elevado y los niveles de insulina, y la mayor acumulación de grasa, el consumo excesivo de hidratos de carbono puede causar obesidad, diabetes y síndrome metabólico, así como disfunción cognitiva con el paso del tiempo.

Por estas razones recomendamos que la mayoría de las personas reduzcan su consumo de hidratos de carbono. Queremos dejarlo bien claro: los hidratos de carbono no son necesariamente malos. De hecho, todos necesitamos hidratos de carbono para cubrir la demanda nutricional básica. No defendemos la dieta muy baja en hidratos de carbono conocida como dieta cetogénica, que se explicó en el capítulo anterior (*véase* la página 79). Por el contrario, defendemos una reducción lenta y progresiva del consumo de hidratos de carbono hasta 100-120 gramos de hidratos de carbono «buenos» al día. Para la mayoría de la gente, esto es un logro asequible. Restringir gradualmente el consumo de hidratos de carbono y limitarlo a ciertas horas del día ayuda a reducir la ingesta de hidratos sin tener sensación de privación, mientras también mejora la sensibilidad a la insulina y el metabolismo de la glucosa.

Además de prestar atención a la cantidad de hidratos de carbono que consumes y el momento del día en que lo haces, es esencial ser consciente de la *calidad* de tus hidratos de carbono. En lo referente a la salud del cerebro, el tipo de hidratos de carbono que comas es de vital importancia. ¿Cómo distinguir los hidratos buenos de los malos? Ese es el tema de nuestra siguiente exposición.

Maximizar la calidad de tus hidratos de carbono

Como explicamos antes, no todos los hidratos de carbono son iguales. Algunos son mejores para ti que otros. Puesto que la dieta para la prevención y el tratamiento del alzhéimer se concentra especialmente en regular el consumo de hidratos de carbono, es importante saber distinguir entre los distintos tipos que tienes disponibles.

Históricamente, los hidratos de carbono se han clasificado de acuerdo con su fuente, su estructura química y la facilidad o dificultad con que se degradan en forma de glucosa. Según este sistema de clasificación hay dos tipos principales de hidratos de carbono: simples y complejos. Los *hidratos de carbono simples* tienen estructuras químicas relativamente sencillas, al estar compuestos de una o dos moléculas de azúcar. Esto hace que se descompongan en forma de glucosa muy rápidamente cuando se consumen. Los hidratos de carbono simples –y sus azúcares simples– están presentes en las frutas, las hortalizas y los productos lácteos. Se encuentran en cantidades relativamente altas en alimentos procesados o «refinados», como el azúcar de mesa, el azúcar moreno, el sirope de maíz, la fructosa y los concentrados de zumo de frutas; y en alimentos preparados como las bebidas azucaradas, los productos de pastelería y las golosinas.

En cambio, los *hidratos de carbono complejos* tienen estructuras químicas más complicadas. Están formados de cadenas de tres o más azúcares simples que se han enlazado. Puesto que estos hidratos de carbono suelen ser ricos en fibra, al cuerpo humano le cuesta más tiempo digerirlos y convertirlos en glucosa. Tienden a considerarse hidratos de carbono complejos los alimentos con almidón: los granos integrales o productos elaborados con ellos, las legumbres (judías, guisantes y cacahuetes) y ciertas hortalizas (como las patatas y el maíz).

Se suele recomendar que se coman menos hidratos de carbono simples y más complejos. Aunque éste es un consejo sensato, quizás sea un poco simplista. Términos como «hidratos de carbono simples» e «hidratos de carbono complejos» actualmente se piensa que tienen relativamente poco sentido nutricional y fisiológico. En lugar de estos términos, la Organización Mundial de la Salud sugiere que nos concentremos en el contenido de hidratos de carbono total de la comida y en su índice glucémico, y esto último es en lo que se basan muchos nutricionistas para valorar si un hidrato de carbono es «bueno» o «malo».

El índice glucémico (IG) fue ideado por el doctor David Jenkins en 1981. Es un sistema que indica, en un rango de 1 a 100, la rapidez con que un alimento eleva los niveles de glucosa en sangre. Cuanto más alto sea el número, con mayor rapidez el alimento desencadenará una explosión de glucosa. Los alimentos con índice glucémico alto —es decir, con una puntuación de 70 a 100, como un trozo de pan blanco— hacen que el nivel de azúcar en sangre experimente un pico, que se eleve rápidamente. Los alimentos con un índice glucémico bajo —los que tienen una puntuación de 55 o menos, como las judías pintas— aumentan el nivel de azúcar mucho más lentamente.

Seas consciente de ello o no, probablemente habrás experimentado los efectos de comer alimentos con una puntuación alta de índice glucémico. En Estados Unidos, a muchos nos gusta comer almuerzos basados en hidratos de carbono de alto índice glucémico. Disfrutamos de alimentos como las roscas de pan (con un IG de alrededor de 71) o las patatas fritas (con un IG de aproximadamente 75) y sentimos energía rápidamente al elevarse el nivel de azúcar en sangre. Pero una hora o dos después nos venimos abajo y nos sentimos atontados y apáticos, cuando nuestro nivel de azúcar en sangre disminuye rápidamente. ¿Te suena familiar?

Sabiendo lo que ahora sabes sobre los niveles de glucosa y la respuesta insulínica, debería estar claro que los alimentos con un alto índice glucémico tienden a ser menos saludables, y los que tienen un bajo índice glucémico tienden a ser más saludables. Y, de hecho, hay estudios que han demostrado que las dietas ricas en alimentos de alto índice glucémico aumentan el riesgo de diabetes tipo 2 y de enfermedades cardíacas. Basándonos en esta evidencia, normalmente recomendamos que se busquen alimentos con bajo índice glucémico a la hora de elegir hidratos de carbono. Recuerda que los alimentos con bajo índice glucémico tienen otros beneficios además de su efecto sobre los niveles de glucosa sanguínea. Suelen ser más ricos en vitaminas, minerales y fibra. También tienden a tener menos densidad energética, ya que contienen menos calorías por ración. Eso significa que puedes comer más alimentos con índice glucémico bajo sin ganar peso. En consecuencia, muchos nutricionistas recomiendan una dieta con bajo índice glucémico a las personas con sobrepeso u obesidad.

En su mayor parte, los hidratos de carbono simples tienden a tener índices glucémicos más elevados, y los hidratos de carbono complejos tienden a tener índices más bajos. Esto tiene sentido intuitivamente. Los hidratos de carbono simples son más fáciles de digerir y de degradarse, por lo que la glucosa resultante entra fácilmente en el torrente sanguíneo. Los hidratos de carbono complejos tardan más en digerirse, y por ello liberan glucosa más lentamente. En consecuencia, tienen índices glucémicos más bajos. Esto significa que, aunque los hidratos de carbono complejos como la avena se consideran de bajo índice glucémico, algunos alimentos compuestos de hidratos de carbono simples y azúcares, pero con mucha fibra —como por ejemplo las manzanas y los tomates— también tienen un índice glucémico bajo. Las grasas y los ácidos también pueden afectar al índice glucémico de una comida, lo cual los hace más complicados de digerir. Por esta razón, los espaguetis con albóndigas tienen un índice glucémico menor que los espaguetis hervidos sin nada más: las grasas y los ácidos de las albóndigas y la salsa dificultan a tu tracto gastrointestinal la extracción de la glucosa. Otros factores que contribuyen al índice glucémico de un alimento son el nivel de refinamiento o procesamiento (los granos de trigo integral hervidos tienen un índice glucémico menor que los panes elaborados con harina de grano integral), y el grado de madurez de la fruta o la hortaliza (cuanto más madura esté la fruta, más azúcares tiene y mayor es su índice glucémico).

Aunque el sistema del IG realiza su función, tiene sus defectos, entre los cuales el más significativo es que ignora la cantidad de comida consumida. Los valores de IG se determinaron mediante estudios en los que los voluntarios comieron raciones de 50 gramos de hidratos de carbono de cada alimento puesto a prueba. Pero en la vida real no comemos una ración que proporcione 50 gramos de hidratos de carbono. Por eso los científicos de Harvard introdujeron el concepto de *carga glucémica* (CG), que tiene en cuenta no sólo el índice glucémico de un alimento, sino también la cantidad de hidratos de carbono proporcionados por una *ración real* del alimento.

Para entender mejor la diferencia entre índice glucémico y carga glucémica, es útil examinar dos alimentos, las zanahorias y las batatas, y ver cómo sus IG se diferencian de sus CG. Una cantidad de zanahoria cruda que contenga 50 gramos de hidratos de carbono —la cantidad estándar utilizada para medir el índice glucémico— eleva el azúcar en sangre y los niveles de insulina mucho más rápidamente que una cantidad de batatas que contenga 50 gramos de hidratos de carbono. Las zanahorias son por ello un alimento de alto índice glucémico, y las batatas lo tienen algo más bajo. Por supuesto, casi nadie come esta cantidad de zanahorias crudas de una vez: ¡es más o menos tres tazas de zanahorias! Una ración normal es mucho menor y contiene menos gramos de hidratos de carbono. En consecuencia, la carga glucémica de las zanahorias crudas será bastante más baja, lo que significa que es, en realidad, un alimento saludable para consumir. A la inversa, aunque las batatas tengan un índice glucémico medio, su carga glucémica es mayor, debido al hecho de que una ración media de batatas es comparativamente mayor que una ración de zanahorias, y por eso contiene más hidratos de carbono. Esto no significa que debamos evitar las batatas por completo; estas hortalizas tienen una cantidad importante de vitaminas y minerales. En lugar de eso, la carga glucémica elevada nos indica que si decidimos comer batatas deberíamos tomar cantidades menores de lo que haríamos habitualmente.

Los científicos utilizan una sencilla fórmula para calcular la carga glucémica:

$$\frac{\text{Número del índice glucémico} \times \text{número de hidratos de carbono (gramos)}}{100} = \text{carga glucémica}$$

Cada unidad de la puntuación de la carga glucémica representa el efecto proporcionado al comer 1 gramo de glucosa pura. Una carga glucémica de 20 o mayor se dice que es alta; entre 11 y 19 es media; y de 10 o menos es baja. Puesto que una carga glucémica menor indica que un alimento tiene un contenido menor en hidratos de carbono y una mayor calidad en términos generales, se considera mejor para ti que una carga glucémica superior.

Muchos expertos en nutrición creen que la carga glucémica es una herramienta más útil que el índice glucémico a la hora de determinar el valor absoluto de un alimento concreto. La carga glucémica nos ofrece más información sobre el contenido en hidratos de carbono, y también explica algunas anomalías en el índice glucémico que de otro modo nos impedirían comer algunos alimentos muy saludables. Si nos basáramos sólo en el índice glucémico para elegir lo que comemos, tendríamos que evitar ciertas frutas y hortalizas que en realidad proporcionan valiosos nutrientes. Puedes ver que muchas frutas y hortalizas tienen una puntuación elevada de índice glucémico, pero suelen tomarse en pequeñas cantidades que aportan relativamente pocos hidratos de carbono. En consecuencia, son elecciones saludables para el cerebro.

Una y otra vez, la gente suele creer que sigue una dieta saludable y equilibrada cuando en realidad están tomando demasiados hidratos de carbono de alto índice glucémico.

Para entender mejor por qué los hidratos de carbono de alto índice glucémico son un problema, imagina que calientas tu casa con una estufa de leña, pero todo lo que le echas es papel y virutas. El combustible se quema rápida e intensamente durante un breve período de tiempo, y después se apaga, con lo que la casa se queda fría. Eso es lo que conlleva comer sólo alimentos de alto índice glucémico. En cambio, comer alimentos de bajo índice glucémico es como preparar tu fuego con leña totalmente adecuada. Del mismo modo que una combustión lenta mantiene el fuego encendido, los alimentos de bajo índice glucémico regulan la cantidad de glucosa que se libera en tu cuerpo, te proporcionan un aporte más constante de energía y evitan los picos de glucosa que pueden causar problemas de salud relacionados con la EA, como el azúcar sanguíneo elevado y la resistencia a la insulina.

Tanto el índice glucémico como la carga glucémica pueden ayudarte a determinar los mejores hidratos de carbono para tu dieta. La carga glucémica es un poco más útil porque tiene en cuenta el índice glucémico y el tamaño de la ración.

La dieta de prevención y tratamiento del alzhéimer se basa en alimentos de índice glucémico y carga glucémica bajos, y también da importancia a la cantidad de hidratos de carbono. Combinadas, estas estrategias ayudan a evitar varios problemas de salud asociados a la EA.

Unas palabras sobre el gluten

En este capítulo ofrecemos una serie de buenas razones por las que deberías limitar tu consumo total de hidratos de carbono y elegir cuidadosamente las fuentes alimenticias de los hidratos de carbono que comes. En los últimos años, los científicos han empezado a informarse mejor sobre los efectos del gluten –una proteína presente en muchos hidratos de carbono muy comunes–, lo cual supone otra razón para elegir bien los hidratos de carbono.

Aproximadamente uno de cada 141 estadounidenses tiene *enfermedad celíaca*, un trastorno digestivo crónico en el que el consumo de gluten desencadena una intensa reacción inmunitaria, lo que causa inflamación y daño al intestino delgado. Muchas más personas tienen sensibilidad al gluten no relacionada con la enfermedad celíaca. Las personas con cualquiera de estos problemas padecen dolor de estómago, hinchazón, diarrea, debilidad, fatiga y pérdida de peso después de comer hidratos de carbono que contienen gluten, hidratos de carbono procedentes del trigo, la cebada o el centeno.

Actualmente, no hay pruebas que respalden ninguna relación directa entre la enfermedad de Alzheimer y la enfermedad celíaca o la sensibilidad al gluten. Pero estos problemas pueden contribuir indirectamente a problemas en el pensamiento y la memoria. La inflamación causada por la enfermedad celíaca y la sensibilidad al gluten, por ejemplo, pueden extenderse al cerebro, con potencial daño a las células y un deterioro en el funcionamiento cognitivo. La enfermedad celíaca y la sensibilidad al gluten pueden también alterar la expresión de ciertos genes, con consecuencias negativas para el cerebro. A consecuencia de ello, algunos estudios preliminares indican que las personas con sensibilidad al gluten o con enfermedad celíaca pueden tener un riesgo mayor de padecer diversos trastornos cognitivos.

Algunas investigaciones han indicado que minimizar el consumo de gluten podría conllevar beneficios incluso para los individuos que *no* tienen enfermedad celíaca o sensibilidad al gluten. Aunque se necesitan más estudios para aclarar qué impacto tiene el gluten sobre la salud cerebral, si es que tiene alguno, merece la pena señalar que, limitando la ingesta total de hidratos de carbono, la dieta para la prevención y el tratamiento del alzhéimer reduce el consumo de gluten en la dieta.

Hay varios libros y páginas web que ofrecen listas exhaustivas de la cantidad de hidratos de carbono, el índice glucémico y la carga glucémica de los alimentos más comunes. Para la cantidad de hidratos de carbono, normalmente visitamos la página web USDA[6] Supertracker. Para el índi-

---

6. Departamento de Agricultura de Estados Unidos. *(N. del T.)*

ce glucémico y la carga glucémica utilizamos la tabla de índice glucémico y carga glucémica de Mendosa.com. (*Véase* la lista de recursos para más información sobre estas páginas web).

Cuando sigas la dieta de prevención y tratamiento del alzhéimer, ¿tendrás que averiguar la cantidad de hidratos de carbono, el índice glucémico y la carga glucémica de cada alimento? Puesto que la dieta de prevención y tratamiento del alzhéimer restringe los hidratos de carbono, tendrás que encontrar y registrar las cantidades de hidratos de carbono, por lo menos durante las primeras semanas de la dieta. Finalmente, sabrás la cantidad de hidratos de carbono de los alimentos que comes habitualmente y perderás menos tiempo en esa tarea. Aunque es importante entender qué son el IG y la CG, no tienes que buscarlos y anotarlos porque en el capítulo 5 hemos proporcionado listas útiles de hortalizas, frutas y granos de bajo índice glucémico en los cuales debes basar tus comidas. Además, la dieta de prevención y tratamiento del alzhéimer limita automáticamente los hidratos de carbono recomendando tamaños de raciones moderadas de los alimentos ricos en hidratos. Sin embargo, cuando quieras consultar el IG o la CG de un alimento, las páginas web que hemos citado te permitirán hacerlo de forma rápida y fácil.

PROTEÍNAS

La proteína es una sustancia esencial que todos los humanos necesitan para funcionar adecuadamente. Cada célula, tejido y órgano de tu cuerpo contiene proteína. Sin ella, tu cuerpo no podría mantenerse y repararse a sí mismo. La proteína también facilita muchos procesos orgánicos. Es necesaria para sintetizar enzimas, que actúan como catalizadores para efectuar reacciones bioquímicas; para sintetizar anticuerpos, que ayudan a luchar contra las infecciones, y para producir ADN, que facilita el desarrollo de todas las estructuras orgánicas.

Las proteínas están hechas de ladrillos constructores llamados aminoácidos. Siempre que comes una proteína, estos aminoácidos se extraen durante el proceso de digestión. Veinte son los aminoácidos más comunes, y cada uno realiza una función o funciones distintas en el interior de tu cuerpo. Once de esos aminoácidos los puede sintetizar el organismo. Puesto que no necesitan obtenerse de los alimentos, los científicos los llaman *no esenciales*. Los otros nueve deben obtenerse de los alimentos que comemos. En consecuencia, los científicos los llaman *esenciales,* porque son esenciales para una dieta saludable.

Los aminoácidos desempeñan un papel clave en el cerebro porque son los ladrillos constructores de los neurotransmisores, los mensajeros químicos que permiten a las células nerviosas comunicarse las unas con las otras. La capacidad de las células de hablar las unas con las otras permite que se formen y almacenen recuerdos. De este modo, las proteínas son vitales para la formación de recuerdos. Además, los alimentos proteicos suelen ser altos en vitaminas B, varias de las cuales parecen ofrecer beneficios para el cerebro.

Eligiendo proteínas

Puesto que reducirás el consumo de hidratos de carbono en la dieta de prevención y tratamiento del alzhéimer, el volumen de proteína que vas a comer aumentará en cierta medida. El Instituto de Medicina recomienda obtener entre el 10 y el 35 por 100 de las calorías diarias de las proteínas. En una dieta de 2000 calorías, esto equivale a una cantidad comprendida entre 50 y 175 gramos de proteína, lo cual es un rango muy amplio. En la dieta de prevención y tratamiento del alzhéimer descubrirás que te encuentras en el límite superior de este rango para la proteína. Todo el mundo —siga o no la dieta de prevención y tratamiento del alzhéimer— debería comer *por lo menos* 1 gramo de proteína por cada kilogramo de peso corporal. Esto significa que un varón de 90 kilos necesitará por lo menos 90 gramos de proteína, mientras que una mujer de 55 kilos necesitará por lo menos 55 gramos. Para que tengas una referencia, una ración de 60 gramos de pollo —que tiene aproximadamente el tamaño de una baraja de naipes— contiene unos 20 gramos de proteína. Hay que tener en cuenta que son recomendaciones *mínimas*. Superar esas cantidades de proteína, como hacemos en nuestra dieta, normalmente será seguro para las personas que no tengan enfermedad renal (riñones) o un historial familiar de enfermedad renal. Los individuos que tengan enfermedad renal o riesgo de padecerla deben consultar con su médico acerca del consumo de proteína.

En la dieta de prevención y tratamiento el alzhéimer, una parte importante de cada comida será a base de proteínas que son completas o cuasi-completas. Esto significa que, solas o en combinación, aportarán al organismo los nueve aminoácidos esenciales necesarios para un buen funcionamiento. Además, la dieta da gran importancia a las proteínas magras, que no contienen una gran cantidad de grasa saturada. Por ejemplo, la carne de pollo blanca es una elección más sensata que la carne de pollo de color oscuro y más grasa. De igual modo, comer un corte graso de carne roja, como por ejemplo entrecot, debería evitarse, pero un corte más magro de vaca alimentada con hierba, como por ejemplo un filete, está bien de vez en cuando. (Basándonos en las recomendaciones de la Organización Mundial de la Salud, recomendamos no más de una ración semanal de carne roja, y nada de carnes procesadas). Por último, hay que evitar la proteína acompañada de hidratos de carbono. Por ejemplo, una taza de pasta aporta 14 gramos de proteína (incompleta), pero también contiene unos tremendos 78 gramos de hidratos de carbono. Puesto que la dieta para la prevención y el tratamiento del alzhéimer limita los hidratos de carbono, la pasta no es una buena elección.

Nos referimos a los alimentos que aportan una proteína completa o cuasi-completa, pero que contienen poco o nada de grasa ni de hidratos de carbono, como proteínas de *alta calidad*. Las principales fuentes de proteína animal de alta calidad que recomendamos a los no vegetarianos son la carne de ave (todas las veces a la semana que quieras, siempre que cumplas las recomendaciones de tu médico relacionadas con la cantidad de calorías); pescado rico en omega-3 (por lo menos dos veces por semana); huevos (entre cuatro y ocho cada semana); y carne de vaca o de cerdo magra (no más de una vez a la semana). Cuando compres carne de vaca o de cerdo magra, elige la procedente de animales alimentados con pasto, ya que tendrán una mayor cantidad de ácidos omega-3 saludables para el cerebro. (Encontrarás más información sobre estas grasas más adelante, en este mismo capítulo). Cuando compres pescado, elige los capturados en el mar en lugar de los criados en viveros, ya que estos últimos tienden a tener un nivel mayor de pesticidas, toxinas y otros elementos potencialmente causantes de cáncer.

Los productos lácteos también pueden ser una buena fuente de proteína, pero muchas investigaciones sugieren que estos productos deberían comerse con moderación, y no en grandes cantidades. Para proteger más tu salud, recomendamos limitar la mantequilla y la crema a una cucharada sopera semanal, y reducir los productos lácteos con grasa a una ración, o menos, al día, ya que tienen una mayor cantidad de grasa saturada. También es importante tener en cuenta la fuente del lácteo. Se cree que la mantequilla, la leche y la crema que proceden de vacas criadas con pasto tienen un contenido mayor de nutrientes saludables para el cerebro, entre ellos grasas omega-3. Por esta razón, te interesa encontrar opciones bajas en grasa y de animales alimentados con pasto, o sin grasa. Comprueba también la información nutricional del envase del producto para asegurarte de que la compañía no sustituye con azúcar o sodio la grasa que elimina. Como ya sabes, el azúcar es tan peligroso como la grasa en lo referente a tu salud, o incluso más peligroso.

Si eres vegetariano, y especialmente si eres vegano, obtener una cantidad suficiente de proteína puede ser todo un reto. Sin embargo, la proteína a base de productos vegetales generalmente está disponible y es deliciosa, aunque la mayoría de las fuentes vegetales aportan sólo *algunos* (no todos) de los aminoácidos esenciales. Los frutos secos, las legumbres (alubias) y las semillas, como las de cáñamo y las de chía son fuentes excelentes de proteína y se recomiendan como parte de una dieta saludable para el cerebro. Los granos integrales, con moderación (de una a tres raciones diarias), son otra buena opción. Varias hortalizas –tomates secados al sol, espinacas, brécol, col rizada, guisantes, cebollas y ajo, por ejemplo– tienen también un alto contenido en proteína. Por último, todos los productos naturales a base de soja, como el edamame (alubias de soja jóvenes) y el tofu pueden ser buenas elecciones para obtener proteínas magras y *completas*. Los alimentos a base de soja pueden consumirse varias veces a la semana, y cuando se combinan con hortalizas, granos, frutos secos y legumbres, permiten mantener una dieta equilibrada que proporcione una cantidad adecuada de proteína para la salud del cerebro. Los vegetarianos que no puedan obtener cantidades suficientes de proteína a partir de los alimentos deberían pensar en complementar su dieta con un batido de proteína, preferiblemente una proteína en polvo que contenga aislado de proteína de lactosuero. (*Véase* el recuadro de la página siguiente).

Eligiendo proteínas en polvo

Como ya sabes, la dieta de prevención y tratamiento del alzhéimer da prioridad a un plan alimenticio repleto de proteínas de alta calidad y relativamente bajo en hidratos de carbono. Pero algunas personas –especialmente los vegetarianos– pueden considerar difícil obtener la cantidad de proteína saludable que necesitan a partir de los alimentos que comen. Si éste es tu caso, te recomendamos complementar tu dieta con proteína en polvo.

En lo relativo a la compra de proteínas en polvo, creemos que las proteínas de lactosuero, de soja o de claras de huevo son elecciones razonables. De éstas, recomendamos en particular la proteína de lactosuero. Este producto tiene la mayor *tasa de uso de proteína neta*, lo que significa que, con respecto al volumen total de aminoácidos que aporta, una cantidad relativamente alta puede convertirse en proteína en el cuerpo. La proteína de lactosuero también tiene la mayor tasa de eficiencia proteica, lo que significa que tu cuerpo puede digerirla y utilizarla más rápidamente que la de soja o la de claras de huevo. Puesto que la proteína de lactosuero es la forma de proteína en polvo más fácil y eficientemente utilizada por el cuerpo, es la mejor opción para la mayoría de las personas que quieren proteger su salud cerebral con una dieta más alta en proteína.

Los batidos elaborados con proteína en polvo no sólo son una buena forma de añadir proteína a la dieta, sino que también son perfectos para conseguir un sustituto de una comida rápido y saludable. (*Véase* la página 176 para más información sobre sustitutos de comidas). Y cuando la pérdida de peso no deseada es un problema, los batidos con alto contenido en proteína pueden ser una buena fuente de calorías adicionales. (*Véase* la página 176).

GRASAS

Al contrario de lo que tal vez hayas aprendido mientras crecías, las grasas forman una parte integral de cualquier dieta saludable. Todos necesitamos grasa para funcionar. Las grasas ayudan a mantener tu piel y tu cabello, y te permiten absorber ciertas vitaminas. Determinadas grasas en realidad ayudan a eliminar el colesterol –especialmente el colesterol de lipoproteínas de baja densidad (LDL), el malo– del cuerpo. Alrededor del 60 por 100 de la materia cerebral consta de grasas. Y, como descubrirás en las páginas que siguen, ciertos ácidos grasos son tan beneficiosos para el funcionamiento de la memoria que recomendamos consumir cantidades relativamente grandes de ellos, y animamos a quienes no pueden obtener una cantidad suficiente de estas sustancias mediante la comida –especialmente quienes tienen un nivel insuficiente en su sangre– que hablen con su médico sobre tomar suplementos de ácidos grasos. Igual que muchas otras áreas de la investigación sobre el alzhéimer, es un ámbito en crecimiento que está poniendo siempre a nuestra disposición nueva información sobre cómo prevenir y combatir la EA. Hasta ahora, es evidente que las grasas pueden marcar la diferencia en la salud cerebral.

Del mismo modo que hay hidratos de carbono buenos y malos, hay grasas buenas y malas. En este caso, la «bondad» de cualquier grasa específica depende en parte de su efecto sobre los niveles de colesterol. Éste no es malo por sí mismo: nuestro cuerpo necesita una cierta cantidad de esta sustancia para sintetizar varios compuestos muy importantes, entre ellos la vitamina D, el estrógeno y la testosterona. Pero el colesterol elevado en sangre –especialmente una proporción elevada de colesterol de lipoproteínas de baja densidad (LDL), el malo, en relación con el colesterol de lipoproteínas de alta densidad (HDL), el bueno–, se considera un riesgo importante para las enfermedades cardiovasculares, que en sí mismas son un factor de riesgo importante para la EA y otras demencias. De hecho, hay muchas pruebas que respaldan la teoría de que los niveles elevados de colesterol en sangre están asociados al desarrollo de la enfermedad de Alzheimer. Las grasas perjudiciales, como las grasas trans, aumentan los niveles de colesterol LDL y también reducen los niveles de colesterol HDL.

A continuación hablaremos de las grasas que deberían evitarse o comerse sólo en cantidades limitadas. Después examinaremos las grasas que se sabe que mejoran la salud cardiovascular y, lo que también es importante, que demuestran potencial en la lucha contra la EA.

Mantenerse alejado de las grasas trans

Las grasas trans son las peores de todas las grasas, y están relacionadas con la obesidad, las enfermedades cardíacas, el envejecimiento precoz y el cáncer. Estas grasas aumentan el colesterol LDL, reducen el colesterol HDL y el organismo tiene dificultades para degradarlas. No es de extrañar que los estudios hayan demostrado que las dietas con alto contenido en grasas trans estén asociadas a la enfermedad de Alzheimer.

Hay dos tipos de grasas trans: las naturales y las artificiales. Los dos tipos se consideran igualmente poco saludables. Las grasas naturales se encuentran en ciertas carnes y productos lácteos, aunque en pequeñas cantidades. Las grasas trans artificiales se obtienen mediante un proceso industrial que añade hidrógeno a algún aceite vegetal líquido. El resultado es algo llamado *aceite parcialmente hidrogenado,* que es sólido a temperatura ambiente y no necesita refrigeración. Esto significa que puede conservarse y utilizarse fácilmente y durante mucho más tiempo que los aceites líquidos. Por esta razón, muchos restaurantes y cadenas de comida rápida utilizan aceite parcialmente hidrogenado para las comidas fritas. Las grasas trans también se pueden encontrar en alimentos comercialmente preparados muy conocidos, como los productos de pastelería (tartas, galletas, etc.), los tentempiés (patatas fritas, tortitas y fritos de maíz) y las margarinas en barra. Aproximadamente la mitad de las grasas trans que consumimos se crean durante el procesamiento de los alimentos.

En los últimos años, un estado (California), varios condados (el de Montgomery, en Maryland; los de Nassau y Albany, en Nueva York; y el condado King, en Washington) y algunas ciudades (Nueva York, Filadelfia y Tiburón, California) han prohibido el uso de grasas trans en los restaurantes. En 2013, la Administración de Alimentos y Fármacos anunció que su equipo de expertos científicos ya no consideraba que los aceites parcialmente hidrogenados fueran «reconocidos generalmente como seguros». Se trata de una normativa pionera, porque, para la ley, los alimentos que contengan aditivos que no son reconocidos generalmente como seguros no pueden venderse. En 2015, la FDA dio un paso más al eliminar la mayoría de las grasas trans de los alimentos dando a los fabricantes un plazo de tres años para eliminar los aceites parcialmente hidrogenados de sus productos.

Puesto que se tardará algún tiempo en implementarse un cambio generalizado, es importante que seas consciente de que las grasas trans aún están presentes en muchos de los alimentos disponibles actualmente. Cuando compres algún producto, mira con detenimiento los ingredientes y la información nutricional. Técnicamente, siempre que un alimento contenga menos de medio gramo de grasas trans, la etiqueta puede reflejar que tiene cero gramos de grasas trans. Pero, aunque parezca que hay cero gramos de grasas trans, la lista de ingredientes puede decir lo contrario. Si ves las palabras «parcialmente hidrogenado» en cualquier lugar de la lista, sabrás que hay, como mínimo, pequeñas cantidades de grasas trans en el producto que tienes en la mano. Para la dieta de prevención y tratamiento del alzhéimer, recomendamos que hagas todo lo que puedas para eliminar las grasas trans de tu dieta, o que por lo menos reduzcas tu consumo de esas sustancias perjudiciales.

Limitar las grasas saturadas

Las grasas saturadas tienen este nombre porque tienen el máximo número posible de átomos de hidrógeno enlazados a cada átomo de carbono, y por tanto están «saturadas» con átomos de hidrógeno. En su mayor parte, cuando se comen en exceso, estas grasas son malas para tu salud. Esto puede ser especialmente cierto para algunas personas, por lo que te animamos a que hables con tu médico sobre este componente de tu dieta.

La grasa saturada se encuentra principalmente en la carne roja, la carne de ave y los productos lácteos, aunque también en algunos productos vegetales, entre ellos el aceite de palma y el aceite de coco. Como vimos en el capítulo 2, determinados tipos de grasas saturadas (MCT) se consideran saludables para el cerebro, pero, dependiendo del origen y del tipo, se cree que otras formas son nocivas.

Hay pruebas claras de que las dietas con alto contenido en grasas saturadas son malas para el cerebro. En un importante estudio, los investigadores descubrieron que las personas que comen alimentos ricos en estas grasas pueden tener una probabilidad hasta 2,4 veces mayor de padecer enfermedad de Alzheimer que quienes siguen una dieta más equilibrada. Algunos investigadores creen que la grasa saturada es perjudicial porque puede aumentar los niveles de colesterol en sangre. También se ha observado que una dieta con alto contenido en grasa saturadas reduce la capacidad del cuerpo para eliminar las placas beta-amiloides, una de las marcas distintivas de la EA.

En este caso, el factor que complica el asunto es que la ciencia evoluciona constantemente, y aún no se ha aclarado la cantidad exacta y el tipo de grasa saturada que puede incluirse en una dieta saludable para el cerebro. Como antes explicamos brevemente, en lo relativo a ciertas carnes (de vaca y de cerdo) y a los productos lácteos, el tipo de dieta que se dio al animal puede ser un factor clave para juzgar la influencia positiva o negativa de estos alimentos en el cerebro. Por eso recomendamos la carne de vaca, de cerdo y los productos lácteos procedentes de animales criados con pasto. Otro factor que debe tenerse en cuenta es que algunas personas, dependiendo de su disposición genética, pueden tolerar o incluso beneficiarse de determinadas cantidades de grasa saturada, mientras que otras pueden experimentar un impacto negativo procedente de esas grasas con el paso del tiempo. Una complicación mayor es que, aunque los expertos creían que había una relación evidente entre el consumo de grasa saturada y los factores de riesgo de EA, como las enfermedades cardiovasculares y la diabetes, algunos estudios recientes *no* han encontrado esa relación. Aunque se necesita investigar más para explicar estos resultados, debido a su complejidad, no es probable que estos estudios finalicen en un corto plazo de tiempo.

Basándose en la mejor evidencia hasta la fecha, la dieta de prevención y tratamiento del alzhéimer limita las grasas saturadas hasta aproximadamente el 10 por 100 de la dieta, lo cual concuerda con las pautas más recientes establecidas en Estados Unidos. También recomendamos el control habitual de los factores de riesgo cardiovasculares (como los niveles de colesterol) por parte de tu médico, consultar a un nutricionista si te lo recomienda y modificar el consumo de grasa saturada según necesites.

Beneficiarse de las grasas insaturadas

Ahora que hemos explicado los tipos de grasas dietéticas que están implicadas en el desarrollo de la enfermedad de Alzheimer, ha llegado el momento de hablar de las grasas insaturadas, un grupo de grasas de las que se ha descubierto que protegen la salud de muchas maneras. Hay dos tipos principales de grasas insaturadas: monoinsaturadas y poliinsaturadas. Ambas se consideran beneficiosas, aunque hay diferencias importantes incluso entre estas grasas saludables.

Las grasas monoinsaturadas —llamadas así porque cada molécula de grasa tiene un enlace de carbono insaturado— mejoran los niveles de colesterol en sangre y, por esa razón, comer alimentos que sean ricos en grasas monoinsaturadas puede ayudar a reducir tu riesgo de enfermedad cardíaca. Y los beneficios no terminan aquí. Las grasas monoinsaturadas pueden también mejorar los niveles de insulina y el control del azúcar sanguíneo, reducir tu riesgo de resistencia a la insulina y de diabetes, que son factores de riesgo para la EA. Se pueden encontrar grasas monoinsaturadas en los aguacates y en muchos frutos secos y semillas, entre ellos las almendras, las avellanas, las nueces pacanas y las pipas de calabaza y el sésamo. También son abundantes en el aceite de oliva, el aceite más recomendado para utilizarlo en la dieta de prevención y tratamiento del alzhéimer.

Las grasas poliinsaturadas tienen ese nombre porque cada molécula de grasa contiene más de un enlace de carbono no saturado. Como ya hemos dicho, se sabe que estas grasas aportan importantes beneficios a la salud. Esto es cierto en parte porque esta categoría de grasas incluye los ácidos grasos omega-3 y omega-6, dos grasas esenciales que nuestro cuerpo necesita, pero que es incapaz de sintetizar por sí mismo. Estas dos grasas son necesarias para varios procesos orgánicos, entre ellos un desarrollo y un funcionamiento saludables del cerebro. Pero hay una verdadera diferencia significativa entre estos ácidos grasos que tiene un impacto tremendo sobre la salud: los omega-3 tienen un efecto antiinflamatorio, mientras que los omega-6 tienen un efecto proinflamatorio. Esto no significa que los omega-6 sean malos; después de todo, la inflamación es necesaria para la supervivencia. (Si, por ejemplo, te cortas, es necesaria una respuesta inflamatoria para detener la hemorragia y comenzar el proceso de curación). Pero, cuando se estimula la inflamación hasta el extremo de volverse crónica, promueve el desarrollo de problemas graves, entre ellos la enfermedad de Alzheimer. Por eso los omega-3 y los omega-6 tienen que estar presentes en la dieta en un equilibrio adecuado.

Los estudios han demostrado que una proporción de 4 a 1 entre los omega-6 y los omega-3 es un objetivo razonable, aunque para algunas personas una proporción menor, de 3 a 1, puede ser más adecuada. Lamentablemente, las dietas modernas tienden a tener una proporción de 15 a 1 entre los omega-6 y los omega-3. En otras palabras, nuestras dietas normalmente aportan demasiados ácidos grasos omega-6 proinflamatorios y muy pocos ácidos grasos omega-3 antiinflamatorios.

¿Cómo puedes modificar tu dieta de forma que tomes menos omega-6 y más omega-3? Un paso muy importante que puedes dar es reducir el consumo de aceites vegetales con alto contenido en omega-6 –incluyendo el aceite de maíz, el aceite de girasol, el aceite de judías de soja y el aceite de semillas de algodón–, así como los aliños de ensalada y otros alimentos procesados que los contienen. Otro paso importante es optimizar tu consumo de omega-3 siguiendo una dieta que dé importancia a las frutas y las hortalizas, los granos integrales, el pescado graso y el aceite de oliva. Como verás en el capítulo 5, la dieta de prevención y tratamiento del alzhéimer aporta lo suficiente incluyendo una gran abundancia de alimentos ricos en omega-3 y minimizando el consumo de alimentos procesados.

Aunque, como regla general, es mejor consumir estos nutrientes directamente de fuentes alimentarias, tal como hemos descrito, varios estudios han demostrado que los suplementos de ácidos grasos omega-3 pueden tener un efecto beneficioso sobre el cerebro. En nuestro trabajo en la Clínica de Prevención del Alzhéimer damos importancia al consumo del ácido graso omega-3 ácido docosahexaenoico (DHA) y, en cantidades un poco menores, del ácido eicosapentaenoico (EPA). Varios estudios han demostrado el beneficio potencial de estos omega-3, ya sea mediante la comida, como el pescado con alto contenido en ácidos grasos, o mediante suplementos nutricionales en cápsulas o en forma líquida. Un estudio –el estudio de la mejora de la memoria con el ácido docosahexaenoico– demostró que los adultos de más de cincuenta y cinco años con deterioro cognitivo relacionado con la edad demostraron tener mejoras en la capacidad de la memoria después de tomar 900 miligramos de suplementos a base de algas cada día. (Para más información sobre los estudios sobre los ácidos grasos omega-3, *véase* la página 202). También hay que señalar que se sabe que el DHA es esencial para el crecimiento y desarrollo del cerebro en los bebés, y para el mantenimiento del funcionamiento cerebral normal en los adultos. En otras palabras, los DHA constituyen un nutriente vital para el cerebro. Dicho esto, es importante añadir que aún tenemos mucho por aprender sobre estos nutrientes. Algunos estudios han descubierto que los omega-3 son útiles para la *prevención* de la EA, pero no en el *tratamiento* de la EA ya existente. Otros estudios han descubierto que los omega-3 funcionan mejor en algunos pacientes que en otros.

A pesar de algunos datos contradictorios, en este momento los estudios indican que las dietas con niveles saludables de grasas insaturadas pueden ayudar a proteger de la enfermedad de Alzheimer. Por esta razón, como ya hemos expuesto, la dieta de prevención y tratamiento del alzhéimer recomienda alimentos que sean ricos en las más beneficiosas de estas grasas. En el capítulo 6 también explicamos el uso de los suplementos de omega-3. (*Véase* la página 194).

Recuerda que, aunque las grasas más saludables parecen ser una valiosa herramienta en la lucha contra la enfermedad de Alzheimer, todas las grasas, buenas y malas, son densas en calorías, con 9 calorías por gramo, mientras los hidratos de carbono y las proteínas proporcionan sólo 4 calorías por gramo. Por esta razón, cuando añadas grasas buenas a tu dieta, necesitas evitar el consumo excesivo de este macronutriente.

CONCLUSIÓN

Nuestro conocimiento de las influencias dietéticas sobre la enfermedad de Alzheimer aún se encuentra en desarrollo. No obstante, como ha demostrado este capítulo, los estudios ya nos han dicho bastante sobre la forma en que los diversos macronutrientes –los elementos básicos de la nutrición que incluyen los hidratos de carbono, la proteína y la grasa– influyen en la capacidad de tu cerebro para funcionar correctamente. En el capítulo 5 encontrarás información sobre cómo aplicamos los principios expuestos en este capítulo a la dieta de prevención y tratamiento del alzhéimer. Pero en el capítulo siguiente pasaremos revista a otras dietas saludables para el cerebro –dietas que, en muchos casos, han sido objeto de investigación–, con el objetivo de ayudarte a entender mejor cómo la dieta de prevención y tratamiento del alzhéimer combina estrategias dietéticas demostradas para crear un plan alimenticio único y eficaz.

4

Dietas que mejoran la salud del cerebro

Durante la pasada década, ha aumentado en gran medida el interés en el uso de la nutrición para mejorar la salud del cerebro y para evitar o controlar los trastornos neurológicos. Con el objetivo de identificar o desarrollar una dieta que pueda prevenir el deterioro cognitivo, los estudios han examinado el efecto de la nutrición sobre funciones cognitivas específicas, como la función ejecutiva (el conjunto de habilidades que te permite hacer cosas) y la memoria, además de en trastornos existentes como el deterioro cognitivo leve (DCL). En algunos casos, las investigaciones han hecho también un seguimiento de problemas de salud como la resistencia a la insulina y la inflamación, que se ha descubierto que tienen relación con la enfermedad de Alzheimer (EA). Como ya podrás suponer, se ha descubierto que cualquier dieta que promueve una buena salud cardiovascular, reduce la resistencia a la insulina, facilita la pérdida de peso y respalda de otra manera el bienestar físico, tiene un efecto positivo sobre la salud y el rendimiento del cerebro.

Este capítulo examina varias dietas que se han estudiado por su potencial para prevenir, ralentizar o manejar la EA. Para cada dieta, en primer lugar describimos el plan alimentario y después pasamos revista brevemente a las investigaciones que se han realizado sobre sus efectos saludables para el cerebro. El capítulo finaliza estudiando la dieta de prevención y tratamiento del alzhéimer.

Antes de explorar las dietas una por una, es importante explicar que la nutrición puede estudiarse a varios niveles distintos. Durante años, los investigadores se concentraron principalmente en los efectos de los nutrientes por separado (como la vitamina E) o de grupos de nutrientes (como los ácidos grasos omega-3 o los antioxidantes) sobre la salud. Más recientemente, los estudios se han concentrado en lo que se llama *patrón dietético,* un estilo concreto de alimentación al que nos solemos referir simplemente como *dieta.* Los estudios que citamos en este capítulo se centran en patrones dietéticos, planes alimentarios que se cree que fomentan una mejor salud cerebral mediante combinaciones de alimentos con alto contenido en nutrientes, mediante la restricción calórica o mediante la restricción de macronutrientes específicos, como los hidratos de carbono.

LA DIETA DE ESTILO MEDITERRÁNEO

A mediados del siglo xx, los investigadores –destacando entre ellos al biólogo y fisiólogo Ancel Keys– observaron que la dieta tradicional de la región del Mediterráneo, especialmente el sur de Italia y Grecia, estaba asociada a muchos beneficios de salud, incluido un menor riesgo de enfermedades cardíacas, cáncer y una vida más larga y saludable. Estudios posteriores han demostrado que reduce la inflamación, el estrés oxidativo y los niveles de insulina.

¿Qué es la dieta mediterránea? Incluye grandes cantidades de alimentos vegetales frescos, entre ellos las hortalizas, los granos integrales, las legumbres y los frutos secos como fuente principal de hidratos de carbono. Utiliza el aceite de oliva, beneficioso para el corazón, en lugar de grasas saturadas como la mantequilla como principal fuente de grasa. E incluye cantidades bajas o moderadas de pescado y carne de ave magra (al menos dos veces por semana) como principal fuente de proteína, y limita la carne roja a no más de unas pocas veces al mes. También incluye cantidades moderadas de yogur y leche bajas en grasa, y cantidades bajas o moderadas de vino tinto. Además de un estilo de vida y un plan alimentario, la dieta mediterránea también incluye actividad física habitual.

Basada en estudios, la dieta mediterránea es considerada por algunos expertos un método excelente de reducción de la enfermedad de Alzheimer. Según una estimación, esta dieta puede reducir el riesgo de EA en tanto como el 40 por 100 en pacientes ancianos. Cuanto más estrictamente sigan la dieta los pacientes, más se reducirá su riesgo. Se cree que el plan alimentario mediterráneo reduce significativamente el riesgo de desarrollar deterioro cognitivo leve y el riesgo de padecer alzhéimer en los pacientes que ya tienen DCL.

¿Por qué no hay una comparación más directa de dietas?

Aparte del ensayo de Ros que examinamos en la página 112, ha habido relativamente pocos estudios que hayan comparado directamente los efectos de distintas dietas sobre la enfermedad de Alzheimer. Un estudio importante, realizado por Jennifer L. Bayer-Carte y sus colegas en Seattle, asignó aleatoriamente a adultos sanos y adultos con deterioro cognitivo leve amnésico –problema de memoria que puede ser un precursor del alzhéimer– a una de dos dietas. Un grupo siguió una dieta con alto contenido en grasa saturada y de alto índice glucémico (IG), mientras que otro siguió una dieta con bajo contenido en grasas saturadas y de bajo índice glucémico. Los pacientes con DCL que siguieron una dieta baja en grasa saturadas y de bajo índice glucémico demostraron una mejora significativa en el rendimiento de la memoria en comparación con los pacientes que siguieron una dieta alta en grasa y con IG alto.

En un mundo ideal habría muchos más de esos estudios de comparación, pero, lamentablemente, no es así. Los estudios aleatorizados de dietas son bastante complejos de realizar por diversas razones, incluida la dificultad de que los sujetos sigan una dieta a largo plazo; la dificultad de determinar qué estrategia dietética (menos hidratos de carbono, menos grasa saturada, etc.) causó el cambio, y la dificultad de conseguir fondos para los estudios nutricionales en una sociedad que se inclina más por financiar estudios de fármacos. Afortunadamente, cientos de estudios, literalmente, han ayudado a rellenar el vacío de información y nos indican el camino hacia una nutrición saludable para el cerebro.

En la Clínica de Prevención del Alzhéimer y en instituciones relacionadas con ella de todo el mundo, nos esforzamos por conocer más sobre la mejor nutrición para la salud cognitiva mediante estudios de comparación y la observación detenida de pacientes que buscan cuidados en las clínicas. Esperamos que, con el paso del tiempo, las investigaciones aporten nuevas y mejores respuestas para todos los que quieran mejorar la salud cerebral y evitar, ralentizar o incluso revertir el deterioro cognitivo.

La dieta mediterránea puede incluso influir directamente en el funcionamiento cerebral. Algunas pruebas indican que esta dieta puede reducir la acumulación de placas amiloides en el cerebro. Tal vez como resultado, las investigaciones indican que este plan alimentario puede realmente mejorar el funcionamiento de la memoria y el rendimiento cognitivo en pacientes con deterioro cognitivo leve y pacientes con EA. También puede retardar el deterioro cognitivo.

Aunque la dieta mediterránea tiene una serie de elementos que contribuyen a que sea beneficiosa para la salud, los científicos a menudo seleccionan los tipos de grasas que aporta para una observación especial. La dieta mediterránea no es una dieta baja en grasa; hasta el 30 por 100 de todas las calorías consumidas en la dieta proceden de la grasa. En particular, esas calorías proceden de grasas insaturadas, las grasas poliinsaturadas obtenidas de los frutos secos y el pescado, y, tal vez más importante, la grasa monoinsaturada presente en el aceite de oliva. Varios estudios han demostrado que este consumo elevado de aceite de oliva y otras grasas insaturadas pueden contribuir en gran medida a la capacidad de la dieta mediterránea para proteger contra el alzhéimer y otras formas de deterioro cognitivo.

Un estudio que publicaron en 2015 en la revista *JAMA Internal Medicine* el investigador y doctor Emilio Ros y colegas proporciona las pruebas de más calidad sobre que este plan alimenticio evita el deterioro cognitivo. Un total de 447 voluntarios cognitivamente sanos se dividieron aleatoriamente en tres grupos, a cada uno de los cuales se le asignó una dieta específica, y después se hizo un seguimiento durante un período de cuatro años. Un grupo hizo el seguimiento de la dieta mediterránea complementada con un litro de aceite de oliva virgen extra cada semana. Otro grupo siguió la dieta mediterránea, complementada con 30 gramos diarios de frutos secos mixtos, incluyendo nueces, avellanas y almendras. Y el tercer grupo siguió una dieta baja en grasa.

En comparación con el grupo de la dieta baja en grasa, el funcionamiento cognitivo en las áreas de la atención y función ejecutiva fueron mejores en el grupo de la dieta mediterránea más aceite de oliva, y el funcionamiento de la memoria fue mejor en el grupo de la dieta mediterránea más frutos secos.

LA DIETA CETOGÉNICA

Ideada en la década de 1920, originalmente como tratamiento para la epilepsia, una dieta cetogénica —de la cual hay varias versiones— es una dieta alta en grasa, moderada en proteína y baja en hidratos de carbono. El objetivo de la dieta es cambiar la forma en que se aporta combustible al organismo. En los capítulos 2 y 3 aprendiste que, después de consumir hidratos de carbono, se degradan en forma de glucosa, que —en circunstancias normales— se transporta y se absorbe por parte de las células, donde se utiliza para aportar energía al cuerpo. Reduciendo la cantidad de hidratos de carbono consumidos a menos de 20-30 gramos diarios, una dieta cetogénica genera un estado metabólico llamado *cetosis,* en el que, en lugar de quemar glucosa para conseguir energía, el cuerpo quema fragmentos de grasa llamados cetonas.

En 2012, el doctor Robert Krikorian y colegas se propusieron determinar cómo afectaría la cetosis a personas con deterioro cognitivo leve. Los pacientes con este trastorno se separaron aleatoriamente en dos grupos. A un grupo se le suministró una dieta con alto contenido en hidratos de carbono, y al otro una dieta muy baja en hidratos de carbono. Después de seis semanas, los pacientes que habían seguido la dieta baja en hidratos de carbono mostraron un mejor rendimiento de la memoria verbal y también experimentaron pérdida de peso, un menor perímetro de la cintura, niveles de azúcar más bajos y un menor nivel de insulina en ayunas. Este estudio destaca una serie de puntos clave. En primer lugar, los efectos beneficiosos de la dieta se detectaron en un período de tiempo más bien breve, sólo seis semanas. En segundo lugar, además de mejoras en el funcionamiento cognitivo, se detectaron beneficios en una serie de áreas vitales relacionadas con el cerebro y el metabolismo orgánico.

Aunque los científicos sólo pueden especular sobre el mecanismo exacto por el que una dieta cetogénica puede mejorar el funcionamiento cognitivo, sí sabemos que las personas con alzhéimer tienen una mayor prevalencia de resistencia a la insulina, que, con el paso del tiempo, se cree que interfiere en el funcionamiento cerebral, y también actúa independientemente para promover cambios perjudiciales en el cerebro con EA. Como dijimos en el capítulo 2, creemos que las cetonas son una fuente de energía más eficiente para el cerebro que la glucosa, y que ayuda a mejorar el funcionamiento de las *mitocondrias,* las «baterías» de las células del cerebro. Por eso nuestra dieta de prevención y tratamiento del alzhéimer de nueve semanas incorpora estos conceptos en un esfuerzo por optimizar el metabolismo del combustible del cerebro y ayuda a proteger contra la progresión de la EA.

LA DIETA MIND

En 2015, la doctora Martha Claire Morris y colegas del Centro Médico de la Universidad de Rush en Chicago, Illinois, publicaron su estudio sobre la dieta MIND, una dieta formulada específicamente para beneficiar al cerebro combinando dos dietas, la dieta mediterránea, explicada en la página 110, y la dieta DASH, que se desarrolló originalmente para reducir la hipertensión, pero que ha demostrado mejorar también el funcionamiento cognitivo. Entre 2004 y 2013, 923 sujetos con edades comprendidas entre los 58 y 98 años fueron controlados y se les solicitó que rellenaran un «cuestionario de frecuencia alimentaria». Los cuestionarios después se analizaron para ver lo estrechamente que los patrones alimentarios de los sujetos seguían la dieta MIND, que enfatiza diez «grupos de alimentos saludables para el cerebro»: hortalizas de hojas verdes, otras hortalizas, bayas, legumbres, granos integrales, carne de ave, aceite de oliva y vino. La dieta recomienda tres raciones diarias de granos integrales; una ensalada y otra hortaliza cada día; un vaso de vino al día; carne de ave y bayas al menos dos veces por semana; pescado al menos una vez a la semana; legumbres un día sí y otro no; y tentempiés diarios en forma de frutos secos. Además, limita severamente el consumo de cinco alimentos poco saludables: las carnes rojas, la mantequilla y la margarina en barra, el queso, los pasteles y los dulces, así como los alimentos fritos y de comida rápida.

El doctor Morris y colegas descubrieron que los participantes que seguían rigurosamente la dieta MIND redujeron su riesgo de EA hasta un 53 por 100. Quienes siguieron la dieta sólo de forma moderada se beneficiaron con una disminución del riesgo del 35 por 100. Los investigadores insistieron en que los resultados deben ser confirmados por estudios de poblaciones diferentes, así como mediante ensayos aleatorizados.

DIETAS LIMITADAS EN CALORÍAS

La idea de que una dieta restringida en calorías puede tener beneficios para la salud surgió por primera vez en la década de 1930, cuando los investigadores de la Universidad de Cornell determinaron que las dietas bajas en calorías podían prolongar la vida de las ratas. Posteriormente, en la década de 1990, los investigadores descubrieron que la restricción calórica puede tener efectos de prolongación de la vida también en otros animales: lombrices intestinales y moscas de la fruta. Los estudios con monos han arrojado resultados similares. Los científicos que analizaron los resultados pensaron que, estresando al cuerpo, estas dietas activan programas biológicos en las células que protegen a los animales de las enfermedades y la degeneración. Mientras tanto, como vimos en el capítulo 2 (*véase* la página 77), el Estudio de los Centenarios de Okinawa reveló que la restricción calórica es en parte responsable de la longevidad y el envejecimiento saludable de los que disfrutan quienes viven en Okinawa, Japón; por tanto, la restricción calórica parece beneficiar a humanos y a animales.

En un número de 2009 de *PNAS (Actas de la Academia Nacional de Ciencias de Estados Unidos de América)*, A. V. Witte y colegas publicaron los descubrimientos del primer estudio humano que demuestra que la restricción calórica mejora la memoria en los ancianos. 50 sujetos normales o con sobrepeso, de edades comprendidas entre los 50 y los 80 años, se dividieron en tres grupos. Al primer grupo se le dijo que lograra una reducción del consumo de calorías del 30 por 100 durante un período de tres meses. Para evitar una posible malnutrición, se estableció un consumo mínimo de 1200 calorías diarias. Al segundo grupo se le dijo que lograra un aumento del 20 por 100 de los ácidos grasos insaturados, lo cual ha demostrado mejorar la salud cerebral en estudios con animales. A los miembros del tercer grupo —el grupo control— se les dijo que no cambiaran sus hábitos alimentarios anteriores. Antes y después del estudio de tres meses, a todos los sujetos se les comprobó el rendimiento de su memoria.

Después de tres meses, los investigadores descubrieron una mejora significativa en el rendimiento de la memoria en el grupo que había seguido una dieta que limitaba las calorías, con beneficios más pronunciados en los individuos que habían seguido la dieta restringida en calorías. En los otros dos grupos, no hubo cambios significativos en el rendimiento de la memoria. La mejora cognitiva en el grupo de calorías restringidas estaba asociada a niveles menores de insulina; una mayor sensibilidad a la insulina y, por tanto, menor resistencia a esta hormona; y menos actividad inflamatoria. Se pensó que estos cambios fisiológicos estimulan las rutas neuroprotectoras del cerebro, con lo que mantienen el funcionamiento de las células cerebrales a largo plazo. Los investigadores insistieron en la necesidad de más estudios que examinaran el impacto de los cambios dietéticos sobre la salud cognitiva.

EL ESTUDIO FINGER

Puesto que se sabe que en la salud influyen otros factores aparte de la dieta, se diseñó un estudio para investigar si intervenciones múltiples podían mejorar el funcionamiento cognitivo. Llamado Estudio de Intervención Finlandés para Prevenir el Deterioro y la Incapacidad Cognitivos, o estudio FINGER, fue realizado durante un período de dos años, y los resultados se publicaron en 2015 en la revista *The Lancet* por Miia Kivipelto, del Karolinska Institutet de Estocolmo, Suecia.

En este estudio fundamental, 1260 sujetos de edades comprendidas entre los 60 y los 77 años de edad —todos los cuales estaban considerados como personas con riesgo de demencia— fueron asignados aleatoriamente a dos grupos. El grupo experimental experimentó intervenciones de alta intensidad, que incluían planes dietéticos personalizados, entrenamientos de fuerza y aeróbicos, entrenamiento cognitivo por computadora, control de los factores de riesgo vascular y una mayor interacción social. Las dietas personalizadas incluían grandes cantidades de frutas y hortalizas; cereales integrales; productos lácteos y carne bajos en grasa; aceites vegetales (nada de mantequilla); y pescado al menos dos veces por semana, con un consumo moderado de alcohol. El grupo control recibió sólo consejos habituales sobre la importancia de comer saludablemente, la actividad física, la estimulación mental y la actividad social. El funcionamiento mental se midió antes y después del período de estudio.

Los numerosos beneficios de ayunar por la noche

A continuación verás que la dieta de prevención y tratamiento del alzhéimer incluye un ayuno de varias noches a la semana, en parte como medio de limitar el consumo de hidratos de carbono. Aunque esto pueda parecerte una idea radical, en los últimos años el ayuno intermitente se ha estudiado exhaustivamente y se ha descubierto que tiene un efecto beneficioso sobre un amplio rango de funciones y sistemas.

El *ayuno intermitente* –a veces llamado alimentación *restringida en el tiempo*– describe la práctica de restringir tu alimentación a una pequeña ventana de tiempo cada día. Una revisión de 2013 de estudios diseñados para examinar este patrón dietético, publicada en la revista *British Journal of Diabetes and Vascular Disease*, presentó pruebas de que el ayuno intermitente puede:

✓ Limitar la inflamación.

✓ Mejorar la eficiencia metabólica y reducir el peso en individuos obesos.

✓ Reducir el colesterol LDL («malo») y los niveles de colesterol total.

✓ Ayudar a prevenir, retardar y revertir la diabetes tipo 2.

✓ Mejorar la función pancreática.

✓ Mejorar los niveles de insulina y la sensibilidad a la insulina.

✓ Reproducir algunos de los beneficios cardiovasculares asociados con el ejercicio.

✓ Proteger contra la enfermedad cardiovascular.

✓ Reducir la presión sanguínea

✓ Modificar los niveles de grasa visceral cardiovascular.

Los beneficios citados revelan las razones por las que el patrón dietético recomendado por la dieta APT ayuda a proteger el cerebro. Como vimos en el capítulo 2, la obesidad, la resistencia a la insulina, la diabetes tipo 2 y las enfermedades cardiovasculares están asociadas a la enfermedad de Alzheimer. Al ayudar a evitar, reducir o incluso revertir estos problemas de salud, limitar las calorías –incluso cuando la dieta seguida no es ideal– puede mejorar la salud cerebral. Cuando la dieta se mejora incluyendo alimentos protectores del cerebro como pescado rico en omega-3 y frutas y hortalizas de bajo índice glucémico, los beneficios pueden ser incluso mayores.

¿Por qué la alimentación restringida mejora el funcionamiento del organismo de tantas maneras? Algunos expertos han indicado que nuestros actuales hábitos dietéticos nos ponen en un «modo de fiesta» continuo. Puesto que tomamos comidas y tentempiés prácticamente desde el momento en que nos levantamos hasta el momento en que nos acostamos, el cuerpo está utilizando glucosa de forma casi continua. A consecuencia de esto, se ha adaptado a quemar azúcar como principal fuente de energía. Un ayuno intermitente puede «reiniciar» el metabolismo de forma que el cuerpo pueda quemar grasa como principal fuente de energía. Esto no sólo promueve la pérdida de peso, sino que también mejora la sensibilidad a la insulina, que, como ya sabes, es una de las claves de la salud del cerebro.

Diversos estudios han indicado diferentes patrones de ayuno intermitente. En la Clínica de Prevención del Alzhéimer hemos descubierto que el ayuno nocturno, cinco veces por semana, es viable para la mayoría y puede integrarse fácilmente en su estilo de vida con el paso del tiempo. Pueden saltarse el ayuno nocturno los fines de semana –incluso pueden saltarse ocasionalmente la dieta– y seguir disfrutando de una mejor salud general y de una mayor ayuda para el cerebro.

Después de dos años, los investigadores descubrieron que las puntuaciones absolutas del grupo experimental eran un 25 por 100 mayor que las del grupo de control. La diferencia entre los dos grupos era incluso más pronunciada cuando los investigadores concentraron su atención en determinadas funciones específicas. La función ejecutiva del grupo experimental (la capacidad de hacer cosas) fue un 83 por 100 mayor que la del grupo control, y su capacidad de procesamiento (la velocidad a la que las funciones motoras y cerebrales pueden realizarse conjuntamente) fue un 150 por 100 mayor. Los hallazgos también indican que las personas con el gen APOE4 pueden en realidad beneficiarse más de estas intervenciones, demostrando de nuevo que podemos tomar el control efectivo de nuestra salud cerebral en un esfuerzo por ganar la guerra contra nuestros genes.

Estudios de seguimiento examinarán si la mayor agudeza mental del grupo reducirá el riesgo de enfermedad de Alzheimer y demencia.

LA DIETA APT

La dieta de prevención y tratamiento del alzhéimer (APT)[7] tiene en cuenta todas las pruebas más recientes sobre la EA –incluidos los estudios citados en este capítulo– y puede mejorarse de diversas formas.

La dieta APT se caracteriza por incluir pescado rico en omega-3 al menos dos veces por semana; carne de ave sin piel al menos cuatro veces por semana, sin restricciones en el número de raciones semanales; carne de vaca o de cerdo no más de una vez por semana; entre cuatro y ocho huevos por semana; una o dos raciones de lácteos bajos en grasa o sin grasa cada día; entre una y tres raciones de granos integrales cada día; varias raciones de verduras de hojas verde oscuro, hortalizas crucíferas y otras hortalizas de bajo índice glucémico cada día; y al menos una ración diaria de fruta de índice glucémico bajo o moderado, incluyendo varias raciones de bayas cada semana. Y quizás lo más importante, recomendamos a nuestros pacientes que reduzcan lentamente su consumo diario de hidratos de carbono a entre 100 y 120 gramos diarios. Esto se consigue en parte incrementando lentamente las noches durante las que no se come nada, de forma que al final los hidratos de carbono se evitan cinco noches a la semana durante doce a dieciséis horas.

Ya hemos explicado la razón de la restricción de hidratos de carbono. Esta estrategia ha demostrado mejorar la dieta mediante una serie de procedimientos saludables para el cerebro: aportando una restricción calórica en término generales, estimulando una cetosis leve y mejorando el metabolismo de la glucosa y la sensibilidad a la insulina. Los alimentos presentados en la dieta, desde las verduras de hojas de color oscuro hasta el pescado rico en omega-3, también se han elegido por sus características saludables para el cerebro. Otros aspectos de la dieta se destinan a maximizar la capacidad de ceñirse al plan alimentario. Después de todo, ¿qué importa lo buena que sea una dieta saludable para el cerebro si no se cumple? Puesto que muchos individuos lo pasan mal al reducir su consumo de hidratos de carbono, el proceso de restringirlos es gradual y en parte se consigue de noche, lo cual maximiza la probabilidad de tener éxito. (Para más información sobre los beneficios adicionales de ayunar por la noche, *véase* el recuadro de la página 117). Se sugiere estratégica-

---

7. APT = Alzheimer's Prevention and Treatment. *(N. del T.)*

mente tomar fruta como postre después de las comidas o como tentempié entre comidas, proporcionando así un sustituto naturalmente dulce de los postres azucarados. Esto te permite promover una mejor salud cerebral sin sacrificar el acto de disfrutar.

Después de años de experiencia trabajando con pacientes, sabemos que, independientemente de lo motivado que estés, necesitas ayuda práctica y ánimos para seguir una dieta. Por eso hemos creado la página web Alzheimer's Universe (www.AlzU.org), para contribuir a educar a los pacientes de alzhéimer y a sus familiares, y el Sistema de Seguimiento Nutricional EA-SSN (www.alzheimersdiet.com/alzu), que permite a los pacientes llevar el seguimiento de sus progresos según pasa el tiempo.

CONCLUSIÓN

En este capítulo hemos ofrecido una visión general de algunas de las dietas más importantes que se han estudiado como medio para prevenir o tratar la enfermedad de Alzheimer. También hemos ofrecido una breve explicación de la dieta de prevención y tratamiento del alzhéimer, que hemos utilizado para mejorar la salud cognitiva de cientos de personas con riesgo de padecer EA, o que ya están experimentando los efectos de este trastorno.

En el capítulo siguiente sabrás más sobre la dieta para la prevención y tratamiento del alzhéimer, cuando demos un repaso a sus pautas; estudiarás los mejores alimentos que se pueden incluir, así como aquellos que deben evitarse; y aprenderás a mantener un plan dietético saludable para el cerebro.

5

La dieta APT

En capítulos anteriores has estudiado cómo ciertos alimentos pueden contribuir a la salud del cerebro. Ahora es el momento de poner esa información en acción. En las páginas que siguen describimos un plan dietético de nueve semanas que te ayudará a controlar adecuadamente tu salud cerebral. Pero los beneficios del plan dietético no finalizan después de terminar las nueve semanas. Es importante entender que los hábitos que adquieras durante este período están destinados a mantenerse indefinidamente. Comiendo correctamente, ayunando, haciendo ejercicio habitualmente y adoptando un estilo de vida saludable para el cerebro en términos generales, puedes experimentar un impacto real y duradero sobre tu memoria y tu funcionamiento cognitivo.

¡Cree en ti mismo! Como dijimos en el capítulo 4, este programa está diseñado para ser fácil de seguir, lo cual maximiza tus probabilidades de tener éxito. Comienza lentamente, animándote a hacer algo pequeño, pero significativo, para mejorar tu dieta todos los días. Y lo que es más importante, es un sistema en gran medida flexible que te enseña a cultivar otras conductas a largo plazo. Una vez que te acostumbres a practicar estas conductas de forma habitual, se convertirán en una segunda naturaleza: ¡ni siquiera tendrás que pensar en ellas! Lo esencial es que te comprometas a dar el primer paso hacia el mejoramiento de tu salud cerebral haciendo cambios progresivos con el paso del tiempo.

Si piensas adoptar este programa de nueve semanas, es esencial que consultes con tu médico de familia. La dieta APT, teniendo todo en cuenta, concuerda con las indicaciones dietéticas para problemas comunes como las enfermedades cardiovasculares, la diabetes y el colesterol elevado. Sin embargo, es importante informar a tu médico sobre cualquier plan para modificar tu dieta. Tu médico podrá tener en cuenta tu historial médico e identificar cualquier problema que convierta en imprudente o poco práctico seguir nuestras recomendaciones. Por ejemplo, ciertos diabéticos que están predispuestos a la *cetoacidosis* —un problema grave que incluye el azúcar en sangre y los niveles de cetonas elevados— no deben probar a seguir una dieta con ayunos periódicos durante bastante tiempo. De nuevo, insistimos: para unos mejores resultados, y para evitar cualquier consecuencia negativa para la salud, el plan dietético de nueve semanas debería seguirse *sólo* bajo la supervisión de tu médico de cabecera.

Consideraciones calóricas

La dieta APT no recomienda un objetivo específico de consumo calórico diario. En su lugar, se concentra en efectuar elecciones dietéticas equilibradas que hagan posible la salud cerebral de acuerdo con las evidencias de las que disponemos actualmente. Las pautas dietéticas seguidas más comúnmente afirman que las mujeres normalmente deberían imponerse el objetivo de ingerir 2000 calorías diarias, y los hombres 2500 calorías. En la dieta APT, las calorías tienden a ser menos, lo que la lleva a concordar con los estudios que demuestran que la restricción calórica tiene efectos positivos sobre el cerebro.

Sin embargo, es importante señalar que la dieta APT, explicada detalladamente en este capítulo —y ejemplificada en los menús que ofrecidos en este mismo capítulo—, está pensada para una persona de peso corporal medio, porcentaje medio de grasa corporal, masa muscular media y nivel de actividad moderado. Los individuos que tienen un peso corporal bajo, un porcentaje bajo de grasa corporal, un nivel de masa muscular mayor que la media y un nivel de actividad mayor pueden aumentar su consumo de comida. Quienes tienen un peso corporal elevado, un porcentaje alto de grasa corporal, poca masa muscular y bajos niveles de actividad puede que necesiten reducir su consumo de comida y aumentar su nivel de ejercicio físico.

¿Cómo puedes saber tu porcentaje de grasa corporal o de masa muscular? En la Clínica de Prevención del Alzhéimer utilizamos un equipamiento sofisticado para medir estos factores. Una alternativa es usar herramientas de uso casero como básculas para la grasa corporal, o utilizar un gimnasio, un entrenador personal o un médico que tengan el equipamiento necesario y puedan seguir tus progresos con el paso del tiempo.

Como explicamos en la página 69 del capítulo 2, el tipo más perjudicial de grasa es la grasa visceral, que se almacena alrededor de los órganos internos. Una medición que se aproxima a la cantidad de grasa corporal visceral usando sólo una cinta métrica es la relación entre la cintura y las caderas. Aunque hay varios métodos para calcular esta relación, una opción utilizada comúnmente es medir en primer lugar la parte más estrecha de tu cintura (a medio camino entre tus caderas y tu caja torácica), y después medir el área más grande alrededor de las caderas. Después no hay más que dividir el perímetro de tu cintura (en centímetros) por el perímetro de tus caderas. El objetivo para los hombres es de menos de 0,9, y para las mujeres menos de 0,85.

Si alguna de tus medidas –peso, porcentaje de grasa corporal, relación cintura-cadera– indica algún problema potencial, unas modificaciones dietéticas apropiadas y la práctica de ejercicio físico deberían ayudarte a alcanzar una cifra más saludable. Recomendamos encarecidamente que, en esa situación, trabajes con un profesional de la salud cualificado o con un dietista registrado que puedan proporcionar guía y supervisar tus progresos. (*Véase* la explicación posterior para más información sobre cómo personalizar tu dieta).

Para quienes ya hayan sido diagnosticados de deterioro cognitivo leve (DCL) debido a la EA, o de demencia debido a la EA, pueden ser necesarias algunas modificaciones de la dieta de nueve semanas. El control del peso y el mantenimiento de la masa muscular son factores clave una vez que aparecen los síntomas de la EA. Por ejemplo, si la persona con EA tiene un peso normal o bajo, es esencial que evite perder peso, lo cual puede ocurrir mientras dura la dieta de nueve semanas. Por eso recomendamos realizarse evaluaciones médicas habituales con un médico y, si es necesario, consultar a un nutricionista. (*Véase* el capítulo 7 para más información sobre el ajuste de la dieta de prevención y tratamiento del alzhéimer para personas con EA).

PERSONALIZAR TU DIETA Y CONTROLAR TUS PROGRESOS

Aunque te animamos a seguir las recomendaciones semana a semana ofrecidas en este capítulo, entendemos que, en algunos casos, algún problema de salud puede hacer que sea poco sensato seguirlas al pie de la letra. Si tienes algún problema de salud, trabaja con tu médico para poder modificar nuestras recomendaciones según necesites.

Para algunas personas, los cambios recomendados en la dieta tal vez tengan que hacerse durante un período de tiempo más largo. Por ejemplo, en la semana 2 te pedimos que limites tus hidratos de carbono hasta 140-160 gramos al día. Pero si has estado tomando entre 200 y 300 gramos diarios hasta ahora, puede que sea demasiado difícil cumplir tus objetivos en la semana 2. En ese caso, te recomendamos reducir tu consumo de hidratos de carbono a lo largo de un período de varias semanas, hasta que cumplas los objetivos de la semana 2. Si, por otra parte, tu consumo actual de hidratos de carbono es *menor* que el prescrito para la semana 2, no te recomendamos aumentarlo hasta un rango de entre 140 y 160 gramos. Personaliza tu dieta según lo necesites, con el objetivo de llegar a seguir las pautas proporcionadas para la semana 9 todo lo que te resulte posible.

Por último, si consideras demasiado difícil seguir el programa, te recomendamos que, en lugar de adoptar un enfoque de todo o nada, modifiques la dieta según sea necesario. Tal vez no puedas reducir tus hidratos de carbono hasta el nivel que hemos recomendado, o quizás no puedas incorporar tres comidas saludables para el cerebro en tu rutina diaria. Limítate a reducir tus hidratos de carbono mientras te sientas cómodo, e intenta tomar una o dos comidas protectoras del cerebro al día. Con tiempo y práctica, empezarás a hacer mejores elecciones más a menudo.

Mientras sigas la dieta APT, te animamos a controlar tus progresos utilizando los registros de nutrición y actividad que comienzan en la página 273 o el sistema de seguimiento nutricional para la enfermedad de Alzheimer, disponible en la página web Alzheimer's Universe (www.AlzheimersDiet.com/alzu). Allí podrás registrar los elementos más importantes del enfoque dietético APT haciendo un seguimiento del consumo de hidratos de carbono, ejercicio y consumo de tentempiés y comidas saludables para el cerebro. Vigilando constantemente tus hábitos dietéticos y de estilo de vida, te acostumbrarás más fácilmente a la forma de comer y actuar día a día. Esto te facilitará seguir por el buen camino.

UNA VISIÓN GENERAL DE LA DIETA DE PREVENCIÓN Y TRATAMIENTO DEL ALZHÉIMER

En el transcurso del plan de nueve semanas, implementarás gradualmente una serie de cambios básicos en tu estilo de vida y pondrás las bases para comprometerte con hábitos saludables durante toda tu vida. De estos hábitos, hay dos que son los más importantes. Uno es que reducirás tu consumo total de hidratos de carbono, con el paso del tiempo, a entre 100 y 120 gramos diarios. El segundo es que, varias veces a la semana, harás una noche de ayuno con el objetivo último de ayunar cinco noches por semana, durante un mínimo de doce y un máximo de dieciséis horas. Durante la dieta de nueve semanas –y después– también debes elegir tus alimentos cuidadosamente, optando por los más frescos y saludables. (*Véase* «Tus objetivos dietéticos finales», debajo). Cuando compres alimentos envasados, presta atención a las etiquetas de información nutricional de los productos que elijas, en busca de cualquier componente perjudicial para el cerebro, como por ejemplo muchos hidratos de carbono, grasas trans y azúcares añadidos. (*Véase* el recuadro de la página 126).

En el momento en que hayas finalizado la dieta de nueve semanas, seguramente habrás ajustado tu dieta hasta el extremo de cumplir las pautas que ofrecemos a continuación. Observa que, después de la lista de objetivos dietéticos, encontrarás una lista de objetivos relacionados con el estilo de vida que han demostrado proteger el funcionamiento cerebral y que pueden interactuar con una buena nutrición para maximizar los efectos beneficiosos. Aunque estos objetivos pueden parecer complicados en este momento, recuerda que, durante tu dieta de nueve semanas, te esforzarás por conseguirlos *gradualmente*.

Tus objetivos dietéticos finales

Más adelante, en este mismo capítulo, te informarás sobre los detalles de lo que puedes comer cada semana de la dieta de prevención y tratamiento del alzhéimer de nueve semanas. (*Véase* la página 139). En este momento será útil tener una visión general de tus objetivos dietéticos finales (es decir, de la semana 9), de forma que puedas saber qué estás intentando conseguir con la dieta APT. (Para listas de proteínas, granos, hortalizas, frutas recomendadas, y más, *véase* el recuadro de la página 149).

✓ **Maximiza tu consumo de proteína de alta calidad, y toma cada día por lo menos 1 gramo de proteína por cada kilogramo de peso corporal.** Sigue estas pautas al elegir las proteínas:
  • **Come carne de pollo blanca sin piel, o pavo, por lo menos cuatro veces a la semana, sin límite máximo siempre que te muevas dentro de tus límites calóricos.** La carne de pollo oscura, sin piel, también es aceptable con moderación, aunque muchos expertos creen que la carne de pollo blanca, con su menor contenido en grasa, es nutricionalmente mejor.

Leer una etiqueta de información nutricional

Tendrás más éxito siguiendo la dieta de prevención y tratamiento del alzhéimer si tus comidas incluyen principalmente alimentos frescos –carne de ave y carne roja magra y pescado cocinado con la menor cantidad posible de grasa saludable para el cerebro, hortalizas frescas y granos integrales (usados con moderación). Pero, por supuesto, en este mundo tan ocupado, todos utilizamos algunos alimentos envasados. Como se ha dicho en este capítulo, siempre que elijas alimentos te interesará leer la etiqueta de información nutricional y la lista de ingredientes para asegurarte de que el producto es acorde con tus objetivos dietéticos. Si no estás acostumbrado a leer estas etiquetas, puede resultar un poco confuso, pero no tiene por qué ser así. Entendiendo la etiqueta de información nutricional y usándola junto con la lista de ingredientes, podrás elegir productos que encajen bien con tu dieta y contribuirás a una buena salud cerebral. Lo que explicamos a continuación te guiará por los distintos componentes de la etiqueta.

Tamaño de la ración. Asegúrate de comparar el tamaño de la ración del fabricante con lo que realmente comes. Si el tamaño de la ración del fabricante es de 1 taza, pero tú estás tomando 2 tazas, estarás ingiriendo el doble de calorías, hidratos de carbono, etc., que los mencionados en la etiqueta de información nutricional.

Calorías (por ración). Si deseas perder o ganar peso, el profesional de la salud que te ayuda puede que te anime a usar un presupuesto calórico diario. Una vez que conozcas tu presupuesto, teniendo en cuenta el tamaño de la ración para el fabricante, podrás ver cómo encaja el producto en tu dieta.

Calorías procedentes de la grasa. Esta cifra te indica qué cantidad de las calorías del producto las aporta la grasa. Tu dieta debería incluir no más del 35 por 100 de sus calorías a partir de la grasa, cada día.

Valor diario en porcentaje. Para algunos componentes dietéticos, como la grasa y el colesterol total, la cantidad se expresa no sólo en gramos o miligramos, sino también en forma de porcentaje de los valores diarios, una cantidad recomendada basándose en una dieta de 2000 calorías. Cuando leas estas cifras, recuerda que, si tu presupuesto calórico es mayor o menor que esas 2000 calorías, estos porcentajes no te servirán.

Grasa total. Como vimos en el capítulo 3, las grasas buenas son una herramienta muy útil en la lucha contra la enfermedad de Alzheimer. No obstante, la grasa es más rica en calorías de los hidratos de carbono y las proteínas, por lo que te interesará limitar tu consumo de grasa. Igualmente importante es intentar evitar las grasas trans, y elegir productos hechos con grasas poli y monoinsaturadas. (*Véase* debajo)

Grasa saturada. La mayoría de los expertos cree que es importante conocer bien la cantidad de grasa saturada. En la dieta de prevención y tratamiento del alzhéimer recomendamos limitar el consumo de grasa saturada a aproximadamente un 10 por 100 del consumo total de calorías. Observa que tu objetivo puede depender de diversos factores médicos y genéticos, por lo que debes hablar con tu médico para tener unas recomendaciones más precisas.

Grasas trans. Puesto que las grasas trans se consideran las grasas más perjudiciales de la dieta, te interesa eliminar *todas* las grasas trans de tu dieta, por lo que debes buscar «0 gramos de grasas trans». Como el fabricante puede afirmar que hay cero grasas trans siempre que haya menos de medio gramo, también deberías comprobar la lista de ingredientes para asegurarte de que el producto no contiene ningún aceite hidrogenado o parcialmente hidrogenado, las fuentes más comunes de grasas trans en los productos comerciales.

Grasa poliinsaturada y grasa monoinsaturada. Tanto las grasas poliinsaturadas como las monoinsaturadas se consideran beneficiosas para el corazón, y son, en su mayor parte, también saludables para el cerebro. Busca productos cuyas grasas

Información nutricional

Tamaño de ración: 1 taza (120 g)

Raciones por envase: 6

Cantidad por ración

Calorías 150   **Calorías de grasa** 20

	% Valor Diario*
Grasa total 2 g	3%
Grasa saturada 0 g	0%
Grasas trans 0 g	
Grasa poliinsat. 0,5 g	
Grasa monoins. 0,5 g	
Colesterol 0 mg	0%
Sodio 210 mg	9%
Potasio 160 mg	5%
Hidratos totales 32 g	11%
Fibra dietética 3 g	11%
Fibra soluble 1 g	
Azúcares 9 g	
Proteína 4 g	

Vitamina A	15%
Vitamina C	0%
Calcio	10%
Hierro	20%
Tiamina	20%
Riboflavina 20%	
Niacina 20%	
Vitamina B$_6$ 20%	
Ácido fólico 20%	
Fósforo	10%
Magnesio	8%

* Los porcentajes de los valores diarios se basan en una dieta de 2000 calorías. Tus valores diarios pueden ser mayores o menores dependiendo de tus necesidades calóricas.

	Calorías	2000	2500
Grasa total	Menos de	65 g	80 g
Grasa sat.	Menos de	20 g	25 g
Colesterol	Menos de	300 mg	300 g
Sodio	Menos de	2400 mg	2400 mg
Potasio		3500 mg	3500 mg
Total hidratos		300 g	375 g
Fibra dietética 25 g		30 g	

Figura 5.1 Etiqueta alimentaria de información nutricional

se incluyan en estas dos categorías, en lugar de grasa saturada. Puesto que algunas grasas poliinsaturadas, como el aceite de maíz, no debe comerse en exceso, comprueba bien los ingredientes para asegurarte de que las grasas proceden de fuentes saludables para el cerebro. (Para más información sobre las grasas, *véase* el capítulo 3).

Colesterol. Según las pautas dietéticas más recientes del Departamento de Agricultura de Estados Unidos, el colesterol ya no es un nutriente del que tengamos que preocuparnos por comerlo en exceso. En el pasado, el límite diario recomendado de colesterol –que se encuentra sólo en los productos animales– era de 300 miligramos al día. Sin embargo, las últimas investigaciones científicas no han encontrado ninguna relación entre el consumo dietético de colesterol y los niveles reales de colesterol en sangre.

Sodio. El límite diario recomendado para el sodio es de 2300 miligramos al día. Consulta a tu médico si debes limitar más el sodio debido a algún problema como la hipertensión, que está asociada a un mayor riesgo de padecer alzhéimer. Recuerda que muchos alimentos procesados tienen cantidades elevadas de sodio, por lo que es útil comprobar los valores indicados en la etiqueta de información nutricional.

Potasio. La cantidad recomendada de potasio para un adulto sano es de 4700 miligramos diarios. En el caso de algunos problemas de salud, como las enfermedades renales, el potasio debe mantenerse a un nivel menor.

Hidratos de carbono totales. La dieta de prevención y tratamiento del alzhéimer limita los hidratos de carbono, por lo que te interesará mantener la cantidad que tomas. En la segunda semana de la dieta, tu objetivo será no más de 140-160 gramos de hidratos de carbono diario. Hacia la semana 9, te estarás limitando a 120-140 gramos de hidratos de carbono diarios.

Fibra dietética. Puesto que la fibra retarda la digestión de la comida, y por tanto ayuda a evitar picos en los niveles de glucosa, tiene sentido elegir alimentos con alto contenido en fibra siempre que sea posible. Debes obtener la mayor parte de tu fibra a base de verduras con hojas verdes y otras hortalizas de bajo índice glucémico, bayas y otras frutas de bajo índice glucémico, y granos integrales. Cuando elijas alimentos envasados, intenta escoger los productos que aporten una buena cantidad de fibra, intentando llegar a 25-35 gramos de fibra al día. Conforme envejecen, muchas personas necesitan suplementarse con fibra para mantener la regularidad. Consulta con tu médico para una recomendación más personalizada.

Azúcares. Los azúcares generan picos de glucosa en sangre que pueden producir intolerancia a la glucosa, que se ha asociado a un mayor riesgo de enfermedad de Alzheimer. Limita los alimentos cargados con azúcar, como las galletas, y limita tu consumo diario de azúcares añadidos: lo ideal es que sean menos de 50 gramos diarios de tus gramos totales de hidratos de carbono.

Proteína. Recuerda que la dieta APT recomienda una buena cantidad de proteína cada día. (*Véase* la explicación completa en el capítulo 3). Si no eres vegetariano, la mayor parte de esta proteína debe proceder de la carne de ave blanca sin piel, carne roja magra, pescado y huevos. Si eres vegetariano, podrás obtener tu proteína de los productos de soja, legumbres, granos y hortalizas.

Nutrientes. La etiqueta nutricional proporciona información sobre los contenidos de vitamina A, vitamina C, calcio y hierro que incluye un alimento, aunque –como la etiqueta mostrada en la figura 5.1– puede también ofrecer información sobre otros nutrientes, como hierro, fósforo y magnesio. En el caso de esta etiqueta alimentaria, el producto aporta cantidades sustanciales de tiamina (B_1), riboflavina (B_2), niacina (B_3) y vitamina B_6, todas las cuales son importantes para la salud cerebral. Estos valores se expresan en forma de porcentaje de los valores diarios, la cantidad diaria recomendada basada en una dieta de 2000 calorías. Como establece la etiqueta, tus necesidades pueden ser mayores o menores en el caso de ciertos nutrientes.

Ingredientes. Esta parte de la etiqueta, que no está en la sección de información nutricional, enumera los ingredientes del producto en orden de cantidad. Los ingredientes que aparecen antes están presentes en mayor cantidad. Por tanto, si el azúcar, el sirope de maíz con alto contenido en fructosa o la harina blanca son el ingrediente número uno, sabrás que ese no es el mejor producto para la dieta APT.

- **Come pescado rico en ácidos grasos omega-3 por lo menos dos veces por semana.** Entre las buenas opciones se incluyen el salmón, la caballa, la trucha de lago, los arenques, las sardinas y el atún blanco del norte. No frías el pescado, y no comas cantidades grandes de marisco, que técnicamente no pertenece a la categoría de alimentos saludables para el cerebro; aunque, con moderación, puede aportar una cantidad razonable de proteína. El tamaño de ración recomendado es de 180 gramos.
- **Come carne magra de vaca alimentada con pasto o carne de cerdo magra no más de una vez por semana.** El tamaño recomendado de la ración es de 180 gramos.

- **Entre cuatro y ocho huevos por semana.** Las investigaciones no nos han indicado cuántos huevos podemos comer cada semana y seguir manteniendo una buena salud, pero nos *ha* informado sobre el rico aporte de nutrientes contenidos en cada huevo. Para la mayoría de las personas, entre cuatro y ocho huevos por semana no sólo son seguros, sino también beneficiosos. Dependiendo de tus necesidades proteicas y nutricionales, además de tu estado de salud, se pueden comer más de ocho por semana. (Habla sobre esto con tu médico). Recuerda que, aunque la yema de huevo contiene grasa saturada y colesterol, las investigaciones *no* han demostrado que las yemas de huevo aumenten el colesterol o el riesgo de enfermedad cardíaca. Siempre que sea posible, elige huevos de granja.
- **Come lácteos bajos en grasa o sin grasa con moderación, preferiblemente de vacas alimentadas con pasto.** Intenta tomar una o dos raciones al día: preferiblemente 180 gramos de yogur griego bajo en grasa, con cultivos vivos y activos, más entre 120 y 240 mililitros de leche al 1 por 100, y entre 30-60 gramos de queso bajo en grasa. Intenta minimizar los productos lácteos de vacas no alimentadas con pasto y los que tienen toda su grasa a no más de seis raciones a la semana. Insistimos en los productos lácteos elaborados con vacas alimentadas con pasto porque las investigaciones demuestran que estos productos tienen un alto contenido en ácidos grasos omega-3, muy saludables. (*Véase* el capítulo 6 para más información sobre los ácidos grasos omega-3).
- **Si eres vegetariano, come raciones abundantes de las proteínas saludables para el cerebro expuestas en el capítulo 3.** Entre las buenas elecciones tenemos los frutos secos y las legumbres (garbanzos, guisantes, lentejas, judías de lima, judías arriñonadas, judías pintas, alubias de soja y judías negras). El tamaño de una ración de legumbres es de media taza, cocinadas. Una ración de frutos secos pesa aproximadamente 30 gramos, pero comprueba en la etiqueta el tamaño de la ración. Puesto que las legumbres son una forma fácil de optimizar el consumo de proteína y de fibra, los no vegetarianos también deben tomar varias raciones de legumbres cada semana. La quinoa es otra excelente opción con alto contenido en proteína.

✓ **Come grasas saludables para el corazón y evita o minimiza las grasas que pueden dañar tu corazón y tus vasos sanguíneos.** Sigue estas pautas:

- **Come cantidades moderadas de grasas monoinsaturadas.** Elige aceite de oliva como principal aceite e intenta tomar 1 cucharada sopera diaria, con un consumo diario máximo de unas 2 cucharadas soperas al día. Toma también algunas raciones de frutos secos cada semana (aproximadamente 30 gramos o un puñado pequeño), como avellanas y almendras, y disfruta de medio aguacate varias veces por semana. Estos alimentos son ricos en grasas saludables para el corazón y para el cerebro.

- **Ten cuidado con tu consumo de grasas saturadas.** Intenta tomar un máximo del 10 por 100 de las calorías diarias totales. Para conseguirlo, come sólo carnes magras; elige carne de ave blanca sin piel; limita la mantequilla y otros productos que tengan toda su grasa y que no procedan de animales criados con pasto; y limita las comidas fritas o rápidas a no más de una a la semana; preferiblemente, cero veces a la semana.

- **Limita la mantequilla, la crema y la mayonesa a menos de una cucharada sopera al día.**

- **Evita todas las grasas trans.** Para permanecer alejado de esta grasa nociva para el corazón –presente en los alimentos envasados, especialmente los de pastelería–, no compres ningún producto que contenga grasas o aceites parcialmente hidrogenados.

✓ **Come sólo de 100 a 120 gramos de hidratos de carbono diarios, intentando elegir alimentos con bajo índice glucémico todos los días a la semana que puedas; lo ideal es cinco o más.** Sigue estas pautas cuando elijas los hidratos de carbono:

- **Come cantidades moderadas de granos integrales: de una a tres raciones al día de granos integrales y panes integrales, y cereales que tengan un alto contenido en fibra y un índice glucémico moderadamente bajo.**

- **Come al menos una ración diaria de hortalizas con hojas verdes (cuanto más, mejor); y por lo menos una ración diaria de hortalizas crucíferas, como el brécol y la coliflor u otras hor-**

talizas que tengan un índice glucémico bajo, como pimientos, setas, cebollas, judías verdes y calabacín. El tamaño de una ración es de 1 taza del alimento crudo, o media taza, cocinado.

- **Come al menos una ración de frutas de índice glucémico bajo o moderado cada día.** Recomendamos encarecidamente tomar de dos a cuatro raciones semanales de bayas, especialmente fresas y arándanos. El tamaño de una ración es de media taza. Evita tomarlas en forma de zumo y otros métodos de preparación que eliminen la fibra beneficiosa, y ten cuidado con los «batidos», que pueden elaborarse con toneladas de azúcar añadido.

- **Limita los azúcares añadidos a menos de 50 gramos diarios.** En lo relativo al azúcar, menos es más. Comer azúcar refinado aumenta el deseo de tomar hidratos de carbono, especialmente hidratos de carbono de un índice glucémico superior. Algunos expertos creen que el enfoque bajo en hidratos de carbono de la dieta APT se sigue más fácilmente cuando se minimiza el consumo de azúcar. Siempre que sea posible, en lugar de utilizar azúcar de mesa, endulza tu comida con sirope de agave, que es un producto de bajo índice glucémico que no genera picos de azúcar en sangre.

- **Limita la pastelería, los dulces y el helado a no más de dos veces por semana, y toma raciones lo más pequeñas que puedas.**

✓ **Incluye habitualmente café o té con cafeína, y polvo de cacao negro y purificado.** De una a tres tazas de café con cafeína (unos 360 mililitros diarios) ha demostrado tener efectos protectores del cerebro. El café descafeinado está bien, pero hay más pruebas en apoyo del café con cafeína. Si lo prefieres, beber té también parece ser beneficioso, pero hay menos pruebas que con el café. Por sus efectos antioxidantes, añade cacao en polvo a tu café, yogur o batido bajo en azúcar. Tu objetivo es añadir entre 375 y 650 mililitros de flavanoles de cacao al día. Comprueba el envase o considera la posibilidad de utilizar CocoaVia, que se ha estudiado en ensayos clínicos. Comienza con una pequeña cantidad para asegurarte de que puedes tolerarlo, y aumenta lentamente la cantidad según pasan las semanas. (Algunas personas experimentan efectos secundarios como dolores de cabeza leves). Puesto que el cacao oscuro es amargo, probablemente tengas que añadir un poco de edulcorante a tu café, preferiblemente sirope de agave, que tiene un índice glucémico bajo. (Para más información sobre los flavanoles del cacao y sobre el cacao en polvo, *véase* la página 204). Limítate a mantener el límite de 50 gramos diarios. Para evitar interferir con el sueño, intenta evitar las bebidas con cafeína después de almorzar.

✓ **Bebe alcohol con moderación.** Las mujeres deben limitarse a una ración diaria; los hombres a dos raciones. La mayoría de los expertos recomiendan una ración de 150 mililitros de vino tinto para una salud cerebral óptima, pero no está claro qué tipo de alcohol es mejor. Otras opciones son 360 mililitros de cerveza (pero ten cuidado con el contenido en hidratos de carbono) o 45 mililitros de licor fuerte.

✓ **Maximiza tu consumo de antioxidantes.** Mantén tu dieta a base de un alto contenido en hortalizas de hojas verdes, bayas, café, té y cacao en polvo, que son ricos en antioxidantes saludables para el cerebro. Consulta las recomendaciones anteriores sobre estos alimentos.

✓ **Utiliza alimentos frescos siempre que sea posible, y cuando compres alimentos envasados elige bien de acuerdo con sus ingredientes.** Ya sabes algo sobre algunos de los ingredientes que debes evitar, como las grasas trans, la harina refinada y el azúcar. También te interesa elegir alimentos con la menor cantidad de ingredientes posible: cuanto menos, mejor. Por último, limítate a ingredientes que conozcas. Si no puedes pronunciar un ingrediente o no sabes qué es, elige un producto distinto.

✓ **Al menos tres noches por semana, evita comer durante doce a catorce horas —entre la cena y el desayuno—, si puedes tolerarlo. Durante dos noches a la semana, evita comer durante catorce a dieciséis horas, si puedes tolerarlo.** Ten en cuenta que el agua, el té y otras bebidas sin alcohol y sin calorías pueden tomarse durante el ayuno. Evita los edulcorantes artificiales. (Consulta el recuadro siguiente).

Aunque la mayoría de las personas pueden tolerar este período de privación calórica, asegúrate de hablarlo con tu médico antes de intentarlo. Si tienes algún síntoma de mareos, debilidad o aturdimiento, abandona el ayuno. Asimismo, si tienes algún problema médico como la diabetes y eres propenso a la cetoacidosis diabética, debes tener precaución y la aprobación de tu médico de cabecera si es necesario.

Los edulcorantes artificiales y la dieta APT

Durante los últimos años, cada vez hay más pruebas que han demostrado que los edulcorantes artificiales pueden no ser ideales en lo relativo a tu salud. Aunque es un tema complicado con algo de incertidumbre, la dieta APT no respalda el uso rutinario de estos edulcorantes. Diversos estudios han demostrado que un consumo mayor de estas sustancias está asociado a un mayor riesgo de síndrome metabólico, aumento de peso, diabetes tipo 2 e ictus.

Harás un gran servicio a tu salud en general y a la salud de tu cerebro si satisfaces tu ansia de dulces con fruta integral con edulcorantes naturales, enfatizando las opciones de bajo índice glucémico. (*Véase* el recuadro de la página 150). Si necesitas añadir edulcorante a bebidas como el café y el té, intenta utilizar sólo una pequeña cantidad de un edulcorante de índice glucémico menor como el sirope de agave, y limitar los azúcares añadidos a menos de 50 gramos diarios.

Tus objetivos relacionados con el estilo de vida

Las investigaciones han demostrado que, además de una dieta saludable para el cerebro, una combinación de hábitos beneficiosos –incluyendo el ejercicio físico, permanecer mentalmente activo y aliviar el estrés– puede reducir tu riesgo de alzhéimer. Esfuérzate por incluir lentamente los siguientes hábitos en tu vida y tu cerebro recogerá sus frutos.

Practica actividad física habitualmente

A menos que ya estés siguiendo un buen programa de ejercicio, es esencial aumentar tu actividad física según lo toleres y según apruebe tu médico de cabecera. El ejercicio aumenta el riesgo sanguíneo hacia el cerebro y por todo el cuerpo, y reduce y ayuda a controlar los factores de riesgo de deterioro cognitivo, como el colesterol alto, la hipertensión y la diabetes. Recomendamos que hagas ejercicio por lo menos tres o cuatro veces por semana, entre 45 y 60 minutos por sesión. Aunque las investigaciones no hayan demostrado concluyentemente la cantidad y el tipo óptimos de ejercicio para proteger el cerebro, se recomienda una mezcla de ejercicio cardiovascular (también conocido como ejercicio cardio o aeróbico) y entrenamiento con resistencia/peso, entre 160 y 180 minutos por semana. También recomendamos que, si es posible, midas tu porcentaje de grasa corporal, el tamaño de tu cintura y tu peso, cada mes, más o menos. (*Véase* el recuadro de la página 70 para saber más sobre estas medidas). Si ya eres físicamente activo, resulta esencial mantener tu masa muscular con el paso del tiempo. Si has sido menos activo, probablemente necesites recuperar tu masa muscular. Conforme envejecemos, es normal que el porcentaje de grasa corporal aumente y que la masa muscular magra disminuya. Luchar contra ese deterioro es esencial para una salud cerebral óptima. Si la motivación es un problema, considera la posibilidad de contratar a un entrenador personal que entrene contigo cada semana. El tiempo dedicado al ejercicio físico es esencial y *necesario* si quieres mejorar su salud cerebral. Por último, cuando permanezcas sentado durante mucho tiempo, considera la posibilidad de utilizar una pelota de equilibrio o un escritorio «de pie» como una estación de trabajo Ergotron, para mantener más músculos en uso durante el día. (*Véase* la página 210 del capítulo 6 para una exposición más detallada del ejercicio físico).

Practica una buena higiene del sueño

Los estudios han demostrado que el sueño limpia el cerebro de betaamiloide, una sustancia que se sabe que se acumula en los cerebros de pacientes con enfermedad de Alzheimer. Por esa razón, recomendamos encarecidamente que duermas al menos siete y media u ocho horas cada noche. Para optimizar tu capacidad para quedarte dormido, evita enviar mensajes, comprobar el correo electrónico o utilizar cualquier aparato electrónico que emita una luz azul entre treinta y cuarenta y cinco minutos antes de irte a la cama. La luz azul artificial ha demostrado evitar la liberación de melatonina, una hormona que reduce el estado de alerta y ayuda a inducir el sueño. También puedes probar a irte a la cama y despertarte a las mismas horas cada día, evitar las pastillas para dormir y, como dijimos antes, evitar tomar bebidas con cafeína después del almuerzo. Aunque se utilizan mucho los medicamentos para dormir, hay algunas pruebas recientes que demuestran una posible relación entre algunas de estas medicaciones y el desarrollo de la EA. Se necesitan más investigaciones para aclarar este punto. Además, si sufres de apnea del sueño –que se caracteriza por una somnolencia excesiva durante el día y ronquidos durante la noche–, es altamente recomendable que consultes a un profesional médico cualificado, como un especialista en el sueño. Cuando existe apnea del sueño, se recomienda el tratamiento para minimizar los efectos negativos de la privación de oxígeno en el cerebro durante la noche. (A fin de informarte sobre el uso de medicamentos para tratar el insomnio, *véase* el capítulo 7, página 241).

Mantener el cerebro ocupado

Aprender algo nuevo es una de las mejores formas de mantener tu cerebro en funcionamiento. Prueba a aprender un nuevo idioma (o revisar algún idioma que hablaras antes); estudia una nueva materia; o adopta una nueva afición, especialmente en un contexto de grupo. Elige una actividad que disfrutes de verdad y practícala. Asimismo, intenta aumentar la vida social, ya sea de persona a persona o mediante programas de actividad de tu localidad, clases de educación de adultos o clubes. Las investigaciones demuestran que las personas que se comprometen en una interacción social frecuente tienden a mantener la vitalidad de su cerebro. Estas interacciones son especialmente efectivas cuando combinan actividades físicas, mentales y sociales. (Para más información sobre el aumento de la actividad mental y la socialización, *véase* la página 215 del capítulo 6).

Aprende a tocar un instrumento musical

Crear música requiere actividades neuronales complejas que ayudan a construir nuevas rutas cerebrales, que son esenciales para retrasar el deterioro cognitivo y conservar la salud del cerebro. Por tanto, no es de extrañar que este pasatiempo se haya asociado a un riesgo menor de enfermedad de Alzheimer. Sigue tocando un instrumento musical, aprende a tocar uno o coge uno que tocaras antes, y vuelve a hacerlo habitualmente. Si es posible, asiste a clases de música o forma parte de un grupo musical local, ya que esto permitirá que haya actividades sociales beneficiosas que formen parte de la experiencia. Cuando elijas alguna actividad, musical o de otro tipo, concéntrate en aquella que disfrutes, y no las que consideres frustrantes o desagradables.

¡Quítate el estrés!

El estrés puede conllevar problemas para el cerebro, limitando el crecimiento de las células nerviosas, causando la atrofia del hipocampo (la zona de la memoria del cerebro), elevando tu riesgo de padecer alzhéimer y acelerando la progresión de la EA. Las personas con vidas laborales frenéticas deberían tener en cuenta que cada cuatro o cinco años de estrés laboral suponen un año *adicional* de envejecimiento cerebral. Evidentemente, minimizar el estrés en tu vida es esencial para proteger el funcionamiento de tu cerebro. Elige algún procedimiento para reducir el estrés —ya sea yoga, meditación, acupuntura o entrenamiento de conciencia plena— e intégralo en tu vida. Para reducir más el estrés, tómate unas vacaciones de vez en cuando, por lo menos cada tres o cuatro meses, aunque sea sólo un fin de semana largo. (Para informarte más sobre el estrés, *véase* la página 160 del capítulo 6).

Participar en un programa de formación

Si no lo has hecho ya, abre una cuenta gratuita en la página web Alzheimer's Universe (www.AlzU.org). Este sitio lo crearon las organizaciones Weill Cornell Medicine y New York-Presbyterian y colaboradores de todo el mundo, y ofrece diversas lecciones y actividades disponibles para ayudarte a optimizar y entender un enfoque exhaustivo para la salud cerebral. Comenzarás realizando un cuestionario que te llevará entre cinco y diez minutos, seguido de lecciones y actividades. Cuantas más lecciones completes, más te «desbloquearás» y más aprenderás sobre la salud cerebral en términos generales.

·· EL PLAN DIETÉTICO DE NUEVE SEMANAS ··

Ahora que conoces los principios dietéticos básicos y los relacionados con el estilo de vida de la dieta de prevención y tratamiento del alzhéimer, estás preparado para iniciar el plan de nueve semanas. Sí, este programa requerirá algo de tiempo y esfuerzo. Pero, como pronto verás, es bastante fácil de implementar porque te permite hacer cambios saludables *gradualmente*. En realidad, durante la semana 1 no harás ningún cambio dietético ni en tu estilo de vida, en absoluto. En su lugar, evaluarás tus hábitos dietéticos y empezarás a aprender más sobre los alimentos que sueles comer, de forma que puedas comenzar a hacer elecciones mejor informadas. También planificarás procedimientos con los que podrás hacer que tus actividades diarias contribuyan más a tu salud cognitiva, además de conseguir que sean más satisfactorias. Después, en las semanas siguientes, introducirás modificaciones, haciendo unos pocos cambios cada semana.

Aunque hemos diseñado nuestro programa para que tenga la mayor tasa de éxito posible, somos conscientes de que puede que no estés preparado para comprometerte por completo en todos sus aspectos en este mismo momento. No hay problema, porque hacer incluso algo para mejorar tu salud cerebral es mejor que no hacer nada en absoluto. Más importante es que te comprometas a mejorar su salud cerebral y que empieces a emprender acciones, poco a poco. Nuestro plan dietético de nueve semanas está pensado para que te ponga de camino hacia el éxito.

SEMANA 1 DE LA DIETA APT

Durante la semana 1 no harás ningún cambio en tu dieta habitual ni en tu estilo de vida. En su lugar, evaluarás tu situación actual –qué alimentos tienes en tu casa y cuáles sueles comer– y averiguarás lo que tienes que hacer para empezar a lograr que tu vida conlleve una mejor salud para el cerebro. La disponibilidad de alimentos en tu casa tiene un efecto enorme en lo que comes. Si llenas tu cocina de comida basura, te resultará casi imposible evitar los tentempiés cargados de azúcar y grasa. Si llenas tu cocina de frutas y hortalizas frescas, proteínas magras, granos integrales y otras buenas elecciones, te sentirás obligado a mejorar tu dieta porque habrás tenido a tu disposición buenos alimentos.

Durante este período de transición, acostúmbrate a leer las etiquetas de información nutricional y la lista de ingredientes de los alimentos envasados, preparándote para la semana 2. (*Véase* el recuadro de la página 126). En otras palabras, esta semana se dedica principalmente a construir los cimientos de una vida saludable para el cerebro. Las semanas siguientes partirán de esta base.

Algunas personas están deseosas de empezar a hacer ya mismo cambios dietéticos saludables. Si estás listo para comenzar, no esperes. Finaliza el trabajo preparatorio que describiremos y comienza inmediatamente la «dieta para la semana 2». Sigue las pautas dietéticas para la semana 2 durante dos semanas, antes de pasar a la semana 3.

Planificación y preparación para la semana 1

- Identifica tres de tus tentempiés favoritos que no sean saludables para el cerebro y tres comidas favoritas no saludables para el cerebro que consumas habitualmente. ¿Corres porque llegas tarde al trabajo y necesitas tomar un tentempié en el camino? Una rosca de pan rellena de mermelada y un capuchino frío dulce con leche, cargado de crema, no son saludables para el cerebro. ¿No tienes tiempo para almorzar? Dos porciones de pizza y un refresco proporcionan más hidratos de carbono y grasa saturada de lo que necesita tu cuerpo. Son ejemplos de los numerosos tentempiés y comidas que, cuando se toman habitualmente, no son compatibles con una salud cerebral óptima. Anota esta información en el registro de nutrición y actividad que da comienzo en la página 273 o en el sistema de seguimiento nutricional del alzhéimer. Esto te proporcionará un registro de los mayores «enemigos» de la dieta, que sustituirás con alternativas más saludables para el cerebro en las próximas semanas.
- Mira en tu despensa y tu frigorífico e identifica todos los alimentos que no hacen posible una comida saludable, como los tentempiés cargados de azúcar, los alimentos procesados a base de hidratos de carbono refinados y los alimentos grasos como las patatas fritas. Piensa algunas soluciones. Por ejemplo, rechazarás todos los alimentos que no encajen en la

dieta APT y no los volverás a comprar, o hazlo sólo ocasionalmente y en cantidades limitadas. (Considera la posibilidad de donar los alimentos no abiertos y no perecederos al banco de alimentos de tu localidad). Anota esta información en tus plantillas de registro o en el sistema de seguimiento nutricional para el alzhéimer.

- Informa a tu familia y a tus amigos íntimos de los cambios que vas a hacer para seguir tu nueva dieta saludable para el cerebro. Esto sirve para tres propósitos. En primer lugar, los miembros de tu familia esperarán cambios en la dieta de tu casa y sabrán por qué los haces. En segundo lugar, el proceso de modificar tu dieta será más fácil y divertido cuando la gente que te rodea te apoye. En tercer lugar, una vez que anuncies estos cambios, te sentirás responsable ante otras personas y será más probable que sigas tu plan. Ajustar tu dieta constituye un enfoque para todo un equipo, y tener de tu lado a tus personas cercanas te dará más probabilidades de tener éxito.

- Cuando vayas a comprar comida, elige tres tentempiés saludables para el cerebro. (*Véase* el recuadro de la página siguiente para tener algunas ideas). Recuerda que vas a tomar alimentos bajos en hidratos de carbono y con alto contenido en proteína y nutrientes, por lo que debes mirar en las etiquetas de información nutricional los gramos de azúcar, proteína, etc.

Dieta para la semana 1

- No hagas aún ningún cambio dietético. Simplemente sé consciente de tus hábitos actuales y piensa en cómo vas a sustituir los alimentos que hay en tu cocina con otros que formen una dieta saludable para el cerebro.

- Lee las etiquetas de información nutricional y las listas de ingredientes de *todos* los productos alimenticios que compres o comas. Esto te familiarizará con tu dieta actual, de forma que entiendas qué tendrás que hacer para elegir mejor los alimentos. (*Véase* el recuadro de la página 126 sobre cómo leer una etiqueta de información nutricional).

Tentempiés saludables para el cerebro

Los tentempiés saludables para el cerebro te permitirán sentirte satisfecho durante todo el día mientras nutres y proteges tu cerebro. Debajo encontrarás una gran variedad de tentempiés saludables, y muchos –como el yogur, los frutos secos y el hummus– mejorarán tu consumo de proteína a la vez que proporcionan nutrientes importantes. Recuerda que los tentempiés se consideran parte de tu dieta, por lo que debes elegir siempre tentempiés entre las comidas teniendo en cuenta el límite de hidratos de carbono diario.

- 1 rebanada de pan de trigo integral untada con 1 cucharada sopera de mantequilla de cacahuete u otra mantequilla de frutos secos, como almendra o anacardo. (Busca marcas sin azúcares añadidos).

- Media taza de fresas, arándanos o frambuesas.

- Media taza o media fruta de otra que no sean bayas, entre ellas el albaricoque, el pomelo, las naranjas, los melocotones y las ciruelas. (Para una lista más completa de fruta saludable para el cerebro, *véase* el recuadro de la página 149).

- Un cuarto de taza de almendras, nueces o avellanas.

- 1 loncha de queso bajo en grasa.

- 1 envase (180 gramos) de yogur bajo en grasa o sin grasa, griego o normal, preferiblemente de vacas alimentadas con pasto.

- 5 galletas saladas de grano integral, junto con 30 gramos de queso bajo en grasa, si se desea.

- Hortalizas crudas sin límite (zanahorias, pepinos, brécol, apio, tomates cherry o coliflor), con un cuarto de taza de salsa a base de yogur, hummus o guacamole.

- Media taza de requesón bajo en grasa (preferiblemente de vacas alimentadas con pasto).

- Tallos de apio sin límite, con 2 cucharadas soperas de mantequilla de frutos secos.

- Medio aguacate aderezado con zumo de limón fresco o salsa caliente.

- Media taza de quinoa cocinada.

- 1 o 2 huevos duros (preferiblemente de gallinas de corral).

- 1 taza de edamame al vapor o hervido (habas de soja jóvenes), ligeramente aderezado con sal.

- 3 lonchas (unos 60 gramos en total) de pavo o pollo asados, aderezadas con mostaza y enrolladas. (Si se desea, enrollar con hojas de lechuga u otras hortalizas para obtener más fibra y nutrientes).

- La mayoría de la gente come muchos más hidratos de carbono de lo que creen. Puesto que una de las claves para proteger tu salud cerebral es reducir tu consumo de hidratos de carbono, es esencial que seas consciente de la cantidad que estás comiendo ahora. Durante dos días –un día laborable y un día del fin de semana– anota todo lo que comes, y observa la cantidad de hidratos de carbono de cada producto. Si comes alimentos envasados, será fácil saber los gramos de hidratos de carbono por ración mirando en la lista de información nutricional. Si comes alimentos frescos u otros que por alguna razón no incluyan información nutricional, consulta en la página web Supertracker del USDA. (*Véase* la lista de recursos de la página 263). Por último, calcula tus hidratos de carbono para cada día y registra las cantidades totales en el registro de nutrición y actividad de la página 273 o en el sistema de seguimiento nutricional del alzhéimer, incluido en la página web Alzheimer's Universe. Sabemos que te sorprenderás de la cantidad que estás comiendo, muchos más que los 100-120 gramos que será tu objetivo de la semana 9.

Estilo de vida y ejercicio para la semana 1

- Comprueba y registra tu peso para establecer tu punto de partida, utilizando una báscula a la que tengas acceso las próximas semanas. Lo ideal que es que compruebes tu peso cada pocas semanas –en las semanas 4 y 7, por ejemplo–, siempre a la misma hora del día (preferiblemente por la mañana). Ahora es un momento excelente para determinar tu porcentaje de grasa corporal, si tienes disponible las herramientas necesarias. Si no, puedes por lo menos medir tu cintura y tus caderas y tener una aproximación a tu grasa visceral. (*Véase* el recuadro de la página 70 para saber más).

- El conocimiento es poder en la lucha contra la EA. Por tanto, como ya te hemos indicado, inscríbete y completa el curso gratis de Internet de la página web Alzheimer's Universe. Las lecciones tratan sobre diversos temas, con énfasis en la nutrición y el estilo de vida. Tardarás entre cinco y diez minutos para cada una, por lo que no te llevarán demasiado tiempo.

- Con la ayuda de tu médico, un monitor de *fitness* o un entrenador personal, identifica y anota una serie de ejercicios que podrías realizar con total seguridad durante al menos 20 minutos cada uno, tres veces a la semana. Mientras tomas en consideración los posibles ejercicios, recuerda tres cosas importantes:

  En primer lugar, si no eres muy activo en este momento, cuando comiences el programa de ejercicio físico tu actividad no debe ser demasiado agotadora, ni requiere sudar ni acudir a un gimnasio para que sea eficaz.

  En segundo lugar, los beneficios del ejercicio físico son acumulativos, por lo que, aunque recomendemos que lo ideal es reservar cierta cantidad de tiempo para el ejercicio físico, 5 minutos de actividad, cuatro veces al día, es lo mismo que 20 minutos de una sola vez. (Esto podría ser tan sencillo como comprometerte a subir las escaleras en lugar de utilizar el ascensor, caminar rápidamente alrededor de tu bloque de viviendas una vez más o coger el hábito de hacer diez flexiones antes de cada ducha). Si estás presionado por el tiempo, esta estrategia, combinada con algo de tiempo adicional cada día, te dará una mayor posibilidad de éxito.

  En tercer lugar, asegúrate de elegir una actividad de la que disfrutes. Cuanto más ameno sea el ejercicio, más probable será que lo realices a largo plazo. (*Véase* la página 210 para más información sobre el ejercicio físico).

  El tipo y duración de tu ejercicio físico pueden anotarse en el registro de nutrición y actividad de la página 273, o en el sistema de seguimiento nutricional para la enfermedad de Alzheimer. Éste puede ser también un buen momento para considerar la posibilidad de utilizar una aplicación o un dispositivo para hacer ejercicio físico. Muchos son gratis o incluso vienen incluidos en los teléfonos móviles, y suponen una buena forma de establecer objetivos y controlar el progreso con el paso del tiempo. Si ya sigues un estilo de vida activo, mantenlo. Mantén tu programa, intenta aumentarlo lentamente con el paso del tiempo y diversifica tu experiencia para que tu rutina incluya ejercicios de cardio (aeróbicos) y con resistencias/peso.

- Elige alguna nueva actividad que mantenga tu cerebro activo, como hemos explicado antes, en este mismo capítulo (*véase* la página 137). Si no eres muy sociable, piensa en procedimientos con los que puedas implicarte más con la familia, los amigos o ciertos grupos sociales de tu comunidad. Si te invade el estrés, piensa formas con las que puedas liberar la tensión y sentirte tranquilo.

SEMANA 2 DE LA DIETA APT

Durante la semana 2 empezarás a cambiar el entorno alimentario de tu casa y probarás nuevos alimentos saludables para el cerebro. También empezarás a seguir la dieta APT, que –dependiendo cómo hayas estado comiendo– puede requerir un gran cambio en tus compras, preparación de la comida y hábitos alimentarios, o posiblemente sólo requiera cambios de pequeña entidad.

Planificación y preparación para la semana 2

- Renueva el entorno alimentario de tu casa. Durante la semana 1 identificaste los alimentos poco saludables que tenías en tu cocina. Ahora ha llegado el momento de preparar sólo comidas que contribuyan a tu salud cerebral y que tengas disponibles en tu casa. Por supuesto, deberías empezar a tirar las patatas fritas, las galletas, los cereales con alto contenido en azúcar y otros alimentos que pueden dañar tu salud. Después, llena tu cocina de frutas frescas, hortalizas y otros alimentos que protegen el cerebro. (Para tener una guía, *véase* el recuadro de alimentos recomendados de la página 149).

- Piensa en cómo puedes reestructurar cualquier comida poco saludable que hagas normalmente, de forma que pase a ser saludable para el cerebro. En lugar de empanar y freír carne oscura de pollo, puedes hacer o comprar pechuga de pollo sin piel, hervida, salteada o a la parrilla. En lugar de cocinar patatas fritas congeladas, hierve algo de brécol, espinacas o col. En lugar de tomar tus bebidas favoritas cargadas de azúcar, como indica el envase, dilúyelas mezclándolas con algo de agua y hielo para reducir tu consumo diario de hidratos de carbono. Experimentar y encontrar varias comidas saludables para el cerebro es esencial para mantener contentos a tu cerebro y tu tripa al mismo tiempo. (*Véanse* los menús de ejemplo a partir de la página 179 para tener más ideas).

- Compra tres nuevos tentempiés saludables para el cerebro, de forma que ahora tengas en la casa un total de seis tentempiés saludables para el cerebro. (*Véase* el recuadro de la página 142 para tener ideas sobre los tentempiés).

- Compra una amplia variedad de frutas frescas de bajo índice glucémico, especialmente bayas y hortalizas de bajo índice glucémico. (*Véanse* las listas en la página 149).

- Compra al menos una ración de pescado rico en omega-3. (*Véase* la lista de la página 149).

- Compra cacao negro en polvo. (*Véase* la página 204).

Dieta para la semana 2

Ésta es la primera semana en que harás cambios en tu dieta, como explicamos más abajo. Si necesitas listas de alimentos recomendados para la dieta APT, consulta la página 149; y si necesitas ayuda para reunir una lista de comidas y tentempiés que cumplan las pautas de la semana 2, consulta los ejemplos de menú de la página 179. Cuando prepares y tomes las comidas, asegúrate de llevar un seguimiento del consumo de hidratos de carbono utilizando el registro de nutrición y actividad que comienza en la página 273 o el sistema de seguimiento nutricional para la enfermedad de Alzheimer que se puede encontrar en la página web Alzheimer's Universe (*véase* la página 267).

- Limita los hidratos de carbono a 140-160 al día.

- Come al menos 1 gramo de proteína por cada kilogramo de peso corporal. (*Véase* la página 97).

- Básate en la carne de pollo blanca sin piel, la carne de pavo blanca sin piel y los huevos como tu fuente principal de proteína originaria de animales. Utiliza legumbres, frutos secos y semillas como tu fuente principal de proteína vegetal.

- Come por lo menos una ración de pescado graso (unos 180 gramos) esta semana.

- Come no más de seis raciones (de unos 180 gramos) de carne roja o de cerdo magra, de animales alimentados con pasto, esta semana.

- Come al menos una ración de hortalizas (media taza cocinadas o una taza crudas) cada día.

- Come al menos dos raciones de bayas (media taza cada una) esta semana.

- Come hasta una ración adicional (media taza cada una) de otras frutas enteras cada día.

- Come de dos a cuatro raciones (media taza cada una) de granos integrales o de pan de trigo integral (1 rebanada cada una) al día.

- Come una o dos raciones diarias de lácteos bajos en grasa o sin grasa, como por ejemplo leche (240 mililitros), queso (de 30 a 60 gramos) y yogur (180 gramos). Elige productos lácteos de vacas alimentadas con pasto siempre que sea posible. Minimiza el uso de productos lácteos con toda su grasa (no más de seis raciones esta semana).

- Utiliza el aceite de oliva como tu aceite principal y añade más grasas monoinsaturadas a tu dieta comiendo unas cuantas raciones de frutos secos (de 30 gramos cada una) y unas cuantas mitades de aguacate durante la semana.

- Limita la mantequilla, la crema y la mayonesa a menos de 1 cucharada sopera al día.

- Limita las comidas rápidas y los alimentos fritos a no más de dos o tres comidas durante esta semana.

- Limita la pastelería, los dulces y el helado a no más de tres o cuatro raciones durante esta semana, y toma raciones lo más pequeñas posible.

- Toma dos o más raciones diarias de café, té o cacao negro en polvo. (Puedes añadir el cacao en polvo al café. Tienes más detalles en la página 204).

- Bebe alcohol con moderación. Las mujeres no deben tomar más de una ración al día; los hombres, no más de dos raciones.

- Limita los azúcares añadidos a menos de 75 gramos diarios.

- Como expusimos en el recuadro de la página 135, no defendemos el consumo de bebidas con edulcorantes artificiales. Si actualmente tomas cantidades elevadas de estas bebidas, te recomendamos reducir su consumo lentamente durante las próximas semanas.

- Como mínimo dos noches de esta semana, evita comer durante al menos entre diez y doce horas entre la cena y el desayuno si puedes tolerarlo. Se puede tomar agua, té sin edulcorar, café negro (descafeinado) y otras bebidas sin calorías durante este período.

Estilo de vida y ejercicios para la semana 2

- En la sección sobre el estilo de vida y el ejercicio de la semana 1 (*véase* la página 143), elegiste unos cuantos ejercicios que puedes realizar durante 20 minutos cada uno. Esta semana, pasa al menos 20 minutos realizando uno de esos ejercicios. Si sueles hacer más ejercicio que lo señalado, prueba a aumentar tu actividad en 20 minutos. Recuerda que, cuando llegues a la semana 9, el objetivo será de 160 minutos de ejercicio, con una mezcla de cardio (aeróbicos) y entrenamiento con resistencia/peso. Después de la semana 9, te animamos a incrementar tu ejercicio físico a 180 minutos a la semana.

- En la sección sobre el estilo de vida y el ejercicio de la semana 1 (*véase* la página 143), elegiste una actividad que ayudaría a mantener tu cerebro ocupado. Esta semana, participa en esa actividad durante al menos una hora. Si has identificado el estrés como un problema en tu vida, pasa al menos una hora adicional utilizando la técnica de reducción del estrés de tu elección.

Alimentos recomendados para la dieta de prevención y tratamiento del alzhéimer

La dieta de prevención y tratamiento del alzhéimer da prioridad a los alimentos nutritivos de índice glucémico medio o bajo que han demostrado contribuir a una buena salud cerebral. Las siguientes listas proporcionan una útil guía para incluir los mejores alimentos en tu dieta APT.

HORTALIZAS RECOMENDADAS

Las hortalizas son una parte importante de cualquier dieta saludable. Para alimentar y proteger tu cerebro te interesará ceñirte a las hortalizas de hojas verdes, las crucíferas y otras hortalizas de índice glucémico bajo. Elige de las listas de debajo y sigue las raciones recomendadas en la sección «Tus objetivos dietéticos últimos», en este mismo capítulo.

Hortalizas de hojas verdes

• Rúcula	• Hojas de diente de león	• Espinacas
• Bok choy	• Col kale	• Acelgas

- Achicoria
- Berzas

- Hojas de mostaza
- Lechuga romana

- Hojas de nabo
- Berro

Hortalizas crucíferas

- Brécol
- Coliflor

- Coles de Bruselas
- Repollo

- Rabanillos de todo tipo

Otras hortalizas de bajo índice glucémico

- Cogollos de alcachofa
- Brotes de bambú
- Calabaza cidra
- Pepino
- Judías verdes
- Quimbombó
- Nabicol
- Calabaza de verano
- Calabacín

- Alcachofas
- Brotes de soja
- Zanahorias
- Berenjena
- Puerros
- Cebollas
- Lechuga
- Tomates

- Espárragos
- Pimientos
- Apio
- Ajo
- Setas
- Vainas de guisantes
- Guisantes dulces
- Castaña de agua

FRUTAS RECOMENDADAS

La fruta –especialmente las bayas– aporta fibra y otros nutrientes importantes que han demostrado nutrir y proteger el cerebro. Para una salud óptima, elige las bayas de bajo índice glucémico y otras frutas enumeradas debajo, y sigue las recomendaciones sobre las raciones que hay en la sección de la página 129.

Bayas

- Zarzamoras
- Frambuesas

- Arándanos
- Fresas

- Moras de Boysen

Otras frutas de bajo índice glucémico

- Manzanas
- Pomelos
- Mangos
- Melocotones

- Albaricoques
- Guavas
- Nectarinas
- Peras

- Cerezas
- Kiwis
- Naranjas
- Ciruelas

GRANOS RECOMENDADOS

Los granos tienen un alto contenido en fibra y otros nutrientes importantes, incluyendo vitaminas B y hierro. Para proteger tu cerebro, elige granos integrales y, cuando sea posible, opta por uno de los granos de bajo índice glucémico enumerados debajo. Sigue siempre las recomendaciones relativas a las raciones citadas en la página 129.

- Cebada
- Bulgur (trigo partido)
- Escandia
- Arroz integral
- Avena
- Arroz salvaje
- Alforfón
- Quinoa

PROTEÍNAS RECOMENDADAS

La dieta de prevención y tratamiento del alzhéimer da prioridad a la proteína, que es necesaria para la estructura y el funcionamiento del cerebro. Elige de entre los siguientes alimentos –que aportarán la proteína que necesitas sin contener una gran cantidad de grasa saturada– y sigue las recomendaciones relativas a las raciones de la página 130.

- Carne de pollo blanca, sin piel, eliminando la grasa.

- Carne de pavo blanca, sin piel, eliminando la grasa.

- Pescado rico en ácidos grasos omega-3, incluyendo el salmón, la caballa, los arenques, la trucha de lago, las sardinas y el atún blanco.

- Carne de vaca alimentada con pasto, como por ejemplo redondo, tapa, solomillo, lomo y carne de vaca picada 95 por 100 magra, eliminando la grasa cuando sea adecuado.

- Carne de cerdo magra, como por ejemplo lomo de cerdo, parte superior asada, solomillo asado, filete magro de cerdo y costillas de cerdo.

- Huevos (de gallinas de granja, cuando sea posible).

- Para los vegetarianos: productos de soja, como tofu y leche de soja; legumbres (*véase* más abajo); frutos secos (*véase* más abajo); y productos lácteos, si se desea (*véase* más abajo).

LÁCTEOS RECOMENDADOS

Los productos lácteos son una buena fuente de proteína, calcio y otros nutrientes, pero también pueden aportar una gran cantidad de grasa saturada. Elige de las siguientes opciones las bajas en grasa o sin grasa, y sigue las recomendaciones relativas a las raciones de la página 131. Lo ideal es que elijas productos elaborados con animales criados con pasto, y que evites especialmente los productos lácteos con toda la grasa, a menos que procedan de animales criados con pasto. Para promover la buena salud del intestino, disfruta del yogur varias veces a la semana, o incluso diariamente, eligiendo yogur con cultivos vivos y activos. (*Véase* la página 83 del capítulo 2 para más información sobre el microbioma).

- Yogur sin grasa o bajo en grasa (normal o griego, con cultivos activos vivos, pero vigila el azúcar añadido).

- Leche baja en grasa (1 por 100) y sin grasa (desnatada) de animales alimentados con pasto.

- Quesos duros sin grasa, reducidos en grasa, bajos en grasa y parcialmente desnatados

- Quesos blandos bajos en grasa (1 por 100) y sin grasa, incluyendo el requesón bajo en grasa y sin grasa, queso fresco y ricota parcialmente desnatado o desnatado.

FRUTOS SECOS RECOMENDADOS

Todos los frutos secos son saludables porque aportan grasas buenas para el corazón, proteínas, vitaminas y minerales, pero los siguientes frutos secos son especialmente nutritivos. Asegúrate de limitar tus raciones (*véase* sección «Tus objetivos dietéticos últimos», en este mismo capítulo), ya que los frutos secos tienen muchas calorías.

• Almendras	• Anacardos	• Avellanas
• Nueces de macadamia	• Nueces pacanas	• Pistachos
• Nueces		

LEGUMBRES RECOMENDADAS

Todas las legumbres –incluidas las alubias, los guisantes y las lentejas– son buenas para ti porque aportan fibra, proteína, hierro, calcio, zinc y vitaminas B. Las siguientes se encuentran entre las legumbres más nutritivas. Asegúrate de seguir las recomendaciones relativas a las raciones de la página 131.

• Judías negras	• Judías cannellini	• Garbanzos
• Judías arriñonadas	• Lentejas	• Alubias de lima (poroto de manteca)
• Judías blancas	• Cacahuetes	• Guisantes
• Judías pintas	• Habas de soja	

SEMANA 3 DE LA DIETA APT

Ahora que ha mejorado el ambiente alimentario de tu casa y has hecho algunos ajustes en tu dieta, debes estar preparado para las modificaciones dietéticas más avanzadas de la semana 3. También continuarás las modificaciones en el estilo de vida que comenzaste la semana pasada.

Planificación y preparación para la semana 3

- Compra los ingredientes necesarios para preparar una comida saludable para el cerebro que sustituya alguna comida no saludable. Para algunas buenas ideas, recurre a los menús de ejemplo de la página 179.

- Elige un nuevo ejercicio que puedas realizar durante al menos veinte minutos, tres veces a la semana. Tu objetivo es probar distintos tipos de ejercicio hasta que encuentres unos cuantos de los que disfrutes. También deberías sentir total libertad para variarlos –hacer diferentes ejercicios en días diferentes– para evitar el aburrimiento. Si has pensado en inscribirte en un gimnasio, ahora es un buen momento para entrar en acción. Considera también la posibilidad de participar en un deporte en grupo o por equipos que pueda estar disponible en la zona donde vives.

Dieta para la semana 3

Esta semana continuarás realizando cambios en tu dieta y aumentando los ayunos nocturnos. De nuevo, puedes consultar la página 149 si necesitas ver listas de comidas adecuadas y la página 179 para menús de ejemplo si necesitas una guía para idear tentempiés y comidas que sigan las pautas de esta semana. Cuando prepares y tomes las comidas, asegúrate de llevar un seguimiento del consumo de hidratos de carbono utilizando el registro de nutrición y actividad que comienza en la página 273 o el sistema de seguimiento nutricional de la EA que hay en la página web Alzhimer's Universe.

- Limita los hidratos de carbono a 140-160 gramos al día.
- Come al menos 1 gramo de proteína por cada kilogramo de peso corporal (*véase* la página 97).

- Recurre a la carne blanca de pollo sin piel, al pavo sin piel y a los huevos como fuente principal de proteína animal. Utiliza legumbres, frutos secos y semillas como fuente principal de proteína vegetal.

- Come no más de cinco raciones (de unos 30 gramos cada una) de carne de vaca o de cerdo, de animales alimentados con pasto, esta semana.

- Come al menos una ración de hortalizas de hojas verdes (media taza cocinadas o una taza crudas) cada día, y al menos una ración de crucíferas u otras hortalizas de bajo índice glucémico (media taza cocinadas o una taza crudas) al día.

- Come al menos dos raciones (de media taza cada una) de bayas esta semana.

- Come hasta una ración adicional (de media taza cada una) de otras frutas al día.

- Come dos o tres raciones (de media taza cada una) de granos integrales o pan de trigo integral (una rebanada) al día.

- Come una o dos raciones diarias de lácteos bajos en grasa o sin grasa, como por ejemplo leche (240 mililitros) y yogur (180 gramos). Elige productos lácteos de vacas alimentadas con pasto siempre que sea posible. Minimiza el uso de productos lácteos con toda su grasa (no más de seis raciones esta semana).

- Utiliza el aceite de oliva como tu aceite principal, y añade más grasas monoinsaturadas a tu dieta comiendo algunas raciones de frutos secos (de 30 gramos cada una) y varias mitades de aguacate durante esta semana.

- Limita la mantequilla, la crema y la mayonesa a menos de dos raciones de una cucharada al día.

- Limita las comidas rápidas y los alimentos fritos a no más de dos comidas esta semana.

- Limita la pastelería, los dulces y el helado a no más de tres raciones esta semana, y toma raciones lo más pequeñas que puedas.

- Toma dos o más raciones diarias de café, té o cacao negro en polvo. (Puedes añadir el cacao en polvo al café. (*Véase* la página 204 para más detalles).

- Bebe alcohol con moderación. Las mujeres no deben tomar más de una ración diaria; los hombres, no más de dos raciones.

- Limita los azúcares añadidos a menos de 70 gramos diarios.

- Por lo menos cuatro noches de esta semana, evita comer durante al menos diez-doce horas entre la cena y el desayuno si lo toleras. Durante este período se puede consumir agua, té sin edulcorar, café solo (descafeinado) y otras bebidas sin calorías.

Estilo de vida y ejercicio físico para la semana 3

- Pasa veinte minutos realizando el ejercicio que practicaste la semana pasada y añade veinte minutos adicionales de tu nuevo ejercicio. Si ya tienes más actividad física, intenta refinar tu programa. ¿Haces cardio sólo o preferentemente? Añade como mínimo una sesión de entrenamiento con peso esta semana. ¿Haces principalmente entrenamiento con peso o resistencias? Añade como mínimo una sesión de cardio esta semana.

- Participa en la actividad para entrenar el cerebro de la semana pasada durante al menos una hora. Si has identificado el estrés como un problema para tu vida, pasa al menos una hora adicional utilizando la técnica de reducción del estrés que elijas.

SEMANA 4 DE LA DIETA APT

La semana 4 se basa en las modificaciones dietéticas de la semana anterior reduciendo más los hidratos de carbono, añadiendo más raciones de ciertos alimentos protectores del cerebro y añadiendo otra noche de ayuno. También incluirás un período adicional de ejercicio en esta semana.

Planificación y preparación para la semana 4

- Compra los ingredientes de una nueva comida saludable para el cerebro y tómala en lugar de alguna comida favorita no saludable.

- Haz planes para cuando tengas que comer fuera de casa. Durante las dos últimas semanas, probablemente hicieras por lo menos algunas comidas fuera de casa. Quizás fuera fácil para ti, pero quizás fuera complicado. Ahora, piensa seriamente en las comidas saludables que puedes preparar y empaquetar para el desayuno, el almuerzo o la cena cuando vayas a estar fuera. Después de todo, es importante poder disfrutar de alimentos nutritivos y saludables para el cerebro allá donde vayas. Considera la posibilidad de cocinar más comida para cenar la noche anterior, de forma que tengas sobras para las comidas del día siguiente, o compra comidas preparadas que sean saludables. Después concéntrate en los restaurantes que frecuentas y piensa en comidas saludables que puedas encargar para el desayuno, el almuerzo y la cena. Recuerda que, en la mayoría de los restaurantes, puedes tomar un plato favorito preparado de una forma nueva: el pescado se puede preparar salteado en lugar de empanado y frito, por ejemplo, y en lugar de puré de patatas probablemente puedas encargar espinacas o judías verdes cocinadas, o bien una ensalada. Si te dan una ración grande de carne roja o de ave –lo que la mayoría de los restaurantes hacen actualmente– haz que el camarero envuelva antes la mitad, de forma que puedas llevártela a casa para el almuerzo del día siguiente. Registra esta información de forma que puedas seguir la dieta APT en cualquier circunstancia.

Dieta para la semana 4

Esta semana seguirás realizando cambios en tu dieta y aumentarás los ayunos nocturnos. De nuevo, puedes consultar la página 149 si quieres asegurarte de los alimentos recomendados en esta dieta, y puedes recurrir a los menús de ejemplo de la página 179 si necesitas ideas para los tentempiés y las comidas. Continúa llevando un seguimiento de tu consumo de hidratos de carbono utilizando el registro de nutrición y actividad o el sistema de seguimiento nutricional de la EA que se encuentra en la página web Alzheimer's Universe (*véase* la sección de recursos).

- Limita los hidratos de carbono a 130-140 gramos al día.

- Come al menos un gramo de proteína por cada kilogramo de peso corporal.

- Recurre a la carne de pollo, sin piel, al pavo de color claro, sin piel, y a los huevos como fuente principal de proteínas animales. Utiliza legumbres, frutos secos y semillas como fuente principal de proteína vegetal.

- Come al menos dos raciones de pescado graso (unos 180 gramos cada una) esta semana.

- Come no más de cinco raciones (de unos 180 gramos cada una) de carne roja o de cerdo, de animales criados con pasto, esta semana.

- Come como mínimo una ración, preferiblemente varias, de hortalizas de hojas verdes (media taza cocinadas o una taza crudas) al día, y al menos una ración de crucíferas u otras hortalizas de bajo índice glucémico (media taza cocinadas o una taza crudas) al día.

- Come dos o tres raciones (media taza cada una) de bayas esta semana.

- Come hasta una ración adicional (media taza) de otras frutas al día.

- Come dos o tres raciones (media taza cada una) de granos integrales o pan de trigo integral (una rebanada cada una) al día.

- Come una o dos raciones de lácteos bajos en grasa o sin grasa, como por ejemplo leche (240 mililitros), queso (de 30 a 60 gramos) y yogur (180 gramos). Elige productos lácteos de vacas alimentadas con pasto siempre que sea posible. Minimiza el uso de productos lácteos con toda su grasa (no más de seis raciones a la semana).

- Utiliza el aceite de oliva como aceite principal, y añade más grasas monoinsaturadas saludables a tu dieta comiendo unas cuantas raciones de frutos secos (30 gramos cada una) y varias mitades de aguacate durante la semana.

- Limita la mantequilla, la crema y la mayonesa a menos de una cucharada sopera al día.

- Limita las comidas rápidas y los alimentos fritos a no más de dos comidas a la semana.

- Limita los productos de pastelería, los dulces y el helado a no más de tres raciones esta semana, y toma las raciones lo más pequeñas que puedas.

- Toma dos o más raciones al día de café, té o cacao en polvo. (Puedes añadir el cacao en polvo al café. *Véase* la página 204 para más detalles).

- Bebe alcohol con moderación. Las mujeres no deben tomar más de una ración diaria; los hombres no más de dos raciones.

- Limita los azúcares añadidos a menos de 70 gramos diarios.

- En cinco o más noches de esta semana, evita comer durante al menos diez-doce horas entre la cena y el desayuno, si puedes tolerarlo. Durante este período pueden consumirse agua, té sin edulcorar, café negro (descafeinado) y otras bebidas sin calorías.

Estilo de vida y ejercicio físico para la semana 4

- Utilizando los ejercicios que practicaste la última semana y añadiendo uno nuevo si es necesario, aumenta tu actividad total a 60 minutos esta semana, con más o menos una proporción de dos a uno entre los aeróbicos y el entrenamiento con peso/resistencias; en otras palabras, 40 minutos de cardio y 20 minutos de peso/resistencias. Considera la posibilidad de que te evalúe un médico y prueba a ir a un fisioterapeuta si los problemas de movilidad te impiden alcanzar tus objetivos relacionados con el ejercicio. Si tienes limitaciones en las articulaciones o artritis, caminar o nadar en una piscina será un estupendo ejercicio de bajo impacto. Si ya practicas más actividad que la que te indicamos, refina tu programa. Piensa en contratar a un entrenador personal o asistir a clases de ejercicio si te gustaría aprender más. Si no has incorporado elementos como el yoga, pilates o clases de bicicleta fija, éste es un buen momento para probar alguna de estas actividades.

- Al final de la semana vuelve a comprobar tu peso, y si tienes herramientas disponibles, comprueba tu porcentaje de grasa corporal. (*Véase* el recuadro de la página 70).

- Participa en la actividad cerebral de la última semana durante al menos una hora. Si has identificado el estrés como un problema de tu vida, pasa al menos una hora adicional utilizando la técnica de reducción del estrés que elijas.

Procedimientos simples para reducir el estrés durante el día

Según las investigaciones, el estrés puede incrementar el riesgo de que padezcas enfermedad de Alzheimer. (*Véase* la página 138). Pero incluso en los días en que estés más ocupado, hay cosas sencillas que puedes hacer para que la ansiedad no perjudique tu salud. A continuación ofrecemos unas cuantas prácticas esenciales:

- Respira lenta y profundamente. Oxigenando tu sangre, la respiración profunda puede ayudar a relajarte rápidamente. Coloca la mano sobre el abdomen e inspira lentamente por la nariz de forma que tu mano se mueva cuando la barriga se expanda. Mantén la respiración durante unos segundos, espira lentamente y repite.

- Visualiza tranquilidad. Cierra los ojos, haz varias respiraciones profundas e imagina una escena relajante, como estar tumbado en una playa o caminar por el bosque. Concéntrate en los detalles –lo que ves y lo que oyes– y siente que el estrés desaparece.

- Da un paseo, aunque sea hasta el dispensador de agua fría de tu oficina. Obligándote a respirar más profundamente, un paseo puede ayudar a calmar la tensión nerviosa.

- Acaricia a tu perro o a tu gato. Incluso unos pocos minutos de interacción con una mascota han demostrado reducir la presión sanguínea y generar paz mental.

- Haz planes para un evento especial, como una salida durante el fin de semana o ir al cine. Pensar anticipadamente en hacer algo aporta una buena perspectiva cuando las cosas nos parecen abrumadoras.

SEMANA 5 DE LA DIETA APT

Ahora te encuentras a mitad de camino del plan de nueve semanas. Ya has hecho cambios significativos en el ambiente alimentario de tu casa, en tu dieta diaria y en tu nivel de actividad física. En este momento deberías sentirte cómodo al experimentar con nuevos alimentos saludables para el cerebro y calculando el contenido en hidratos de carbono de forma rápida y eficaz. Uno de los principales cambios de esta semana conlleva aumentar la duración del ayuno nocturno, durante doce-catorce horas si puedes tolerarlo. Para ayudarte a facilitar este cambio, el número de ayunos nocturnos por semana se ha reducido de cinco a cuatro.

Planificación y preparación para la semana 5

- Identifica al menos dos dificultades para tomar comidas saludables para el cerebro fuera de casa. Después identifica dos posibles soluciones para cada dificultad y registra esta información en tus tablas de progreso.

- Elige una nueva actividad estimulante para el cerebro que te gustaría probar, o bien intenta mejorar alguna actividad que ya hayas iniciado. Por ejemplo, si hace poco elegiste un instrumento que antes tocabas y has comenzado a experimentar con él, considera la posibilidad de recibir clases de un profesor. Si comenzaste a aprender un nuevo idioma mediante un curso de audio, planea viajar a un país que habla ese idioma como forma de recompensarte por tus esfuerzos y para refinar tu trabajo.

Dieta para la semana 5

Esta semana harás cambios menores en tu dieta y aumentarás la duración de tus ayunos nocturnos. Consulta la página 149 si necesitas ver la lista de alimentos recomendados, y recurre a los menús de ejemplo de la página 179 si quieres una guía para elegir los tentempiés y comidas que cumplan las pautas de esta semana. Continúa haciendo un seguimiento del consumo de hidratos de carbono utilizando el registro de nutrición y actividad que comienza en la página 273 o el sistema de seguimiento nutricional de la EA que hay en la página web Alzheimer's Universe (*véase* la página 267).

- Limita los hidratos de carbono a 130-140 gramos al día.

- Come al menos 1 gramo de proteína por cada kilogramo de peso corporal.

- Recurre a la carne de pollo blanca y sin piel, al pavo de color claro y sin piel y a los huevos como tu fuente principal de proteína animal. Utiliza legumbres, frutos secos y semillas como tu fuente principal de proteína vegetal.

- Come al menos dos raciones de pescado graso (unos 180 gramos cada una) esta semana.

- Come no más de cuatro raciones (unos 180 gramos cada una) de carne de vaca o de cerdo magras, procedente de animales criados con pasto, esta semana.

- Come al menos una ración, preferiblemente varias, de hortalizas de hojas verdes (media taza cocinadas o una taza crudas) cada día, y por lo menos una ración de crucíferas u otras hortalizas de bajo índice glucémico (media taza cocinadas o una taza crudas) al día.

- Come dos o tres raciones (media taza cada una) de bayas esta semana.

- Come hasta una ración adicional (media taza cada una) de otras frutas saludables cada día.

- Come dos o tres raciones (media taza cada una) de granos integrales o de pan de trigo integral (una rebanada cada una) al día.

- Come una o dos raciones de lácteos bajos en grasa o sin grasa, como por ejemplo leche (240 mililitros), queso (de 30 a 60 gramos) y yogur (180 gramos). Elige productos lácteos de vacas alimentadas con pasto, siempre que sea posible. Minimiza el uso de productos lácteos con toda su grasa (no más de seis raciones esta semana).

- Utiliza el aceite de oliva como tu aceite principal, y añade más grasas monoinsaturadas saludables a tu dieta comiendo varias raciones de frutos secos (30 gramos cada una) y unas cuantas mitades de aguacate durante la semana.

- Limita la mantequilla, la crema y la mayonesa a menos de una cucharada sopera al día.

- Limita las comidas rápidas y los alimentos fritos a no más de dos comidas esta semana.

- Limita los productos de pastelería, los dulces y el helado a no más de dos raciones esta semana, y recuerda que, cuantos menos alimentos con azúcar comas, mejor será. Haz las raciones lo más pequeñas que puedas.

- Toma dos o más raciones diarias de café, té o cacao negro en polvo. (Puedes añadir el cacao en polvo al café. *Véase* la página 204 para más detalles).

- Bebe alcohol con moderación. Las mujeres no deben tomar más de una ración al día; los hombres, no más de dos raciones.

- Limita los azúcares añadidos a menos de 65 gramos al día.

- Por lo menos cuatro noches por semana, evita comer cualquier alimento durante al menos doce-catorce horas entre la cena y el desayuno si puedes tolerarlo. Durante este período de ayuno nocturno pueden tomarse agua, té sin edulcorar, café negro (descafeinado) y otras bebidas sin calorías.

Estilo de vida y ejercicio para la semana 5

- Si puedes tolerarlo, realiza los ejercicios previamente elegidos durante al menos cuatro períodos de veinte minutos, para hacer un total de ochenta minutos por semana. Recuerda mantener una proporción aproximada de actividades de cardio y con peso/resistencias de dos a uno para unos beneficios óptimos. Si ya haces más ejercicio, mantenlo.

- Participa en la actividad para el cerebro de la última semana, durante al menos una hora, y considera la posibilidad de añadir una nueva actividad o de aumentar la duración a alguna antigua, como ya hemos explicado.

- Si el estrés sigue siendo un problema en tu vida, pasa al menos una hora adicional cada semana utilizando la técnica reductora del estrés que elijas. Si tu estrés no disminuye con esta técnica, o con la actividad y con los cambios en el estilo de vida que has estado haciendo el último mes, considera la posibilidad de hablarlo con tu médico, con un asesor o con un terapeuta para más ayuda. Ten en cuenta que algunos médicos se especializan en el tratamiento del estrés y en trastornos de ansiedad.

SEMANA 6 DE LA DIETA APT

La semana 6 incluirá ligeros cambios dietéticos y aumentará tus sesiones de ejercicio. Sigue añadiendo nuevas comidas y tentempiés saludables para el cerebro en tu dieta. Observa también cualquier dificultad que surja y encuentra soluciones lo más rápidamente posible.

Planificación y preparación para la semana 6
- Crea y registra una nueva comida saludable para el cerebro, de forma que puedas seguir añadiendo más a tu repertorio. Esto hará más fácil y placentero seguir la dieta APT.

Dieta para la semana 6
Esta semana harás varios ligeros cambios en tu dieta, incluyendo una reducción en los hidratos de carbono, un aumento en las hortalizas y las

bayas y menos comidas rápidas y fritas. Como siempre, puedes recurrir a los menús de ejemplo de la página 179 si necesitas una guía para crear un día de tentempiés y comidas que sigan las pautas de esta semana, y puedes leer la página 149 para una lista de alimentos recomendados. Continúa haciendo el seguimiento de tu consumo de hidratos de carbono utilizando el registro de nutrición y actividad que comienza en la página 273 o el sistema de seguimiento nutricional para la EA, que se puede encontrar en la página web Alzheimer's Universe (*véase* la página 267).

- Limita los hidratos de carbono a 120-130 gramos al día.

- Come al menos un gramo de proteína por cada kilogramo de peso corporal (*véase* la página 97).

- Recurre a la carne de pollo blanca, sin piel, la carne de pavo de color claro, sin piel, y a los huevos, como fuente principal de proteína animal. Utiliza las legumbres, los frutos secos y las semillas como tu fuente principal de proteína vegetal.

- Come al menos dos raciones de pescado graso (unos 180 gramos cada una) esta semana.

- Come no más de cuatro raciones (unos 180 gramos cada una) de carne roja magra o de cerdo, de animales alimentados con pasto, esta semana.

- Come al menos una ración, preferiblemente varias, de hortalizas de hojas verdes (media taza cocinadas o una taza crudas, cada una) al día; y al menos una ración, preferiblemente varias de crucíferas u otras hortalizas de bajo índice glucémico (media taza cocinadas o una taza crudas, cada una) al día.

- Come de dos a cuatro raciones (media taza cada una) de bayas esta semana.

- Come hasta una ración adicional (media taza cada una) de otras frutas al día.

- Come entre una y tres raciones (media taza cada una) de granos integrales o pan de trigo integral (una rebanada cada una) al día.

- Come una o dos raciones diarias de productos lácteos bajos en grasa o sin grasa, como por ejemplo leche (240 mililitros), queso (de treinta a sesenta gramos) y yogur (180 gramos). Elige productos procedentes de vacas alimentadas con pasto, siempre que sea posible. Minimiza el uso de los productos lácteos con toda su grasa (no más de seis raciones esta semana).

- Utiliza el aceite de oliva como tu aceite principal, y añade más grasas monoinsaturadas a tu dieta comiendo unas cuantas raciones de frutos secos (30 gramos cada una) y unas cuantas mitades de aguacates durante la semana.

- Limita la mantequilla, la crema y la mayonesa a menos de una ración de una cucharada sopera al día.

- Limita las comidas rápidas y fritas a no más de una comida esta semana.

- Limita los productos de pastelería, los dulces y el helado a no más de dos raciones esta semana, y haz las raciones lo más pequeñas que puedas.

- Toma dos o más raciones diarias de café, té o cacao negro en polvo. (Puedes añadir el cacao en polvo al café. *Véase* la página 204 para más detalles).

- Bebe alcohol con moderación. Las mujeres no deben tomar más de una ración diaria; los hombres, no más de dos raciones.

- Limita los azúcares añadidos a menos de 65 gramos diarios.

- Al menos cuatro noches por semana, evita comer durante doce-catorce horas entre la cena y el desayuno si puedes tolerarlo. Durante este período pueden consumirse agua, té sin edulcorar, café negro (descafeinado) y otras bebidas sin calorías.

Estilo de vida y ejercicio para la semana 6

• Realiza al menos 100 minutos de ejercicio esta semana. Continúa con los ejercicios que hayas estado haciendo en semanas anteriores, pero intenta aumentar la duración de cada sesión de 20 a 30 minutos o más. Añade también más variedad y aumenta el peso utilizado.

• Participa en la actividad saludable para el cerebro de la última semana durante al menos una hora o, preferiblemente, dos horas. Si el estrés sigue siendo un problema, sigue utilizando las técnicas reductoras del estrés que parezcan ayudar. También considera la posibilidad de utilizar otras nuevas como la meditación o el entrenamiento de concienciación plena.

¿Cómo ayuda el café a la salud del cerebro?

Ya hemos dicho en la página 133 que se ha descubierto que el café tiene efectos protectores para el cerebro. De hecho, un estudio tras otro han demostrado que el consumo habitual de café reduce el riesgo de padecer enfermedad de Alzheimer.

¿Cómo ayuda el café al cerebro? Muchos investigadores sospechan que la cafeína puede desempeñar un papel importante. Además de ser un estimulante del cerebro, la cafeína bloquea los receptores de una sustancia química llamada adenosina, que normalmente impide la liberación de sustancias químicas estimulantes del cerebro. Cuando se bloquea la adenosina, las sustancias químicas que estimulan el cerebro fluyen de forma más libre, mejorando potencialmente el rendimiento mental y retardando el deterioro mental. Otras sustancias aparte de la cafeína también pueden ser beneficiosas. La cafeína es una fuente de más de 1000 compuestos químicos vegetales, algunos de los cuales tienen propiedades antioxidantes y antiinflamatorias.

Deben efectuarse investigaciones más detalladas antes de que podamos entender la relación entre el consumo de café y la prevención de la EA. Mientras tanto, las investigaciones respaldan un uso moderado de café –de una a tres tazas diarias– como arma eficaz en la guerra contra la enfermedad de Alzheimer.

SEMANA 7 DE LA DIETA APT

Esta semana continuarás gran parte de la dieta de la semana anterior, pero harás más ajustes que te lleven a tomar más comidas saludables para el cerebro. También aumentarás el período de tiempo de ejercicio semanal en veinte minutos para un total de, por lo menos, dos horas esta semana.

Dieta para la semana 7

Durante la semana 7 continuarás con el límite de hidratos de carbono de la semana anterior, pero restringirás más los azúcares añadidos y aumentarás el ayuno. Recurre a la lista de alimentos recomendados de la página 149 y a los menús de ejemplo de la página 179 si necesitas una guía para crear un día de tentempiés y comidas que cumplan las pautas de esta semana. Y, por supuesto, continúa llevando el seguimiento del consumo de hidratos de carbono utilizando el registro de nutrición y actividad que comienza en la página 273 o el sistema de seguimiento nutricional de la EA, que se puede encontrar en la página web Alzheimer's Universe.

- Mantén el límite de la semana anterior de 120 a 130 gramos de hidratos de carbono diarios.

- Come al menos un gramo de proteína por cada kilogramo de peso corporal (*véase* la página 97).

- Recurre a la carne de pollo blanca, sin piel, a la carne de pavo blanca, sin piel, y a los huevos como tu fuente principal de proteína animal. Utiliza las legumbres, los frutos secos y las semillas como tu fuente principal de proteína animal.

- Come al menos dos raciones de pescado graso (unos 180 gramos cada una) esta semana.

- Come no más de tres raciones (unos 180 gramos cada una) de carne de vaca o de cerdo magras, de animales alimentados con pasto, esta semana.

- Come al menos una ración, preferiblemente varias, de hortalizas de hojas verdes (media taza cocinadas o una taza crudas, cada una) todos los días; y al menos una ración, preferiblemente varias, de crucíferas u otras hortalizas de bajo índice glucémico (media taza cocinadas o una taza crudas, cada una) al día.

- Come de dos a cuatro raciones (media taza cada una) de bayas esta semana.

- Come hasta una ración adicional (media taza cada una) de otras frutas saludables al día.

- Come de una a tres raciones (media taza cada una) de granos integrales o de pan de trigo integral (una rebanada cada una) al día.

- Come una o dos raciones diarias de lácteos bajos en grasa o sin grasa, como por ejemplo leche (240 mililitros), queso (de 30-60 gramos) y yogur (180 gramos). Elige productos lácteos de vacas alimentadas con pasto siempre que sea posible. Minimiza el uso de productos lácteos con toda su grasa (no más de seis raciones esta semana).

- Utiliza el aceite de oliva como tu aceite principal, y añade más grasas monoinsaturadas saludables a tu dieta comiendo unas cuantas raciones de frutos secos (30 gramos cada una) y unas cuantas mitades de aguacate durante la semana.

- Limita la mantequilla, la crema y la mayonesa a menos de una ración de una cucharada sopera al día.

- Limita las comidas rápidas y fritas a no más de una comida esta semana.

- Limita los productos de pastelería, los dulces y el helado a no más de dos raciones esta semana, y toma raciones lo más pequeñas posible.

- Toma dos o más raciones diarias de café, té o cacao negro en polvo. (Puedes añadir el cacao en polvo al café. *Véase* la página 204 para más detalles).

- Bebe alcohol con moderación. Las mujeres no deben tomar más de una ración al día; los hombres, no más de dos raciones.

- Limita los azúcares añadidos a menos de 60 gramos al día.

- Por lo menos cinco noches por semana, evita comer durante doce-catorce horas entre la cena y el desayuno si puedes tolerarlo. Durante este período pueden consumirse agua, té sin edulcorar, café negro (descafeinado) y otras bebidas sin calorías.

Estilo de vida y ejercicio físico para la semana 7

- Añade veinte minutos adicionales de ejercicio físico a tu programa esta semana, para llegar a un total de al menos dos horas. ¡Enhorabuena! Dos horas de ejercicio semanal es un gran logro y contribuirá en gran medida a tu salud cerebral y a tu bienestar en términos generales. Continúa con la relación de dos a uno entre el ejercicio aeróbico y el hecho con peso o resistencias (unos ochenta minutos de cardiovascular y cuarenta minutos con peso).

- Al final de la semana, comprueba de nuevo tu peso, y si tienes herramientas disponibles, comprueba tu porcentaje de grasa corporal. (*Véase* el recuadro de la página 70).

- Sigue participando en actividades en las que uses el cerebro durante al menos una a dos horas esta semana, y cada semana, un poco más. Utiliza cualquier técnica de reducción del estrés según sea necesario.

SEMANA 8 DE LA DIETA APT

Esta semana reducirás tu límite de hidratos de carbono, aumentarás tus períodos de ayuno y continuarás con tus sesiones de ejercicio físico. Al final de esta semana estarás a punto de lograr tus objetivos dietéticos finales y estarás preparado para los últimos «retoques» de tu dieta APT.

Aprender la forma correcta de pesarte

En la dieta de prevención y tratamiento del alzhéimer te recomendamos pesarte cada varias semanas para asegurarte de mantener un peso saludable y a utilizar la misma báscula cada vez que lo hagas, ya que pueden variar sus resultados. Los siguientes consejos contribuirán a que te asegures de obtener resultados precisos cuando compruebes tu peso.

- Pésate siempre a la misma hora del día; lo ideal es que lo hagas por la mañana, antes de desayunar. El peso puede fluctuar hasta un kilo y medio durante el día.

- No te peses después de una copiosa comida fuera de casa. Las comidas de los restaurantes suelen ser abundantes y cargadas de sal, lo que te hace retener agua. Espera al menos un día antes de subirte a la báscula.

- Ten en cuenta los líquidos. Dos vasos de 200 mililitros pueden añadir medio kilogramo de peso; temporalmente, por supuesto. Después de beber una gran cantidad de líquido espera una o dos horas antes de comprobar tu peso.

- No te peses inmediatamente después de hacer ejercicio. El ejercicio puede causar pérdida de líquidos a través del sudor, con lo que puede parecer que has perdido peso, cuando en realidad no es así.

Dieta para la semana 8

Durante la semana 8 harás ligeras modificaciones dietéticas, incluyendo otra reducción en tu límite de hidratos de carbono diarios y un aumento en tu tiempo de ayuno. Puedes utilizar los menús de ejemplo en la página 179 si necesitas ayuda para crear todo un día de tentempiés y comidas que sigan las pautas de esta semana, y las listas de alimentos recomendados están en la página 149. Continúa llevando un seguimiento de tu consumo de hidratos de carbono utilizando el registro de nutrición y actividad o el sistema de seguimiento nutricional para la EA, que puede encontrarse en la página web Alzheimer's Universe (*véase* la página 267).

- Reduce tu límite de hidratos de carbono a 110-120 gramos al día.

- Come al menos un gramo de proteína por cada kilogramo de peso corporal.

- Recurre a la carne blanca de pollo, sin piel, y a la carne blanca de pavo, sin piel, y a los huevos como tu fuente principal de proteína animal. Utiliza las legumbres, los frutos secos y las semillas como tu fuente principal de proteína vegetal.

- Come dos o más raciones de pescado graso (180 gramos cada una) esta semana.

- Come dos raciones (unos 180 gramos cada una) de carne de vaca o de cerdo, procedentes de animales alimentados con pasto, esta semana.

- Come al menos una ración, preferiblemente varias, de hortalizas de hojas verdes (media taza cocinadas o una taza crudas, cada una) al día; y al menos una ración, preferiblemente varias, de crucíferas u otras hortalizas de bajo índice glucémico (media taza cocinadas o una taza crudas, cada una) al día.

- Come de dos a cuatro raciones (media taza cada una) de bayas esta semana.

- Come hasta una ración adicional (media taza cada una) de otras frutas saludables al día.

- Come entre una y tres raciones (media taza cada una) de granos integrales o de pan de trigo integral (una rebanada cada una) al día.

- Come una o dos raciones de lácteos con poca grasa o sin grasa, como por ejemplo leche (240 mililitros), queso (de treinta a sesenta gramos) y yogur (180 gramos). Elige productos lácteos de vacas alimentadas con pasto siempre que sea posible. Minimiza el consumo de productos lácteos con toda su grasa (no más de seis raciones esta semana).

Cómo elegir el mejor yogur

A lo largo de este libro te animamos a comer yogur bajo en grasa o sin grasa, ya que este alimento aporta proteína y otros nutrientes importantes, además de probióticos: bacterias saludables que son beneficiosas para el intestino. Pero no todos los yogures han sido creados igual. A fin de encontrar el mejor yogur para la dieta APT, sigue estas pautas:

- Busca el distintivo de cultivos vivos y activos en el envase. Te hace saber que el producto que estás comprando tiene por lo menos 100 millones de cultivos por gramo.

- Si tienes dificultades para cubrir tus requerimientos diarios de proteína, elige yogur griego, que tiene un contenido en proteína mayor que el yogur normal.

- Ten en cuenta que algunos yogures están cargados de azúcar. Busca un producto que tenga poco azúcar añadida, en términos relativos, o compra yogur sin edulcorar y añade un toque de miel o de sirope de agave. Evita los productos que tienen añadidos como la granola o trocitos de chocolate.

- Utiliza el yogur antes de la fecha de caducidad, ya que el número de bacterias vivas tiende a disminuir a medida que pasa el tiempo.

- Utiliza el aceite de oliva como tu aceite principal, y añade más grasas monoinsaturadas a tu dieta comiendo unas cuantas raciones de frutos secos (30 gramos cada una) y unas cuantas mitades de aguacate durante la semana.

- Limita la mantequilla, la crema y la mayonesa a menos de una ración de una cucharada sopera al día.

- Limita las comidas rápidas y fritas a no más de una comida esta semana.

- Limita los productos de pastelería, los dulces y el helado a no más de dos raciones esta semana, y toma raciones lo más pequeñas que puedas.

- Toma dos o más raciones diarias de café, té o cacao negro en polvo. (Puedes añadir el cacao en polvo a tu café. *Véase* la página 204 para más detalles).

- Bebe alcohol con moderación. Las mujeres no deben tomar más de una ración diaria; los hombres, no más de dos raciones.

- Limita los azúcares añadidos a menos de 55 gramos diarios.

- Al menos cuatro noches de esta semana, evita comer durante doce-catorce horas entre la cena y el desayuno si puedes tolerarlo. Por lo menos una noche de esta semana, evita comer durante al menos catorce-dieciséis horas. Durante este período pueden consumirse agua, té sin edulcorar, café negro (descafeinado) y otras bebidas sin calorías. Aunque la mayoría de las personas pueden tolerar este nivel de ayuno, deberías hablarlo con tu médico antes de implementarlo. Si tienes algún síntoma de mareo, debilidad o aturdimiento, interrumpe inmediatamente el ayuno.

Estilo de vida y ejercicio para la semana 8
- Realiza tu combinación establecida de ejercicios aeróbicos y con peso/resistencias durante al menos 140 minutos esta semana.

- Continúa con tus actividades saludables para el cerebro y piensa formas de que alguno de tus amigos o familiares se involucren también en estas actividades. Sigue utilizando las técnicas de reducción del estrés según necesites.

SEMANA 9 DE LA DIETA APT

En la última semana del plan dietético de nueve semanas harás una reducción final en el consumo de hidratos de carbono, aumentarás el tiempo que haces ejercicio semanalmente y efectuarás un cambio final en tu programación de ayuno.

Planificación y preparación para la semana 9

- Haz una lista con tus diez tentempiés y comidas favoritas y saludables para el cerebro consumidos durante el período de nueve semanas. Recurre a esta lista siempre que necesites ideas para los tentempiés y las comidas, de forma que puedas seguir la dieta APT con mayor facilidad.

Dieta para la semana 9

Esta semana harás las modificaciones finales en tu dieta y alcanzarás tus objetivos dietéticos finales, como explicamos en las páginas 125 y siguientes de este capítulo. Puedes recurrir a los menús de ejemplo de la página 179 si necesitas ayuda para crear todo un día de tentempiés y comidas de acuerdo con las pautas de esta semana, y se pueden encontrar listas de alimentos recomendados en la página 149.

Durante esta última semana deberías continuar el seguimiento de tu consumo de hidratos de carbono utilizando el registro de nutrición y actividad que comienza en la página 273 o el sistema de seguimiento nutricional para la EA, que puede encontrarse en la página web Alzheimer's Universe (*véase* la página 267).

- Reduce tu límite de hidratos de carbono –por última vez– a 100-120 gramos diarios.

- Come al menos un gramo de proteína por cada kilogramo de peso corporal (*véase* la página 97).

- Recurre a la carne de pollo blanca y sin piel y a la carne de pavo blanca y sin piel, así como a los huevos, como fuente principal de proteína animal. Utiliza las legumbres, los frutos secos y las semillas como fuente principal de proteína vegetal.

- Come dos o más raciones de pescado graso (unos 180 gramos cada una) esta semana.

Utilizar sustitutos de comidas

Lo ideal sería que nos sentáramos a la mesa para tomar comidas saludables para el cerebro, recién preparadas, tres veces al día, cada día. Pero en la vida real, nuestras agendas tan ocupadas no siempre nos permiten hacerlo. Te animamos a que pienses con antelación y prepares comidas sencillas –ensaladas y sándwiches repletos de proteína y bajos en hidratos de carbono, por ejemplo– que puedas llevarte al trabajo y a otras actividades, y que busques restaurantes y tiendas de comida preparada donde puedas elegir comidas nutritivas sobre la marcha. Un poco de planificación puede suponer una gran ayuda para seguir la dieta APT. Pero también sabemos que algunas veces no tendrás una comida a mano y puedes sentirte tentado a tomar una opción poco saludable como una hamburguesa en un restaurante de comida rápida o una porción de pizza. Afortunadamente, hay otra alternativa: sustitutos de comidas en forma de barritas proteicas y batidos de proteína.

Las barritas proteicas pueden comprarse ya hechas y guardarse en un bolsillo, en un cajón del escritorio o en el bolso de trabajo, lo que te permite coger una siempre que no tengas acceso a una comida de alimentos recién preparados. Como seguramente sabrás, algunas de esas barritas son sólo un poco mejores que las barritas de golosina, y contienen montones de azúcar, sirope de maíz con alto contenido en fructosa, colorantes y saborizantes artificiales y otros ingredientes no saludables. Asegúrate de buscar barritas con proteína de alta calidad, grasas saludables para el cerebro e ingredientes saludables bien conocidos. Si es posible, que también tengan poca cantidad de edulcorantes artificiales. Elige una barrita que tenga un sabor del que disfrutes y que aporte nutrientes que se atengan lo más estrechamente posible a las pautas ofrecidas a continuación.

Nutrición óptima en un sustituto de comida

Grasa total	Entre 5 y 10 gramos las barritas; entre 0 y 5 los batidos.
Grasas saturadas	Menos de la mitad de las grasas totales.
Hidratos de carbono	Menos de 15 gramos.
Azúcar	Menos de 15 gramos
Proteína	1 gramo de proteína por cada 10 calorías
Vitaminas	Ácido fólico, B_6, B_{12} y D.
Fibra	Al menos 5 gramos.

Cuando se eligen cuidadosamente, las barritas proteicas aportan buenos nutrientes que te permitirán seguir la dieta APT y mantenerte saciado hasta la próxima comida. ¿Son estas barritas de verdad mejores que las comidas rápidas? La siguiente comparación responde a esta importante pregunta. Como verás, las barritas proteicas hacen posible tomar la proteína que necesitas sin elevar en exceso la cantidad de hidratos de carbono, azúcar y grasa.

Hamburguesa Big Mac frente a barrita proteica

	Big Mac	Barrita proteica
Calorías	540	290
Grasa total (g)	28	9
Grasa saturada (g)	10	4
Hidratos de carbono (g)	47	14
Azúcar (g)	9	4
Proteína (g)	25	29
Fibra (g)	3	5

Si prefieres los batidos a las barritas, la opción más saludable para el cerebro es hacer tu propia bebida con alto contenido en proteína. Simplemente pon 240 gramos de leche baja en grasa o yogur griego en una batidora, y añade un cucharón o dos de proteína de lactosuero en polvo, un puñado de bayas y otra fruta de bajo índice glucémico, y un puñado o dos de hortalizas de hojas verdes u otra hortaliza de bajo índice glucémico. (*Véase* el recuadro sobre las proteínas en polvo de la página 100). Bate hasta que todo esté bien mezclado y disfruta. Acabas de preparar un maravilloso desayuno para tomar sobre la marcha, siempre que tengas un par de minutos antes de salir de casa por la mañana.

Recuerda que los alimentos integrales no procesados –que tienen un equilibrio saludable para el cerebro de vitaminas, minerales y otros micronutrientes– son siempre tu mejor apuesta para conseguir la nutrición que necesitas. Pero cuando la vida se vuelve frenética, una barrita proteica o un batido de proteína pueden ayudarte a mantener el ritmo.

- Come no más de una ración (unos 180 gramos) de carne de vaca o de cerdo, de animales criados con pasto, esta semana.

- Come al menos una ración, preferiblemente varias, de hortalizas de hojas verdes (media taza cocinadas o una taza crudas, cada una) todos los días, y al menos una ración, preferiblemente varias, de crucíferas u otras hortalizas de bajo índice glucémico (media taza cocinadas o una taza crudas, cada una) al día.

- Come de dos a cuatro raciones (media taza cada una) de bayas esta semana.

- Come hasta una ración adicional (media taza cada una) de otras frutas saludables al día.

- Come de una a tres raciones (media taza cada una) de granos integrales o pan de trigo integral (una rebanada cada una) al día.

- Come una o dos raciones diarias de lácteos bajos en grasa o sin grasa, como por ejemplo leche (240 mililitros), queso (de treinta a sesenta gramos) y yogur (180 gramos). Elige productos lácteos de vacas alimentadas con pasto, siempre que sea posible. Minimiza el uso de productos lácteos con toda su grasa a no más de seis raciones a la semana.

- Utiliza aceite de oliva como aceite principal, y añade más grasas monoinsaturadas y saludables a tu dieta comiendo unas cuantas raciones de frutos secos (30 gramos cada una) y unas cuantas mitades de aguacate durante la semana.

- Limita la mantequilla, la crema y la mayonesa a menos de una ración de una cucharada sopera al día.

- Limita las comidas rápidas y fritas a no más de una comida por semana.

- Limita los productos de pastelería, los dulces y el helado a no más de dos raciones por semana, y toma raciones lo más pequeñas posible.

- Toma dos o más raciones diarias de café, té o cacao negro en polvo. (Puedes añadir el cacao en polvo al café. *Véase* la página 204 para más detalles).

- Bebe alcohol con moderación. Las mujeres no deben tomar más de una ración al día; los hombres, no más de dos raciones.

- Limita los azúcares añadidos a menos de 50 gramos al día.

- Como mínimo tres noches por semana, evita comer durante doce-catorce horas entre la cena y el desayuno si puedes tolerarlo. Durante dos noches, evita comer entre catorce y dieciséis horas. Durante este período se pueden consumir agua, té sin edulcorar, café negro (descafeinado) y cualquier otra bebida que no tenga calorías. Aunque la mayoría de las personas pueden tolerar este nivel de ayuno, deberías hablar sobre el tema con tu médico antes de llevarlo a cabo. Si tienes algún síntoma de mareo, debilidad o aturdimiento, detén inmediatamente el ayuno.

Estilo de vida y ejercicio físico para la semana 9

- Aumenta tu ejercicio físico a un mínimo de 160 minutos a la semana, utilizando la misma relación de dos a uno entre los aeróbicos y el entrenamiento con peso/resistencias.

- Participa en la actividad estimulante del cerebro de la semana anterior durante al menos una hora. Si has identificado el estrés como un problema de tu vida, pasa al menos una hora adicional utilizando la técnica de reducción del estrés que elijas.

MENÚS DE EJEMPLO PARA LA DIETA APT

A lo largo de este capítulo te has informado sobre los principios generales de la dieta de prevención y tratamiento del alzhéimer, así como las pautas específicas para seguir la dieta desde la semana 2 hasta la 9. (No hubo cambios en la dieta durante la semana 1). Los menús de ejemplo que ofreceremos a continuación se diseñaron para ayudarte a poner en práctica las pautas de cada semana, recomendando un ejemplo de desayuno, de almuerzo y de cena, junto a dos tentempiés saludables.

Recuerda que estos menús no tienen la intención de decirte qué *debes* comer, sino sólo servir de ejemplo de comidas y tentempiés saludables para el cerebro y saciantes que son coherentes con la dieta APT. Siempre que sigas los principios básicos que explicamos en este libro, puedes elegir cualquier alimento que desees de la lista de alimentos recomendados que comienza en la página 149. Al principio tal vez consideres más fácil seguir los menús ofrecidos a continuación, pero puedes sustituir un alimento recomendado por otro que prefieras. Por ejemplo, podrías querer sustituir el pollo por pavo, o cambiar un acompañamiento de espinacas y setas por otro de judías verdes. A medida que vas llegando a la semana 9 te animamos a personalizar tus menús todo lo posible y revisar tus recetas favoritas para que sean más saludables para el cerebro, ya que esto te ayudará a asegurar el éxito a largo plazo.

Al final de los menús encontrarás una tabla que contiene las calorías totales, la grasa, los hidratos de carbono, la proteína, la fibra dietética, los azúcares y los azúcares añadidos de las comidas de cada día. Basándote en las recomendaciones de tu médico, tal vez tengas que aumentar o reducir uno o más de estos macronutrientes. Por ejemplo, si te han diagnosticado un trastorno renal, quizás tengas que reducir la cantidad de proteína que comes. La cantidad de nutrientes que ofrecemos te ayudará a personalizar tus menús para cubrir tus propios requerimientos dietéticos.

La cantidad de calorías del menú de cada día puede parecer baja en comparación con las recomendaciones actuales (*véase* la página 122), pero, como explicamos antes, se ha descubierto que un poco de restricción calórica puede ser beneficioso para proteger la memoria. Si necesitas más calorías, te recomendamos que añadas otro tentempié saludable, bajo en hidratos de carbono, a la comida de ese día, o que aumentes el tamaño de las raciones, especialmente de hortalizas o de alimentos con alto contenido en proteína, como el pollo, los lácteos y los frutos secos. Esto te ayudará a obtener las calorías que necesitas mientras haces que tu dieta proteja el cerebro lo más posible.

Observarás que, cuando hablamos del café o del té, no mencionamos lo que se le añade comúnmente, como el azúcar o la leche. Opcionalmente, puedes añadir una cucharadita pequeña de azúcar –o, incluso mejor, algo de sirope de agave de bajo índice glucémico– o una cucharada sopera de leche baja en grasa a tu café o té. El cacao en polvo incluido en cada desayuno puede consumirse en cualquier momento a lo largo del día, aunque debido a su contenido en cafeína recomendamos que disfrutes de él por la mañana, de forma que no interfiera con el sueño. Puesto que el cacao en polvo sin edulcorar es amargo, es una buena idea añadirlo en el café o el yogur. Si sigue siendo demasiado amargo para tu gusto, prueba a añadir un poco de edulcorante. (*Véase* la página 204 para saber más sobre el cacao).

Cuando leas los menús de ejemplo, ten en cuenta que los tamaños de las raciones de carne, pescado y ave hacen referencia a raciones *cocinadas* de comida. Puesto que se pierde algo de peso durante la preparación, recomendamos que comiences con una ración sin cocinar que pese entre 45 y 60 gramos más. Por ejemplo, para obtener 180 gramos de pechuga de pollo cocinada, deberías empezar con aproximadamente 225 gramos de pollo crudo.

Tal como mencionamos muchas veces a lo largo de este libro, las necesidades dietéticas de cada persona son únicas, por lo que resulta esencial que consultes con tu médico o dietista antes de comenzar la dieta APT.

MENÚS DE EJEMPLO

SEMANA 2

DESAYUNO

Media taza de cereal de grano integral (como por ejemplo copos de salvado)

Media taza de fresas

120 gramos de leche baja en grasa (1 %)

120-180 gramos de yogur griego o normal, bajo en grasa

1 taza de café o de té

1 paquete de CocoaVia, o 1-2 cucharaditas pequeñas de cacao en polvo

sin procesar y sin edulcorar

TENTEMPIÉ DE LA MAÑANA

1 huevo cocido

Media manzana

ALMUERZO

1 taza de enchilada de pavo con judías

30 gramos de trocitos de tortita horneados

1 ciruela fresca

TENTEMPIÉ DE LA TARDE

8 tallos de apio

2 cucharadas soperas de mantequilla de cacahuete

CENA

180 gramos de salmón, al horno o a la parrilla

3 patatas rojas pequeñas, asadas

Media taza de judías verdes, salteadas en aceite de oliva

SEMANA 3

DESAYUNO

2 huevos grandes, revueltos o fritos en aceite de oliva

2 salchichas de pavo en forma de hamburguesa

Medio pomelo

240 mililitros de leche baja en grasa (1 %)

1 taza de café o de té

1 paquete de CocoaVia o 1-2 cucharaditas pequeñas de cacao en polvo
sin procesar y sin edulcorar

....

TENTEMPIÉ DE LA MAÑANA

1 rebanada de pan de trigo integral untada con 1 cucharada de mantequilla
de almendras o de otro fruto seco

....

ALMUERZO

Judías negras y arroz (media taza de judías negras cocinadas,
media taza de arroz integral cocinado)

Pimientos crudos troceados (cantidad ilimitada) con un cuarto de taza
de hummus

Media taza de arándanos

....

TENTEMPIÉ DE LA TARDE

30 gramos de queso cheddar bajo en grasa

5 galletas crujientes de gran integral

....

CENA

180 gramos de carne de cerdo magra, al horno o a la parrilla

2 tazas de col o verduras mezcladas, aliñadas con 2 cucharadas soperas
de aceite de oliva a la vinagreta

Media taza de coliflor hervida o en forma de puré

DESAYUNO

Media taza de avena normal, cocinada en agua

Media taza de bayas mezcladas

120-180 gramos de yogur griego o normal

1 taza de café o de té

1 paquete de CocoaVia o 1-2 cucharaditas pequeñas de cacao en polvo

sin procesar y sin edulcorar

TENTEMPIÉ DE LA MAÑANA

Media taza de requesón bajo en grasa

1 melocotón pequeño (o media taza de melocotones envasados en su zumo)

ALMUERZO

Ensalada nizarda (2 tazas de lechuga, 150 gramos de atún en lata al natural,

1 tomate en rodajas, media taza de judías verdes, 8 aceitunas negras medianas,

todo aliñado con 2 cucharadas soperas de vinagre balsámico y aceite)

Media rosca de trigo integral con 1 cucharada sopera

de queso en crema sin grasa

TENTEMPIÉ DE LA TARDE

Un cuarto de taza de frutos secos variados

CENA

180 gramos de pechuga de pavo sin piel, al horno o a la parrilla

Media taza de brécol hervido

Media patata mediana hervida, aliñada con 1 cucharada sopera de mantequilla

o pasta de untar libre de grasas trans

SEMANA 5

DESAYUNO

Media taza de yogur griego o normal, bajo en grasa

Una taza de bayas variadas frescas o congeladas

Un cuarto de taza de zumo de naranja

1 taza de café o de té

1 paquete de CocoaVia o 1-2 cucharaditas pequeñas de cacao en polvo
sin procesar y sin edulcorar

....

TENTEMPIÉ DE LA MAÑANA

Un cuarto de taza de almendras, crudas o tostadas

1 naranja mediana

....

ALMUERZO

1 taza de sopa de calabaza

5 galletas crujientes de grano integral

Hortalizas crudas como brécol, guisantes y apio (cantidad ilimitada)

Cuarto de taza de salsa para mojar, con yogur

....

TENTEMPIÉ DE LA TARDE

Rollitos de carne y queso (tres lonchas de pechuga de pavo,
3 lonchas finas de queso suizo)

....

CENA

180 gramos de carne de vaca, al horno o a la parrilla

Media taza de setas y media taza de espinacas, salteadas en aceite de oliva

SEMANA 6

DESAYUNO

Media taza de cereal de grano integral

Media taza de frambuesas

240 mililitros de leche baja en grasa

1 taza de café o de té

1 paquete de CocoaVia o 1-2 cucharaditas pequeñas de cacao en polvo
sin procesar y sin edulcorar

TENTEMPIÉ DE LA MAÑANA

2 huevos cocidos

ALMUERZO

Wrap de pavo (tortita de trigo integral, 60 gramos de pavo,
medio aguacate troceado, 2 hojas de lechuga romana, 1 loncha de queso suizo,
2 cucharaditas pequeñas de mostaza, 1 cucharada sopera de mayonesa)

8 zanahorias baby

TENTEMPIÉ DE LA TARDE

Media taza de requesón bajo en grasa

1 tomate mediano, en rodajas o troceado

CENA

180 gramos de pollo, al horno o a la parrilla

1 taza de cabello de ángel

Media taza de salsa para pasta casera o sin azúcar añadido

1 taza de col cruda, en vinagre balsámico y aceite de oliva

SEMANA 7

DESAYUNO

Media taza de avena cocinada en agua

30 gramos de nueces troceadas,

Media taza de arándanos

120-180 gramos de yogur griego o normal, bajo en grasa

1 taza de café o de té

1 paquete de CocoaVia o 1-2 cucharaditas pequeñas de cacao en polvo

sin procesar y sin edulcorar

TENTEMPIÉ DE LA MAÑANA

5 galletas crujientes de grano integral

30 gramos de harvarti u otro queso blanco

ALMUERZO

Ensalada de atún (90 gramos de atún al natural,

2 cucharadas soperas de yogur griego, cebolla troceada, apio troceado)

Media pita de trigo integral

2 hojas de lechuga

Ensalada de espinacas (1 taza de espinacas crudas, 5 tomates cherry,

1 cucharada sopera de bacon troceado, si se desea,

aliñada con aceite de oliva y vinagre)

5 cerezas frescas

TENTEMPIÉ DE LA TARDE

Rábanos y apio crudos (cantidad ilimitada)

Un cuarto de taza de hummus

CENA

180 gramos de carne de cerdo, al horno o a la parrilla

4 tallos de espárrago, hervidos o salteados en aceite de oliva

Media taza de quinoa cocinada, aderezada con aceite de oliva

o mantequilla

SEMANA 8

DESAYUNO

2 huevos, hervidos o escalfados

Medio mollete inglés de trigo integral, untado con media cucharada sopera
de mantequilla o de pasta para untar sin grasas trans

Medio pomelo

240 mililitros de leche baja en grasa

1 taza de café o de té

1 paquete de CocoaVia o 1-2 cucharaditas pequeñas de cacao en polvo
sin procesar y sin edulcorar

·····················

TENTEMPIÉ DE LA MAÑANA

Media taza de arándanos

1 pieza de queso (de 30 gramos o menos), como por ejemplo Mini Babybel

·····················

ALMUERZO

Ensalada negra y azul (90 gramos de tiras de filete magro a la parrilla,
2 tazas de lechuga de hojas rojas, 2 cucharadas soperas de queso azul
en trocitos, un cuarto de taza de almendras fileteadas,
2 cucharadas soperas de vinagre balsámico)

·····················

TENTEMPIÉ DE LA TARDE

Pimientos y zanahorias crudos y troceados (cantidad ilimitada)

Cuarto de taza de guacamole (aguacate y tomate hechos puré)

·····················

CENA

180 gramos de salmón, al horno o a la parrilla

Media taza de coles de Bruselas, rehogadas con aceite de oliva

Media taza de arroz integral cocinado

SEMANA 9

DESAYUNO

2 huevos escalfados, pimiento y cebolla troceados,
60 gramos de jamón picado, 30 gramos de mozzarella rallada
1 taza de café o de té
1 paquete de CocoaVia o 1-2 cucharaditas pequeñas de cacao en polvo
sin procesar y sin edulcorar

....

TENTEMPIÉ DE LA MAÑANA

120-180 gramos de yogur griego o normal, bajo en grasa
1 melocotón

....

ALMUERZO

Ensalada de pollo a la griega (90 gramos de pechuga de pollo a la parrilla,
2 tazas de lechuga romana troceada, 30 gramos de queso feta en migajas,
1 tomate troceado, un cuarto de taza de aceitunas negras,
2 cucharadas soperas de vinagreta griega)

....

TENTEMPIÉ DE LA TARDE

Medio aguacate salpicado con zumo de limón
Un cuarto de taza de anacardos, crudos o tostados

....

CENA

Pasta mediterránea (1 taza de pasta de trigo integral cocinada,
90 gramos de gambas cocinadas, 1 taza de hortalizas salteadas,
ajo y aceite de oliva)
2 tazas de col o verduras variadas, aliñadas
con 2 cucharadas soperas de vinagreta al limón

Macronutrientes de los menús totales de cada semana

Semana número	Calorías totales	Grasa total	Hidratos totales	Proteína total	Fibra dietética total	Azúcares totales*	Azúcares añadidos**
2	93	68 g	157 g	101 g	29 g	65 g	10 g
3	1739	75 g	157 g	115 g	34 g	53 g	10 g
4	1646	71 g	140 g	122 g	26 g	47 g	9 g
5	1637	58 g	140 g	125 g	31 g	59 g	8 g
6	1649	79 g	125 g	123 g	30 g	54 g	13 g
7	1742	88 g	130 g	118 g	25 g	36 g	6 g
8	1628	82 g	118 g	113 g	25 g	51 g	6 g
9	1735	94 g	117 g	121 g	29 g	49 g	8 g

* «Azúcares totales» son los azúcares presentes de forma natural (como por ejemplo en la fruta o la leche) más los que se añaden a los alimentos al procesarlos.

** «Azúcares añadidos» son sólo los que se añaden a los alimentos al prepararlos o procesarlos comercialmente.

MÁS ALLÁ DE LA SEMANA 9

¡Enhorabuena! Has cumplido el programa dietético de nueve semanas dedicando un esfuerzo importante para cambiar tu estilo de vida. En este momento, la comida saludable para el cerebro debe ser una cuestión de hábito para ti. Ahora estás familiarizado con los principios de la dieta APT y con los retos relacionados con la comida saludable para el cerebro, tanto en casa como fuera de ella. También deberías tener varias estrategias planeadas para tratar esos retos. En tu casa debes almacenar una serie de ingredientes para tentempiés y comidas saludables para el cerebro. Siempre que quieras comer fuera de casa debes tener una lista de restaurantes que puedan acomodarse a tus necesidades, y deberías conocer las mejores opciones disponibles en cada menú. Y quizás más importante, deberías estar familiarizado con el contenido nutricional –especialmente los hidratos de carbono– de la mayoría de las comidas que tomes.

Después de haber finalizado el plan dietético de nueve semanas, esfuérzate por mantener el programa. Sigue limitando tu consumo de hidratos de carbono a 100-120 gramos diarios, y mantén tus períodos de ayuno nocturno cinco veces por semana. Come al menos dos raciones de pescado cada semana; toma sólo proteínas magras; y come bastantes frutas y hortalizas, eligiendo alimentos de bajo índice glucémico siempre que sea posible. Si puedes, aumenta tu tiempo de ejercicio físico a una media de 180 minutos todas las semanas. ¡Son sólo 180 minutos de los 10.080 que tienes cada semana!

Conforme pase el tiempo, tendrás que aprender a prepararte para otros posibles obstáculos para la alimentación saludable para el cerebro, como por ejemplo las vacaciones y las fiestas. También te interesará prepararte para los períodos estresantes, como por ejemplo las mudanzas y los cambios de trabajo. Los retos de toda la vida pueden hacer más difícil seguir cualquier tipo de dieta. Piensa con antelación, prepárate antes y lleva siempre un sustituto de comidas saludable para el cerebro para las emergencias. (*Véase* el recuadro de la página 176). De esa forma, tendrás siempre disponibles opciones nutricionalmente adecuadas.

Aunque es importante llevar un control de la dieta, no es necesario documentar formalmente tus comidas y su contenido en hidratos de carbono. Si te has topado con la temible fatiga ante la dieta –en otras palabras, si te has cansado de la dieta y has vuelto a los antiguos hábitos–, vuelve a leer este libro y concéntrate en cambiar las prácticas que requieren menos sacrificio. Sigue experimentando con nuevos ingredientes y comidas saludables para el cerebro. Haz lo que puedas para que esta dieta funcione para ti. Recuerda que es esencial mantener contentos tanto a la barriga como al cerebro. Lo que has elegido comer debería encantarte. No pienses que tus patrones alimenticios son una «dieta», sino más bien una nueva forma de vida saludable para el cerebro.

6

Otras estrategias para prevenir la EA

La dieta es una de las armas más importantes de las que disponemos en la lucha contra la enfermedad de Alzheimer. Pero, además de cambiar la forma en la que comes, hay otros pasos que puedes dar para mejorar la salud de tu cerebro. Creemos que un enfoque exhaustivo y *multimodal* –es decir, un enfoque que combina varias estrategias y disciplinas distintas– es la mejor forma de prevenir y tratar la enfermedad de Alzheimer. Las investigaciones demuestran que los enfoques multimodales crean sinergia, lo que conlleva que los beneficios derivados de las diversas estrategias utilizadas en combinación son mayores que la suma de los beneficios por separado.

En un estudio con animales, unos beagles viejos que siguieron una dieta rica en antioxidantes, un programa de ejercicio de dos veces por semana y un programa de más socialización puntuaron mejor en las pruebas cognitivas que los perros que recibieron dieta y cuidados normales. Tal vez lo más importante sea que los perros que recibieron el programa de combinación pudieron aprender nuevas tareas y superaron no sólo a los perros que seguían una dieta estándar y eran bien cuidados, sino también a los perros que recibieron sólo la dieta antioxidante o el ejercicio físico y el programa de socialización. Evidentemente, adoptar un enfoque abierto y diversificado para la salud del cerebro es una buena idea.

Estos resultados se han establecido también en estudios con seres humanos. El Estudio Finlandés de Intervención Geriátrica para Prevenir el Deterioro Cognitivo y la Incapacidad (el estudio FINGER), del que hablamos en el capítulo 4 (*véase* la página 116), ofrece algunas de las pruebas más convincentes hasta ahora con las que podemos utilizar diversas técnicas para controlar nuestra salud cerebral y ver beneficios reales. Los investigadores descubrieron que los ancianos que participaban en un programa que ofrecía planes dietéticos personalizados, ejercicio físico, entrenamiento cognitivo, actividades sociales y control de la salud cardiovascular rindieron bastante mejor en las pruebas cognitivas que personas similares que recibieron sólo consejos generales sobre salud.

Para decirlo resumidamente, en lo referente a la prevención y tratamiento del alzhéimer, el todo es mayor que la suma de las partes. En este capítulo explicaremos algunas de las mejores técnicas que puedes utilizar para completar tu nuevo estilo de vida saludable para el cerebro. Utilizando suplementos cuidadosamente seleccionados, permaneciendo física, intelectual y socialmente activo y reduciendo el nivel de estrés podrás eliminar tu riesgo de padecer EA a todos los niveles.

SUPLEMENTOS SALUDABLES PARA EL CEREBRO

Conforme los científicos indagan en nuevas estrategias para la prevención y el tratamiento del alzhéimer, se ha prestado mucha más atención a los suplementos. Los suplementos dietéticos, también conocidos como *nutracéuticos,* son vitaminas, minerales, plantas, aminoácidos y otras sustancias que consumimos, además de nuestras comidas habituales para mantener o estimular una buena salud. No requieren receta médica –aunque algunos también están disponibles bajo prescripción– y pueden comprarse en supermercados, establecimientos de dietética y farmacias, además de por Internet. Aunque las investigaciones aún no son concluyentes en muchos casos, las pruebas indican que ciertos suplementos pueden ser beneficiosos para la salud del cerebro, ayudando a mantener a raya o retardando la progresión de la enfermedad de Alzheimer y otras demencias. En esta sección revisamos los suplementos más prometedores.

Ten en cuenta que no es nuestra intención sugerir que los suplementos pueden sustituir a una dieta saludable y equilibrada. Los alimentos ricos en vitaminas, minerales y otros nutrientes saludables para el cerebro aportan cientos de sustancias presentes naturalmente que pueden ayudar a proteger la salud del cerebro y la salud en general. No hay ninguna píldora milagrosa que contrarreste los efectos nocivos de una dieta con alto contenido en azúcar, grasas trans y grasas saturadas. Sin embargo, en determinadas circunstancias, los suplementos pueden ser valiosos para compensar las deficiencias nutricionales o para aportar beneficios adicionales cuando se utilizan junto con alimentos saludables para el cerebro.

¿Cómo puedes saber si un suplemento es adecuado para ti? Antes de comenzar cualquier programa de suplementación, consulta con tu médico de cabecera. Él podrá decidir mejor si tienes deficiencia en algún nutriente esencial, y te ofrecerá recomendaciones basadas en tu estado de salud y tu historial. Por ejemplo, si comes pescado saludable para el cerebro dos veces a la semana y sigues una dieta equilibrada y rica en ácidos grasos omega-3, tal vez no necesites tomar un suplemento de omega-3. Tu médico puede analizar tu sangre para ver si tus niveles de ácidos grasos omega-3 DHA y EPA son óptimos, o si hay lugar para una mejora. Por supuesto, no se han establecido los niveles sanguíneos mínimos para todos los suplementos que vamos a examinar, y hay que señalar que, en algunos estudios, los sujetos han obtenido beneficios cognitivos a partir de los suplementos, aunque no tenían deficiencias. Por eso, para cada suplemento deberías estudiar los posibles beneficios y evitar cualquier riesgo. Después, al consultar con tu médico, decide si quieres añadir el suplemento a tu estilo de vida saludable para el cerebro.

Se está publicando continuamente sobre nuevas investigaciones que aumentan nuestro conocimiento de los efectos de los suplementos sobre la salud del cerebro. Aunque una revisión detallada de todas las posibles vitaminas y suplementos que tal vez (o tal vez no) ayuden a proteger el cerebro va más allá del alcance de este libro, aquí resumiremos las opciones más prácticas, basadas en pruebas y con pocos riesgos. Para consultar fuentes fiables y actualizadas de información sobre este tema, visita las páginas web del Centro Nacional para la Salud Complementaria e Integrativa y de la Fundación para el Descubrimiento de Fármacos para el Alzhéimer. (*Véase* la lista de recursos).

Vitaminas

En un mundo perfecto obtendrías todas las vitaminas que necesitas sólo con tu dieta. Por diversas razones, eso no es siempre posible. Incluso cuando nuestro estilo de vida tan ajetreado nos permite tomar comidas saludables para el cerebro de forma habitual, a veces nos quedamos cortos. A ciertos individuos que tienen algún riesgo de padecer una deficiencia de vitaminas debida a algún problema médico preexistente, o una mala dieta, su médico quizás les haya aconsejado que tomen una vitamina específica, o un suplemento de combinación como un polivitamínico, para tratar esa deficiencia concreta. Las explicaciones que damos a continuación examinan las vitaminas desde la perspectiva de la prevención del alzhéimer.

Comprar suplementos

La calidad de las vitaminas y otros suplementos que compres tendrá un efecto notable sobre la salud de tu cuerpo y, en consecuencia, la salud de tu cerebro. Para empezar, es importante saber que hay cuatro grados de suplementos. Desde los de mejor calidad hasta los peores, son así:

Grado farmacéutico. Este grado cumple los mayores requisitos regulatorios de pureza, disolución (capacidad de disolverse) y absorción. Estos suplementos de grado farmacéutico son puros en un 99 por 100, sin aglutinantes, rellenos, colorantes ni otras sustancias desconocidas. La calidad está asegurada por un agente externo, la Farmacopea de Estados Unidos (USP). Sin embargo, esta calidad tan alta no sale barata. Los suplementos de grado farmacéutico pueden costar tres veces más que los suplementos de los supermercados, y sólo están disponibles en farmacias, establecimientos de productos de salud y consultas de los médicos. En algunos estados se necesita una receta para obtener suplementos de esta calidad.

Grado médico. Estos suplementos también tienen una alta calidad, pero posiblemente no cumplan todos los baremos de pureza establecidos por la USP.

Grado cosmético o nutricional. A los suplementos de este grado no se les suele comprobar la pureza, disolución o absorción, y pueden no contener la cantidad de ingredientes activos reflejada en la etiqueta.

Grado alimentario o agrícola. Los suplementos de este grado se producen para propósitos veterinarios y no deberían utilizarlos los humanos.

Para experimentar todos los beneficios de tu programa de suplementación nutricional, elige productos de grado farmacéutico si están disponibles. Un buen establecimiento de productos de salud suele tener suplementos de distintos grados. Pregunta cuáles son de grado farmacéutico. Generalmente, los ensayos médicos se realizan utilizando suplementos de grado farmacéutico, y las dosis recomendadas se basan en estos productos de alta calidad. Si utilizas un producto de un grado menor, tal vez tomes menos cantidad del ingrediente activo que necesitas para unos buenos resultados. Por ejemplo, un suplemento de ácidos grasos omega-3 de grado farmacéutico que afirma que contiene «700 mg de EPA» contiene de verdad 700 mg de EPA. Si compras un producto de calidad inferior, una cápsula de la que se dice que contiene «700 mg» puede contener mucho menos.

A lo largo de nuestra explicación sobre los suplementos, te animamos a consultar con tu médico los nutrientes que te interesa incluir en tu programa de salud cerebral. Además de ayudarte a elegir los diversos nutrientes, tu médico puede resultarte útil para guiarte con las mejores marcas. Varios suplementos pueden estar disponibles bajo prescripción médica, lo que garantiza que contienen exactamente lo que se afirma en la etiqueta del envase.

Cuando compres suplementos que no sean de grado farmacéutico también debes buscar la mayor calidad posible. Las siguientes pautas pueden ayudarte a identificar los productos más puros y eficaces disponibles:

- Busca suplementos que no contengan conservantes ni colorantes artificiales: nada excepto el nutriente en sí mismo. Ten un cuidado especial para evitar los ingredientes y los productos de relleno a los cuales tengas sensibilidad o alergia. Normalmente, la etiqueta del suplemento te permitirá saber si ese producto contiene soja, lácteos, gluten, maíz y otros ingredientes que pueden ser problemáticos.

- Cuando sea posible, compra las formas naturales de los nutrientes y no las formas sintéticas. La vitamina E natural, por ejemplo, se absorbe mejor y es más activa que la vitamina E sintética.

- Ten en cuenta que se ha descubierto que muchos suplementos herbales contienen contaminantes como arsénico, plomo, mercurio, cadmio y pesticidas. Busca plantas que tengan el sello de aprobación de la Farmacopea de Estados Unidos (USP), de NSF International o de ConsumerLab.com. Estos grupos comprueban los productos para valorar la exactitud de la etiqueta, la ausencia de contaminantes y la capacidad para disolverse y absorberse por parte del cuerpo.

- Asegúrate de que el suplemento esté dentro de un envase que lo proteja de la luz. Un cristal de color ámbar es la mejor opción. Cuando lo compres, pregunta si necesita conservarse en el frigorífico.

- Elige productos que estén envasados al vacío para conservar su frescor. Cuando pinches el sello de papel que hay en la parte superior del envase, deberías oír un ligero chasquido que indique que se ha roto el vacío. También debes asegurarte de que el envase tiene un sello a prueba de falsificaciones.

Polivitamínicos

Muchas personas, incluidos algunos médicos, creen que los polivitamínicos suponen un seguro contra cualquier deficiencia de vitaminas y no conllevan riesgo alguno. Pero en los últimos años esta suposición se ha puesto en duda. Para las personas sanas que siguen una dieta equilibrada, las pruebas recientes han demostrado que tomar un polivitamínico tal vez no acarree beneficios adicionales para la salud. Incluso puede ser nocivo.

Algunas investigaciones indican que hay que tener precaución en lo relativo al consumo en forma de suplementos de dos minerales, cobre y hierro. En un estudio, se descubrió que los sujetos con los mayores niveles de cobre perdían sus capacidades cognitivas tres veces más rápidamente que los adultos cuyos niveles de cobre eran normales. Se sospecha que el hierro también causa daño cerebral; posiblemente, el cobre y el hierro causan estrés oxidativo que daña las neuronas. Otro estudio demostró que, cuando 1450 personas realizaron pruebas cognitivas, las que puntuaron más alto tenían los niveles más bajos de cobre y hierro.

El cobre y el hierro son necesarios para tener una buena salud, ya que estos nutrientes trabajan en combinación para formar glóbulos rojos. Pero, como ya has visto, una cantidad excesiva de estos metales puede ser perjudicial. Habla con tu médico sobre tus niveles de cobre y hierro. Si no tienes deficiencia en estos nutrientes, pero tu médico te ha animado a utilizar un polivitamínico, dedica algún tiempo a leer la etiqueta del suplemento para asegurarte de que el polivitamínico que has elegido está libre de cobre y hierro.

Vitaminas B

Las vitaminas B, a las que a veces se llama el complejo B, son bien conocidas por ayudar al cuerpo a convertir los alimentos en energía y por ayudar a formar glóbulos rojos. Pero muchos estudios han demostrado que las vitaminas B también ofrecen beneficios para el cerebro. Las investigaciones se han concentrado especialmente en tres vitaminas del complejo –ácido fólico (B_9), B_6 y B_{12}– que ayudan a reducir los niveles de homocisteína, un aminoácido que aumenta el riesgo de padecer enfermedad de Alzheimer cuando está presente en niveles elevados.

Los estudios han demostrado que los niveles elevados de homocisteína están asociados a un peor rendimiento cerebral; una mayor rapidez en la progresión desde el deterioro cognitivo leve (fase 2 de la EA) hasta la demencia (fase 3 de la EA); y un aumento en la tasa de atrofia cerebral. Se ha señalado que los niveles altos de homocisteína, acompañados por bajos niveles de ácido fólico, pueden hacer que el cerebro sea más vulnerable al daño por beta-amiloide, una sustancia tóxica que es una de las marcas distintivas de la EA. Por esta razón, se diseñó un estudio en la Universidad de Oxford para examinar si la reducción de los niveles de homocisteína mediante suplementación con vitaminas B ayudaría en la lucha contra la EA. A los voluntarios con setenta o más años, con diagnóstico de deterioro cognitivo leve, se les administró suplementos orales de dosis alta de ácido fólico, B_6 y B_{12}, o píldoras con un placebo. Después de dos años, la tasa de atrofia cerebral en las personas que recibían las vitaminas B era un 30 por 100 menor que en las que tomaron el placebo, y el efecto fue mayor en quienes habían tenido niveles más altos de homocisteína. Un estudio de seguimiento del mismo equipo investigador demostró que las vitaminas B parecen retrasar el lento declive cognitivo y clínico de las personas con deterioro cognitivo leve, especialmente en las que tenían niveles altos de homocisteína, por lo que aportaban beneficios relacionados con la memoria y la función ejecutiva.

Se debe señalar que la suplementación con vitaminas B no ha demostrado claramente ser beneficiosa para las personas que ya se encuentran en la fase 3 de la EA. Pero los investigadores de Oxford pensaron que, para las personas aún no diagnosticadas de demencia, las vitaminas B ofrecen un «tratamiento sencillo y seguro» que puede retardar la atrofia cerebral.

Las vitaminas B pueden encontrarse en la mayoría de las proteínas animales —pescado, ave, carne de vaca, carne de cerdo, huevos y productos lácteos, especialmente en el queso—, además de en las alubias, los guisantes y las hortalizas de hojas verdes. Pero después de cumplir los cincuenta, algunas personas tienen problemas para absorber las vitaminas B de los alimentos. Además, las vitaminas B son hidrosolubles, lo que quiere decir que cualquier exceso suele eliminarse del cuerpo por la orina, en lugar de acumularse. Esto permite que sean relativamente seguras de usar, aunque la vitamina B_6 en cantidades elevadas (más de 100 miligramos al día) puede ser perjudicial. Por esta razón, aunque se necesitan más estudios para definir claramente el papel que estos nutrientes desempeñan en la prevención de la EA, para las personas con niveles altos de homocisteína en sangre tiene sentido considerar la posibilidad de tomar suplementos de ácido fólico, B_6 y B_{12} como medios para proteger el cerebro. Basándonos en las investigaciones, se recomiendan 800 microgramos de ácido fólico, 20 miligramos de vitamina B_6 y 500 microgramos de B_{12} al día. Tu médico puede recomendarte una dosis distinta basándose en los análisis de sangre.

Es importante señalar que, en los estudios que hemos explicado, el efecto beneficioso de las vitaminas B sobre el cerebro se observó sólo en los sujetos con niveles altos de ácidos grasos omega-3 en sangre. Por tanto, es evidente que estos nutrientes tan importantes están interrelacionados, lo cual respalda el enfoque multimodal que defendemos en este libro. (*Véase* la página 202 para leer una explicación sobre los ácidos grasos omega-3).

Vitamina D₃

La vitamina D se conoce principalmente por ayudar al cuerpo a absorber el calcio, y con ello promover la fuerza y el crecimiento de los huesos. Pero la vitamina D también puede ayudar a proteger tu cerebro del deterioro cognitivo y la enfermedad de Alzheimer.

Las investigaciones han demostrado que muchos estadounidenses —por encima del 50 por 100, en realidad— tienen deficiencia de vitamina D. Las razones de esta deficiencia pueden ser una escasa exposición al sol, que el cuerpo necesita para producir vitamina D; una menor capacidad para absorber este nutriente y sintetizarlo a medida que las personas envejecen; la obesidad, puesto que la vitamina D «se queda bloqueada» en el tejido graso y no se libera fácilmente; y un consumo inadecuado de los alimentos que contienen vitamina D, como por ejemplo el salmón, el atún, la caballa y los productos lácteos enriquecidos con vitamina D.

Los médicos saben desde hace mucho tiempo que un consumo inadecuado de vitamina D puede hacer que los huesos se ablanden, pero, más recientemente, muchos estudios han indicado que la deficiencia de vitamina D está también asociada a un mayor riesgo de padecer la enfermedad de Alzheimer. Por ejemplo, un estudio de 2014, publicado en la revista *Neurology*, demostró que las personas con niveles extremadamente bajos de vitamina D tienen el doble de probabilidades de desarrollar EA u otras formas de demencia que las personas con niveles normales. Aunque las investigaciones han indicado que esta vitamina puede combatir la inflamación, luchar contra el estrés oxidativo y estimular los factores de crecimiento nervioso, el papel que desempeña en el funcionamiento cerebral y la cognición no se conoce y se necesitan más estudios. Pero puesto que la deficiencia de vitamina D es tan común, resulta prudente solicitar a tu médico que te valore el nivel en sangre de este nutriente, y si el nivel es bajo, tomar medidas para elevarlo.

Una forma de mejorar tus niveles de vitamina D es pasar de diez a quince minutos expuesto a la luz solar directa entre las horas de las diez de la mañana y la tres de la tarde. Pero lo más probable es que, si te han diagnosticado de una deficiencia de vitamina D, te prescriban suplementos nutricionales de D_3, que se considera la forma que mejor se absorbe de este nutriente. La vitamina D es una vitamina liposoluble, lo que significa que puede acumularse en el organismo y causar problemas si te excedes en la dosis. La principal consecuencia de la toxicidad por vitamina D es la acumulación de calcio en la sangre, lo cual puede causar diversos síntomas no específicos, entre ellos pérdida del apetito, náuseas, vómitos, pérdida de peso y frecuentes visitas al baño para orinar. Para evitarlo, sigue el consejo de tu médico en relación con la dosis. Las dosis habituales de vitamina D_3 son de unos 1000 a 2000 UI en forma de pastilla, cada día, tomada preferiblemente con algo de grasa dietética para ayudar a la absorción.

Otros suplementos

Además de las vitaminas, hay otros suplementos que han demostrado ser beneficiosos para el manejo de la EA.

Ácidos grasos omega-3

En el capítulo 3 te animamos a tomar una buena cantidad de ácidos grasos omega-3 mediante la dieta, comiendo pescado graso, aceite de oliva, frutos secos y otros alimentos ricos en omega-3. Esto es importante porque cada vez hay más pruebas de que los ácidos grasos omega-3 pueden ayudar a proteger y retrasar la aparición del deterioro cognitivo o la enfermedad de Alzheimer. Estos nutrientes esenciales –nutrientes que deben aportarse en la dieta– pueden incluso mejorar o estabilizar los síntomas en pacientes con ciertos tipos de deterioro cognitivo, como por el ejemplo el asociado a la edad.

Un estudio realizado en la Universidad de California en Los Ángeles (UCLA) demostró que los adultos de edad mediana y los ancianos que consumen habitualmente alimentos ricos en omega-3 tienen un menor riesgo de deterioro mental que lleve a la demencia. En cambio, los niveles bajos en los glóbulos rojos del omega-3 conocido como DHA (ácido docosahexaenoico) están asociados a un menor volumen cerebral, puntuaciones más bajas en las pruebas de memoria visual y las funciones ejecutivas, como por ejemplo la solución de problemas, y un menor flujo de sangre al cerebro. Incluso más significativo fue el relevante Ensayo Preventivo Multidominio del Alzhéimer (estudio MAPT),[8] presentado en 2015 en las reuniones de los Ensayos Clínicos sobre la Enfermedad de Alzheimer, y publicado en 2014 en la revista *The journal of Prevention of Alzheimer Disease*. Ensayo aleatorizado de tres años de duración, con sujetos de setenta o más años, el MAPT utilizó un enfoque multidominio que incluyó asesoramiento nutricional, ejercicio físico, estimulación cognitiva y suplementación con el ácido graso omega-3 DHA. Los grupos de control utilizaron sólo la suplementación, la intervención multidominio sola o un placebo. Mediante estudios de imágenes cerebrales, los investigadores descubrieron que las personas con un nivel bajo de DHA en

---

8.   Multidomain Alzheimer Preventive Trial. *(N. del T.)*

sangre se beneficiaron considerablemente con la intervención multidominio más la suplementación con DHA (800 miligramos diarios), lo cual demostró mejoras significativas en el metabolismo del cerebro. Esto fue especialmente cierto en personas con un resultado positivo para el gen APOE4, y en quienes ya tenían depósitos de proteína beta-amiloide –una de las marcas distintivas de la EA– en su cerebro. Los investigadores demostraron que el enfoque multimodal más la suplementación con DHA retarda el deterioro cognitivo en los ancianos.

Aunque se necesitan más estudios sobre los efectos de los omega-3 en la salud cerebral, y no podemos determinar con precisión quién responderá bien a los ácidos grasos, estamos convencidos de que estos nutrientes suelen ser beneficiosos, especialmente cuando se usan como medida preventiva o como alternativa de manejo en la primera fase de la EA (deterioro cognitivo leve). Aunque comas pescado habitualmente, puedes beneficiarte de dos ácidos grasos omega-3 específicos: el ácido docosahexaenoico (DHA) y el ácido eicosapentaenoico (EPA). Aunque los suplementos con aceite de pescado omega-3 suelen ser bien tolerados, hay que comprobarlo con el médico antes de añadirlos a nuestra rutina diaria. Pueden tener potencialmente un efecto que consiste en que la sangre se vuelve menos espesa y deben utilizarse con precaución en personas que toman medicamentos anticoagulantes (sangre menos espesa) como el Coumadin. Además, hay pruebas (muy) limitadas, basadas en un estudio, de que a los hombres con un riesgo mayor de cáncer de próstata les puede interesar evitar las dosis elevadas de DHA.

Como con cualquier suplemento, hay que comenzar con una cantidad pequeña al principio y aumentar la dosis gradualmente con el paso del tiempo. Para quienes tengan alergia al pescado o sigan una dieta vegetariana, los omega-3 de las algas son una buena alternativa. De hecho, uno de los principales estudios que demostraron beneficios en personas con deterioro cognitivo relacionado con la edad, utilizaron un suplemento de DHA a base de algas.

Cuando compres suplementos de aceite de pescado, mira bien la etiqueta para saber qué cantidad de DHA y EPA hay en cada cápsula, y cuántas cápsulas forman una «ración». Recomendamos elegir una marca que tenga al menos de 200 a 500 mg de DHA, y 100 a 300 mg de EPA en cada cápsula. Aunque las recomendaciones individuales pueden variar basándonos en diversos factores, recomendamos empezar con una cápsula diaria en una comida abundante. Después de una semana, si no aparecen efectos secundarios, se aumenta la dosis a dos cápsulas diarias, tomadas juntas o separadas en dos dosis. Como ya hemos dicho, los suplementos de omega-3 se consideran seguros, pero es conveniente mantenerse vigilantes para detectar cualquier efecto secundario, lo cual puede incluir tos, dificultades para tragar, mareos, elevación de la frecuencia cardíaca, urticaria, picor o erupción cutáneos, inflamación de los párpados o alrededor de los ojos, cara, labios o lengua, opresión en el pecho o fatiga o debilidad inusuales.

Cacao en polvo

Hasta ahora, la mayoría sabe que el cacao –puro o edulcorado– ha demostrado aportar beneficios para la salud, incluyendo una menor presión sanguínea. Pero ¿sabías que el cacao ha demostrado también mejorar el funcionamiento cognitivo?

El cacao contiene *flavanoles,* compuestos naturales que son antioxidantes. En 2012, un estudio importante demostró que las personas con deterioro cognitivo leve que consumían habitualmente un tipo específico de cacao en polvo purificado con niveles elevados de flavanoles experimentaban mejoras en su funcionamiento cognitivo. Los sujetos también experimentaron una mejor presión sanguínea y una mayor sensibilidad a la insulina. Un estudio de seguimiento de 2014, utilizando la misma formulación, se concentró en las personas de edades comprendidas entre sesenta y uno y ochenta y cinco años de edad con ninguna evidencia de disfunción cognitiva. Los sujetos se asignaron a uno de tres grupos según su consumo de flavanoles y tomaron niveles altos, intermedios o bajos de flavanoles del cacao durante ocho semanas. Se evaluó el funcionamiento cognitivo antes y después del estudio. Entre los sujetos que consumieron niveles altos o intermedios de flavanoles, los investigadores descubrieron mejoras significativas en el funcionamiento cognitivo, en términos generales. También descubrieron una presión sanguínea más baja y menos resistencia a la insulina.

Es importante señalar que la mayoría de los métodos de procesamiento del cacao eliminan muchos de los flavanoles presentes en la planta, y los estudios citados utilizaron el chocolate negro sin edulcorar CocoaVia, que se desarrolló específicamente para extraer los flavanoles de los granos de cacao. Aunque se necesitan más investigaciones, creemos que el escaso riesgo de sufrir efectos secundarios hace que merezca la pena añadir flavanoles a tu estilo de vida saludable para el cerebro, especialmente si tienes resistencia a la insulina leve, con o sin pérdida de memoria leve. Con esto no te estamos dando carta blanca para abusar del chocolate negro. Ciertamente, éste contiene algo de flavanoles, pero normalmente aporta también grandes cantidades de grasa saturada y azúcar. Si decides no utilizar CocoVia, busca un cacao en polvo sin edulcorar que sea lo más puro posible y que no se haya procesado siguiendo el método holandés, que reduce el contenido en flavanoles. Añade una o dos cucharaditas pequeñas al café, a un batido o al yogur. Si los resultados son demasiado amargos para tu gusto, añade un poco de edulcorante natural, como el agave, que tiene un índice glucémico bajo. Recomendamos comenzar lentamente con unos 150 miligramos de flavanoles de cacao al día. Después de una semana, si el cacao se ha tolerado bien, se puede aumentar la dosis a unos 375 miligramos diarios.

Aceite de coco

En el capítulo 2 explicamos cómo los triglicéridos de cadena media (MCT) –presentes en diversos productos, entre ellos el aceite de coco– pueden dar como resultado la producción de cetonas incluso sin necesitar una restricción en los hidratos de carbono. Esto es importante porque muchas personas con enfermedad de Alzheimer tienen una menor capacidad para utilizar la glucosa, que es la principal fuente de energía del cerebro, lo que hace que las células «pasen hambre» y finalmente mueran. Aportando cetonas, una fuente de energía alternativa que es «de combustión más limpia» que la glucosa, los MCT pueden ayudar a proteger el cerebro de los daños.

Algunos informes indican que el uso del aceite de coco puede ser beneficioso en el control de la EA. Anecdóticamente, se ha informado de que el uso habitual de aceite de coco ha dado como resultado una mejora de las capacidades cognitivas de personas con demencia. Además, un estudio de la Universidad de Oxford indica que el aceite de coco aporta beneficios reales en la cognición, pero a corto plazo. No obstante, hasta ahora no ha habido suficiente investigación sobre el aceite de coco para demostrar definitivamente que sea beneficioso. Además, algunos médicos tienen precaución al recomendar aceite de coco porque tiene un alto contenido en grasas saturadas, y porque ciertas formas hidrogenadas tienen grasas trans que causan aumento de peso y del nivel de colesterol. Hasta que se efectúen más investigaciones, no podemos recomendar el uso del aceite de coco. Sin embargo, basándote en la aprobación por parte de tu médico, puedes considerar la posibilidad de añadirlo a tu dieta.

Si decides probar el aceite de coco, asegúrate de llevar un seguimiento de cualquier cambio en el peso y de controlar, antes y después, factores como el colesterol. Además, elige una forma no hidrogenada de aceite que no contenga grasas trans, y comienza con pequeñas cantidades. No se conoce aún la dosis óptima, pero se sabe que tomar una cantidad grande del aceite puede causar efectos secundarios desagradables, como diarrea, calambres estomacales, hinchazón, náuseas y vómitos. Los individuos con historial de sangrado o de enfermedades inflamatorias en el tracto gastrointestinal deben tener especial precaución con el uso del aceite de coco. Ten en cuenta que, debido al alto contenido en grasa de este alimento, tendrás que reducir el resto de tu consumo de grasa para evitar ganar peso y apartarte de los principios saludables para el cerebro de la dieta APT. Mientras uses el aceite de coco, es una buena idea reducir los tamaños de las raciones y seguir un programa de ejercicio físico.

Aunque este suplemento suele tolerarse bien, el cacao contiene cafeína, y tomar grandes cantidades puede causar algunos efectos relacionados con la cafeína, como insomnio, nerviosismo, mayor frecuencia cardíaca o más orina. El cacao puede causar ocasionalmente diversos problemas como reacciones alérgicas en la piel, dolor de cabeza, estreñimiento, náuseas y gases.

Curcumina

La curcumina es un componente natural de la especia cúrcuma, que se ha utilizado en la India y otros países del sur de Asia durante siglos. Actualmente hay pruebas de que una dieta rica en curcumina puede tener efectos protectores sobre el cerebro y reducir el riesgo de padecer enfermedad de Alzheimer, además de otros problemas de salud.

La curcumina se investigó como un posible tratamiento de la EA debido a sus propiedades antiinflamatorias y antioxidantes. Los estudios epidemiológicos han demostrado que las personas que la consumen suelen tener una menor incidencia de EA que quienes no la consumen. Sin embargo, en lo relativo al tratamiento de la EA, un estudio reciente demostró que la suplementación con curcumina no era eficaz, pero lo más probable es que el suplemento no fuera absorbido correctamente por el organismo.

En este momento, creemos que la mejor forma de beneficiarte de las propiedades protectoras del cerebro de la curcumina es usar la especia cúrcuma en las comidas que prepares en casa, junto con algo de grasa saludable para el cerebro, a fin de ayudar a la absorción. El uso terapéutico de curcumina parece prometedor, tal vez más para la prevención de la EA que para el tratamiento. Se necesitan más estudios para aclarar la mejor ruta de administración, preparación y dosificación.

Sin embargo, si decides utilizar suplementos de curcumina, ten en cuenta que puede aumentar los efectos de los productos para aligerar la sangre, como por ejemplo el Coumadin; puede interferir con la acción de medicamentos que reducen el ácido estomacal, como el Tagamet, y puede incrementar los efectos de los medicamentos para la diabetes. Por esa razón, no debes utilizar curcumina en forma de suplemento sin consultar antes a tu médico.

Resveratrol

El resveratrol es un fitonutriente (sustancia química extraída de una planta) único, con propiedades antioxidantes. Se encuentra en las uvas rojas y de color púrpura, los arándanos rojos, los arándanos azules, los cacahuetes, los pistachos y el cacao en polvo, y es especialmente abundante en la piel de las uvas. Por esta razón, muchas personas están familiarizadas con él como una de las sustancias que hacen que el vino sea «saludable».

Aunque los estudios con animales han demostrado que el resveratrol puede retardar el deterioro cognitivo relacionado con el envejecimiento, los datos son más limitados en lo relativo a los humanos con EA y al uso de resveratrol para prevenir la EA. Un estudio reciente con 23 personas sin problemas de memoria descubrió que la suplementación con 200 miligramos de resveratrol cada día mejoraba el funcionamiento de la memoria. Utilizando estudios con neuroimágenes, los investigadores descubrieron que también mejoraba el funcionamiento de los centros de memoria del cerebro. Un estudio con 119 personas con EA leve o moderada demostró que las dosis altas de resveratrol purificado obtenido por síntesis parecían estabilizar los niveles de beta-amiloide después de un año, y eran seguras y bien toleradas. Otros estudios que utilizaron dosis mayores (2000 mg al día) también han ofrecido resultados interesantes. No obstante, se necesitan más investigaciones con un número mayor de personas a fin de aclarar la relación entre el resveratrol y la prevención y el tratamiento de la EA.

Si quieres aumentar el nivel de resveratrol en tu dieta, considera la posibilidad de añadir alimentos que sean ricos en esta sustancia. Disfruta de un pequeño vaso de vino tinto cada día, y, cuando planifiques comidas y tentempiés, incluye arándanos, pistachos y cacao, todo lo cual se recomienda en la dieta de prevención y tratamiento del alzhéimer. Si prefieres los suplementos, comienza con unos 100 mg diarios, y aumenta la cantidad, si puedes tolerarla, hasta un máximo de 500 a 1000 mg diarios. Los efectos secundarios del resveratrol se han documentado sólo anecdóticamente. En dosis bajas, entre los efectos secundarios se encuentran los calambres estomacales, la diarrea y un menor apetito. A dosis más altas, se ha observado dolor artrítico, nerviosismo y tendinitis. El suplemento puede también ralentizar la coagulación sanguínea, por lo que es importante obtener la aprobación de tu médico antes de tomar suplementos de resveratrol.

Otros suplementos que se están investigando

Hay varios suplementos que se están investigando actualmente para su uso en la prevención y tratamiento de la enfermedad de Alzheimer. Entre ellos están:

- Ácido alfa-lipoico
- Ashwagandha
- Aceite de coco (*véase* el recuadro de la página 205)
- Fullerene C_{60}
- Vitamina C

- Carnitina
- Fisetina
- Litio
- Magnesio
- Melatonina
- Vitamina E

Puesto que la investigación de estas sustancias aún es controvertida o muy limitada, somos reacios a recomendar cualquiera de ellos en este momento. No obstante, en algunos casos –por ejemplo, cuando una persona con un historial familiar de EA tiene problemas para dormir– un suplemento como la melatonina puede ser una opción terapéutica. (*Véase* la página 241 para más información sobre cómo usar la melatonina). Si estás interesado en probar los suplementos alternativos antes mencionados, consulta con tu médico para ver si hay opciones viables para ti.

Además, nos gustaría señalar que algunos suplementos se han investigado con mayor profundidad y se ha descubierto que son ineficaces para tratar o prevenir la enfermedad de Alzheimer. Entre ellos se encuentran el gingko biloba y la coenzima Q_{10} (CoQ_{10}). Por ello, no recomendamos tomar estos suplementos.

Siempre sigue apareciendo nueva información sobre los efectos de ciertos suplementos dietéticos para el funcionamiento cognitivo, la demencia y la enfermedad de Alzheimer. Para leer una revisión actualizada de las investigaciones actuales, te animamos a que visites las páginas web del Centro Nacional para la Salud Complementaria e Integrativa y la Fundación para el Descubrimiento de Fármacos contra el Alzhéimer. (*Véase* la sección de recursos de la página 263).

Es importante señalar que las recomendaciones que hemos hecho anteriormente son generales, es decir, hemos ofrecido información sobre suplementos que creemos que *pueden* ser útiles para la población en general. Conforme se desarrolle el campo de la nutrigenómica, los científicos entenderán mejor cómo el perfil genético de un individuo influye en su capacidad para responder a enfoques específicos sobre nutrición o suplementos. (*Véase* la página 81 para una explicación de la nutrigenómica). En su propia práctica médica, el doctor Isaacson ya ha comenzado a utilizar pruebas genéticas para diseñar sus tratamientos para los genes y las necesidades específicas de sus pacientes. Lamentablemente, las pruebas genéticas son nuevas, y los programas de tratamiento individualizado aún no son accesibles para la mayoría de los estadounidenses. Hasta que estos enfoques sean más comunes, te animamos a utilizar la información ofrecida como guía para complementar tu dieta de prevención y tratamiento del alzhéimer.

EJERCICIO FÍSICO

Como explicamos en el capítulo 5 (*véase* la página 156), el ejercicio físico es una de las mejores cosas que puedes hacer para mejorar tu salud cognitiva. Las investigaciones indican casi universalmente que la actividad física puede ayudar a proteger el cerebro y retrasar el desarrollo de la enfermedad de Alzheimer de formas que no pueden imitar ningún fármaco ni suplemento nutricional. La inactividad física, por otra parte, se considera cada vez más un factor potencial de riesgo para la EA al elevar la probabilidad de padecer esta enfermedad. De acuerdo con una estimación, más del 20 por 100 de todos los casos de EA en Estados Unidos pueden atribuirse a la inactividad física.

¿Cómo ayuda el ejercicio físico a tu cerebro? Como explicamos en el capítulo 5, el ejercicio aumenta el flujo sanguíneo al cerebro y a todo el cuerpo, y reduce los factores de riesgo para el deterioro cognitivo, incluyendo el colesterol alto, la hipertensión y la diabetes. La actividad física también parece beneficiar al hipocampo, el centro de la memoria de tu cerebro. En los ancianos, el hipocampo se atrofia, o se encoge, con el paso del tiempo, como parte del proceso normal de envejecimiento. En pacientes con enfermedad de Alzheimer, el hipocampo se encoge considerablemente, lo cual ayuda a explicar por qué la pérdida de memoria es tan pronunciada en personas con EA. Las investigaciones indican que el ejercicio aumenta el nivel de actividad en el hipocampo y puede evitar o reducir el deterioro del hipocampo. El ejercicio puede incluso aumentar el tamaño del hipocampo, con una posible inversión del proceso de envejecimiento.

En un estudio dirigido por el doctor Kirk Erickson, de la Universidad de Pittsburgh, y el doctor Arthur Kramer, de la Universidad de Illinois, ancianos sin demencia experimentaron un aumento de un 2 por 100, por término medio, del volumen del hipocampo, después de un año de ejercicio aeróbico habitual (caminar en una pista). Como punto de referencia, un grupo control de individuos similares que no participaron en el programa de ejercicio, mostraron una *reducción* del 1,5 por 100, por término medio, del volumen del hipocampo durante el mismo período de tiempo.

Los estudios con animales han sugerido que el ejercicio puede incrementar el tamaño del hipocampo elevando los niveles del *factor neurotró-*

fico derivado del cerebro (BDNF).[9] El BDNF es una proteína que estimula el crecimiento y mantenimiento de las células cerebrales. También parece promover la neuroplasticidad o capacidad de formar nuevas conexiones entre las células del cerebro. Como corresponde, los niveles más altos de BDNF están asociados a una mejor conservación de la memoria y un mejor aprendizaje.

Como con otras intervenciones expuestas en este libro, algunas personas verán mayores mejoras en la memoria y el funcionamiento del cerebro que otras como resultado de la práctica de ejercicio físico, y la genética puede desempeñar un papel importante para determinar en qué grado el ejercicio beneficia a diferentes personas. Por ejemplo, en individuos que tienen el gen APOE4, el ejercicio parece ser especialmente eficaz en la reducción de niveles de amiloides en el cerebro. No obstante, independientemente de quién seas y cuál sea tu perfil genético, el ejercicio sigue siendo una de las mejores formas de proteger y fortalecer la salud del cerebro. Mejora la memoria y la función ejecutiva –las llamadas habilidades de pensamiento de alto nivel implicadas en la planificación y ejecución de tareas específicas– y puede mejorar la capacidad de aprender. Teniendo en cuenta estas convincentes pruebas, recomendamos que todo el mundo se implique en un programa de actividad física habitual para prevenir o tratar la enfermedad de Alzheimer.

¿Qué tipo de ejercicio es el mejor y cuánto debemos hacer? Algunos estudios han demostrado que el ejercicio cardiovascular –también llamado cardio o ejercicio aeróbico– proporciona los beneficios más significativos para el funcionamiento cerebral al hacer que tu corazón bombee y tu sangre circule. *Ejercicio cardiovascular* es cualquier ejercicio que utilice el movimiento muscular para elevar la frecuencia cardíaca. El Centro para el Control de Enfermedades y el Colegio Americano de Medicina Deportiva recomiendan que los adultos se impliquen en una actividad cardiovascular moderada o intensa. La actividad cardiovascular de intensidad moderada se define como el ejercicio que eleva tu frecuencia cardíaca y te hace sudar. Si puedes hablar, pero no cantar, durante la actividad, el nivel se considera moderado. La actividad física de gran intensidad eleva tu frecuencia cardíaca y la cantidad de sudor aún más: no se pueden pronunciar más de

---

9.   BDNF = brain-derived neurotrophic factor. *(N. del T.)*

unas cuantas palabras mientras se hace ejercicio a este nivel. Entre las actividades de intensidad moderada están caminar a paso rápido, montar en bicicleta a una velocidad menor a 16 kilómetros por hora, tenis por parejas, baile de salón y trabajos de jardinería. Entre las actividades de gran intensidad están correr, nadar en una piscina, tenis individual y montar en bicicleta a más de 16 kilómetros por hora. (Para listas de ejercicio cardiovascular y con resistencias, *véase* el recuadro de la página 214).

Sin embargo, para muchas personas, el entrenamiento con resistencias –también conocido como entrenamiento con peso– puede ser especialmente importante. El *entrenamiento con resistencias* incluye cualquier ejercicio que haga que los músculos se contraigan contra una resistencia externa, con el objetivo de aumentar la masa muscular, el tono muscular, la fuerza o la resistencia. Como podrías esperar, las personas que tienen un mayor porcentaje de grasa corporal pueden tener que concentrarse en el entrenamiento con resistencias como medio de recuperar el músculo perdido y mejorar la movilidad y la fuerza. Pero el entrenamiento con resistencias también ha demostrado aportar beneficios para el cerebro. Un estudio, realizado por investigadores de la Universidad de British Columbia en Vancouver, Canadá, demostró que, cuando los ancianos con deterioro cognitivo leve se implican en un entrenamiento con resistencias dos veces por semana, durante seis meses, puntuaron más alto que los grupos de control en pruebas que miden la atención, la memoria y el funcionamiento cerebral de nivel superior.

Antes de que entremos en los detalles de cuánto ejercicio debes hacer y con qué frecuencia, merece la pena mencionar otro tipo de ejercicio, una variante del cardio. Llamado *entrenamiento por intervalos,* y también conocido como entrenamiento de velocidad o trabajo de velocidad, esta forma de ejercicio alterna las explosiones de actividad intensa con períodos de actividad más ligera. Por ejemplo, si tu ejercicio de cardio consiste en caminar a paso ligero, podrías añadir breves (uno o dos minutos) explosiones de carrera a tu ritmo normal al caminar. Si tienes una forma física peor, podrías incluir períodos en los que camines a un ritmo mayor junto con tu ritmo habitual. No se necesita equipamiento o habilidades especiales. Simplemente aumentarás tu nivel de actividad durante uno o dos minutos a intervalos regulares. Las investigaciones han demostrado que incluyendo entrenamiento por intervalos al entrenamiento habitual puedes llegar a tener una buena forma física en menos de la mitad del tiempo normalmente requerido.

Hablando en términos generales, cuanto más ejercicio hagas, mejor será. En el capítulo 5, que ofrece en detalle nuestro programa de nueve semanas de dieta y ejercicio, recomendamos que aumentes lentamente el tiempo de ejercicio a lo largo del período de nueve semanas, y que al final dediques 180 minutos semanales a hacer deporte, divididos en tres o cuatro sesiones. Intenta conseguir aproximadamente una relación de dos a uno entre el ejercicio cardiovascular y el realizado con peso. En otras palabras, si efectúas un total de 180 minutos de ejercicio en un período de siete días, unos 120 minutos deben dedicarse al ejercicio aeróbico y unos 60 minutos al ejercicio con peso. A medida que aumentas el tiempo del ejercicio y varías tus actividades, intenta mantener la relación de dos a uno. Sería de gran valor añadir ejercicios de estiramiento, yoga, pilates u otros tipos de movimiento. Y si estás en buena forma física, considera la posibilidad de convertir una sesión semanal de ejercicio aeróbico en una sesión de entrenamiento por intervalos.

Aunque hay muchos beneficios asociados a unos entrenamientos más largos e intensos, es importante entender que incluso las actividades de baja intensidad pueden ser valiosas, especialmente si has tenido un estilo de vida sedentario. Un estudio demostró que caminar unas diez manzanas de una ciudad (aproximadamente un kilómetro y medio) cada día a un ritmo de veinte a treinta minutos cada kilómetro y medio puede ayudar a conservar el volumen cerebral con el paso del tiempo. Y no tienes por qué hacerlo todo seguido; por el contrario, puedes dar varios paseos a lo largo del día. Ya sea subir las escaleras en lugar de utilizar el ascensor, o limpiar un poco la casa, cualquier actividad física es mejor que nada.

Si hace mucho tiempo que no practicas ejercicio, consulta con tu médico para ver si es seguro iniciar un programa de ejercicios, y habla sobre los tipos de actividad que serían más adecuados. Si tu médico te da el visto bueno, empieza lentamente y desarrolla tu capacidad poco a poco, aumentando la duración y la intensidad de tus entrenamientos. Si algún problema de movilidad te impide alcanzar tus objetivos, pregunta a tu médico si sería útil recurrir a un fisioterapeuta. Y si quieres aprender más técnicas de ejercicio o consideras difícil mantener la motivación, piensa en contratar un entrenador personal.

Ejercicios cardiovasculares y con peso recomendados

Si ya has leído la explicación sobre el ejercicio que comienza en la página 210, sabrás que tanto el entrenamiento cardiovascular como el que utiliza peso son necesarios para la salud del cerebro. Sin embargo, si eres nuevo en el ámbito del ejercicio físico, tal vez te preguntes qué actividades encajan en la categoría de cardiovasculares y cuáles se consideran que desarrollan los músculos. La lista que ofrecemos a continuación incluye algunos ejercicios comunes de cada grupo. Como verás, tienes una amplia variedad para escoger. Algunos requieren equipamiento especial, como una cinta para correr o una máquina con peso, y otras requieren sólo un buen par de zapatillas para correr o espacio para hacer ejercicios en el suelo. Varias actividades –como los aeróbicos en el agua y las máquinas elípticas– son de bajo impacto, lo que significa que no suponen una carga muy elevada para tu espalda y tus articulaciones. Lo ideal es que tu médico te dé el visto bueno antes de comenzar cualquier programa de ejercicios. Si necesitas ayuda para utilizar algún elemento de equipamiento o para crear un buen programa de ejercicios, consulta con un monitor de *fitness*.

Ejercicios cardiovasculares

- Clases de aeróbic
- Montar en bicicleta (normal o estática)
- Aparatos elípticos
- Correr
- Remar (en una barca o una máquina)
- Natación
- Caminar (en exterior o en cinta)

- Esquiar campo a través
- Bailar
- Caminar por el campo
- Saltar a la comba
- Subir escaleras (reales o mecánicas)
- Tenis
- Aeróbicos en el agua

Entrenamiento con peso/resistencias

- Ejercicios que utilicen tu propio peso corporal, como sentadillas, flexiones y levantamiento de piernas
- Pesos libres

- Balones medicinales (con peso añadido)
- Cintas con resistencia
- Máquinas con peso

Antes de dejar el tema del ejercicio, algunas palabras sobre el coste. Aunque hemos mencionado la opción relativamente cara de tener un entrenador personal, ten en cuenta que el ejercicio no tiene por qué costoso. Hay muchas actividades –como caminar, montar en bicicleta y hacer flexiones– que puedes realizar por ti mismo, sin equipamiento ni instrucción especial. Asimismo, aunque algunos gimnasios tienen cuotas de socio muy altas, varios de ellos, como los de la cadena Planet Fitness, son muy asequibles. Muchas ciudades tienen centros comunitarios y de recreo que pueden incluir gimnasio y ofrecer clases como aeróbicos, yoga y levantamiento de peso. Una opción similar es tu centro YMCA[10] local, que tiene cuotas menos costosas que las de los gimnasios. Bien sea que entrenes en casa, en los caminos de tu parque favorito, o en un gimnasio o el centro YMCA de tu localidad, cualquier tiempo y esfuerzo que dediques a la actividad física sin duda te ofrecerá beneficios en términos de bienestar general y una mejor salud del cerebro.

ACTIVIDAD INTELECTUAL

Un estudio tras otro han demostrado una asociación entre la actividad mental y un menor riesgo de demencia. En un estudio de cinco años con 469 ancianos, publicado en la revista *The New England Journal of Medicine*, los investigadores descubrieron que leer, jugar a juegos de mesa y tocar un instrumento musical parecía ofrecer protección contra la demencia. Ha habido también investigadores franceses que han descubierto que actividades como cuidar el jardín, hacer punto y viajar están relacionadas con un riesgo menor de demencia. Resolver crucigramas y hacer tareas mentales difíciles también han demostrado reducir el riesgo de deterioro cognitivo.

Los investigadores no saben exactamente cómo la actividad intelectual contribuye a la salud cerebral, pero se ha sugerido que estas actividades generan una abundante red de conexiones entre neuronas (células cerebrales), por lo que, si alguna de estas conexiones se elimina debido al envejecimiento o a otras causas, otras ocupan su lugar, con lo que se previene o retarda el deterioro cognitivo. Sean cuales fueren los mecanis-

---

10. YMCA = Young Men's Christian Association. *(N. del T.)*

mos implicados, parece evidente que la actividad mental ofrece beneficios en términos de la salud cerebral.

La investigación nos ha demostrado que algunas actividades son especialmente útiles para fortalecer el cerebro. Por ejemplo, un estudio de la Universidad de Northwestern descubrió que las personas que tocan un instrumento musical suelen tener una atención y una memoria superiores a la media, y ambas cosas son importantes para la cognición. Incluso escuchar música es útil, porque permite que múltiples áreas del cerebro se relacionen y estén activas, pero tocar un instrumento es más beneficioso porque constituye un entrenamiento para todo el cerebro. Por tanto, si siempre quisiste aprender a tocar el piano o la guitarra, empieza ahora. O bien, si solías cantar en el coro de tu colegio, busca el coro de alguna comunidad. Si no estás interesado en ningún instrumento musical, simplemente pasa algún tiempo cada día escuchando música. Te recomendamos disfrutar de música estimulante durante el día y música más relajante y tranquila por la noche.

Otra tarea que se considera una buena opción para una salud cerebral más robusta es aprender un nuevo idioma. Igual que tocar música, dominar un idioma constituye un entrenamiento para el cerebro. También se ha descubierto que las personas que hablan más de un idioma tienen mejores aptitudes cognitivas, en términos generales, que las personas que sólo hablan uno. Un estudio incluso demostró que las personas a las que se enseña un nuevo idioma experimentan un aumento de volumen en el hipocampo, el centro de la memoria del cerebro. Por tanto, considera la posibilidad de aprender un nuevo idioma, o refresca algún idioma que ya conocías. Apréndelo por ti mismo, o incluso mejor, inscríbete en una clase de forma que también disfrutes de los beneficios de hacer vida social. (Aprenderás más sobre esto más adelante, en este mismo capítulo).

A continuación ofreceremos algunas ideas para actividades que mantendrán tu mente activa, y tal vez incluso mejoren tus capacidades mentales con el paso del tiempo. Algunas de estas ideas ya las hemos mencionado en la explicación anterior.

- Dedícate a alguna nueva afición o retoma una de las que disfrutaras hace años. Las investigaciones han demostrado que las aficiones creativas —hacer punto, bordar, trabajar la madera, pintar, esculpir y dibujar, por ejemplo– son especialmente útiles para mantener tu cerebro en buenas condiciones.

- Toca un instrumento musical o simplemente escucha música.

- Aprende un nuevo idioma, preferiblemente con otras personas.

- Ve películas que estimulen el pensamiento, incluyendo documentales.

- Lee lo que atraiga tu interés, ya sean libros, revistas o periódicos. (Por supuesto, cuanto más complicado sea el material, más probable será que te aporte beneficios cognitivos).

- Estudia un tema de interés haciendo algún curso en algún centro educativo de tu localidad o de educación de adultos. Considera también la posibilidad de asistir a conferencias ofrecidas en escuelas de tu localidad, bibliotecas o centros comunitarios.

- Planifica un viaje a algún sitio al que siempre hayas querido ir. Lee sobre tu destino y después estudia lo que te puede ofrecer. Si la preparación para tu viaje incluye aprender un nuevo idioma, mucho mejor.

Mantener activa tu mente es más que tan sólo una buena forma de estimular el cerebro; es una buena forma de vivir la vida. Encontrando cosas que te interesan, consigues disfrutar más cada día.

ACTIVIDAD SOCIAL

Cuando eres joven y te ves obligado a trabajar y cuidar de tu familia, cierta parte de las actividades sociales forman parte de tu vida. Pero puede ser difícil implicarte socialmente conforme envejeces. Los hijos crecen y se van de casa, tú tal vez ya no desempeñes ningún empleo y las limitaciones físicas pueden impedirte salir tanto como quisieras.

Sin embargo, hay una buena razón para permanecer socialmente activo: las investigaciones han demostrado que las personas que toman parte habitualmente en interacciones sociales tienden a mantener la vitalidad de su cerebro. En un estudio realizado por Krister Hakansson, en Estocolmo, Suecia, los investigadores estudiaron si el estado marital en la mitad de la vida está asociado con una mejor salud cerebral en una etapa posterior de la vida. Se descubrió que las personas que viven con su pareja, y por tanto tienen interacciones constantes con otro ser humano, tienen un 50 por 100 menos de probabilidades de experimentar demencia en una fase posterior de su vida. Otros estudios, realizados en Estados Unidos y en todo el mundo, han respaldado este hallazgo demostrando que las interacciones sociales –manteniendo las relaciones ya existentes y desarrollando otras nuevas– pueden proteger la memoria y retrasar la aparición de la demencia. El estudio FINGER, una investigación de referencia que explicamos en el capítulo 4 (*véase* la página 116), incluyó una socialización en el enfoque multimodal que demostró retrasar el deterioro cognitivo. El estudio incluso ha demostrado que la actividad social puede permitirte vivir más tiempo.

Los científicos no están seguros sobre por qué la socialización promueve la salud cerebral, aunque algunos han sugerido que puede estimular la producción de determinadas hormonas que ayudan a aliviar el estrés y por ello evitan el deterioro cerebral. Y, como cualquier actividad que utiliza el cerebro, el «trabajo» de crear y mantener relaciones sociales puede ayudar a formar conexiones entre neuronas.

Entonces, ¿qué puedes hacer para mantenerte socialmente activo? A continuación ofrecemos algunas sugerencias:

- Permanece en contacto con tus amigos y familiares; o si has perdido el contacto con el paso del tiempo, haz algunas llamadas telefónicas y restablece el contacto. Acuerda quedar juntos en un restaurante para cenar, invitar a la gente a tu casa o hacer planes para ver una película juntos. Si es posible, programa comidas familiares o grupales habituales, así como eventos sociales.

- Asiste a clases de cualquier tema que te atraiga, desde investigar cómo observar a los pájaros hasta hacer joyas. Como dijimos antes en este mismo capítulo, puedes encontrar una amplia variedad de clases en algún colegio de tu localidad o de educación de adultos.

- Convierte una actividad solitaria en una actividad grupal. Por ejemplo, las bibliotecas suelen tener grupos de debate. Las tiendas de artículos para hacer punto a menudo permiten que bastantes personas queden para hacer punto o ganchillo juntos. Los clubes de fotografía permiten reunir a personas que disfrutan tomando fotografías. En lugar de realizar estas actividades tú solo, compártelas con otros.

- Si puedes hacerlo físicamente, practica un deporte de equipo, por ejemplo el softball. O apúntate a algún equipo de bolos de tu localidad.

- Trabaja de voluntario. Ya sea que trabajes en una campaña política, en un hospital o en banco de alimentos, probablemente conocerás personas con cosas en común. Además, tendrás la satisfacción de devolver favores a la comunidad.

- Asiste a una iglesia local, centro comunitario o centro de mayores. Allí encontrarás una serie de actividades que te pondrán en contacto con otras personas de tu zona.

- Visita la página web Meetup, en www.meetup.com. Pensada para unir a las personas que tienen intereses comunes, Meetup ofrece una serie de eventos en tu zona. Por ejemplo, encontrarás reuniones de clubes de lectura, noches jugando a los bolos, noches de cine y cena, conciertos, bailes, paseos por parques y mucho más, con cada evento organizado por un grupo local. Puesto que eliges el grupo específico con el que quieres quedar —como por ejemplos los nacidos en la generación del *baby-boom,* solteros maduros, amantes de la artesanía o entusiastas del tenis— tendrás muchas posibilidades de entablar contacto con personas que quieres conocer.

Si crees que esta lista se solapa un poco con las actividades recomendadas para estimular el cerebro, estás en lo cierto. Cualquier actividad intelectual puede convertirse en una actividad social, y todas las actividades sociales incluyen cierto grado de estimulación mental. Esto es estupendo, ya que los estudios han demostrado que, combinando diferentes tipos de actividad —como actividades mentales y compromisos sociales—, tendrás un efecto más positivo en la salud cerebral que el que tendrías utilizando sólo un enfoque. Y cuando añadas la dieta APT a la combinación, estarás haciendo algo más para garantizar tu bienestar.

TÉCNICAS DE REDUCCIÓN DEL ESTRÉS

Desde hace muchos años se sabe que el estrés crónico –estrés que perdura un largo período de tiempo– contribuye a la enfermedad de Alzheimer. Los estudios realizados sobre este tema han sido variados. En Suecia, un grupo de investigadores hizo un seguimiento de sujetos que tenían setenta y cinco años, o más, para examinar los efectos del estrés relacionado con el puesto de trabajo. Descubrieron que quienes experimentaban un estrés continuo en el trabajo tenían un mayor riesgo de demencia y de alzhéimer. De igual modo, un estudio estadounidense demostró que había una relación entre el estrés que los mismos ancianos relatan y una mayor tasa de deterioro mental. En un estudio realizado en la Universidad de California, Escuela de Medicina de San Diego, se descubrió que los ratones expuestos al estrés crónico mostraban un deterioro cognitivo similar al experimentado por humanos con EA. En otro estudio del mismo centro, se descubrió que el uso de un fármaco que reduce la actividad de los circuitos cerebrales del estrés prevenía la aparición del deterioro cognitivo en ratones expuestos al estrés.

Las investigaciones han demostrado que el estrés perjudica el crecimiento de las células nerviosas y fomenta el desarrollo de los ovillos tau y las placas amiloides, ambos rasgos distintivos de la EA. Incluso genera una atrofia del hipocampo, que es el centro de la memoria del cerebro, y el debilitamiento de la corteza prefrontal, que también es importante para la cognición.

El estrés forma parte de la vida, así que no podemos eliminarlo totalmente. Por tanto, tiene sentido aprender a manejar este problema para prevenir sus efectos de alteración del cerebro. El ejercicio físico, dormir bien, participar en actividades de las que disfrutes y hacer vida social pueden ayudar a reducir la tensión. Pero si sigues estando ansioso y preocupado, puede ser útil probar técnicas de reducción del estrés como la relajación muscular progresiva, el yoga, la visualización, la meditación, la respiración profunda, la acupuntura y la biorretroalimentación. También se recomienda tomarse vacaciones de vez en cuando. (Incluso un fin de semana de tres días puede ayudar a relajarte). Para algunas de estas técnicas puedes encontrar toda la guía que necesites en Internet, libros y CD. Para usar otras eficazmente, tendrás que contactar con un profesional cualificado que te instruya. Teniendo en cuenta que el estrés se ha relacionado con una serie de graves trastornos, incluyendo enfermedades cardíacas, asma, diabetes y depresión –además de alzhéimer– es evidente que tratar los sentimientos crónicos de preocupación debería ser una prioridad para cualquiera que desee vivir una vida larga y saludable.

CONCLUSIÓN

Como puedes ver, hay muchas formas distintas de mejorar tu salud cerebral. Y, como hemos insistido constantemente, el mejor enfoque para prevenir y tratar la EA es un enfoque multimodal que combina una dieta saludable para el cerebro con suplementos, ejercicio físico, actividad intelectual y técnicas de reducción del estrés. Esto te ofrecerá la mejor opción posible de reducir la probabilidad de EA y de tratar bien la EA.

Es importante que te comprometas a hacer estos cambios en tu estilo de vida a largo plazo. Aunque esto puede parecer una perspectiva intimidante, tu objetivo puede conseguirse si integras los cambios gradualmente. Roma no se construyó en un día, y tampoco un estilo de vida saludable. El capítulo 5 te guía para realizar pequeñas modificaciones cada semana, añadiendo alimentos saludables a tus comidas, creando un programa de ejercicios, teniendo ocupaciones mentales y sociales y reduciendo el estrés. Aunque te animamos a seguir las pautas ofrecidas en este capítulo, deberías sentir libertad total para modificar el ritmo de los cambios de forma que todo te resulte más cómodo. Tu objetivo no es poner tu vida patas arriba, sino sustituir de forma lenta y segura tus hábitos perjudiciales para el cerebro por hábitos saludables para el cerebro que puedas seguir durante toda tu vida. Ten en cuenta que todos los esfuerzos generarán recompensas muy valiosas. La inversión más importante es la que haces en tu salud y en la salud de tus seres queridos.

7

Manejando los retos
de la demencia de la EA

Como sugiere el nombre, la dieta de prevención y tratamiento del alzhéimer presentada en el capítulo 5 tiene como objetivo ayudar a proteger la salud del cerebro y el bienestar general de personas que aún no hayan desarrollado ningún síntoma de la enfermedad de Alzheimer y de quienes ya han sido diagnosticados con el trastorno. Dicho esto, conforme la enfermedad de Alzheimer progresa hasta las etapas medias y últimas de la fase 3 –cuando los individuos pueden estar confusos, agitados, deprimidos o con dificultad para alimentarse–, se convierte en un reto mantener una nutrición óptima. En algunos casos, el ansia por tomar ciertos alimentos y otros factores pueden generar un aumento de peso perjudicial. Mucho más habitualmente, la persona con EA sufre aumento de peso no deseado.

Este capítulo examina los retos de la nutrición saludable para el cerebro que surgen cuando se experimentan los síntomas de la enfermedad de Alzheimer. Ofrece recomendaciones para que las comidas sean más sencillas y más agradables, de forma que los individuos con EA tengan más probabilidades de obtener la alimentación que necesitan. También examina la forma en que la dieta APT puede ser modificada para personas que están perdiendo peso no deseado o, menos habitualmente, aumento de peso.

Puesto que la dieta puede verse afectada –para bien o para mal– por la medicación, este capítulo también examina los medicamentos más co-

múnmente prescritos para ayudar a manejar los síntomas de la enfermedad de Alzheimer. Por último, proporciona consejos y estrategias útiles
para los cuidadores y otros que tengan personas con EA en su vida.

Cuando leas las páginas siguientes, recuerda siempre que la progresión de la enfermedad de Alzheimer varía de persona a persona. Por esta
razón, las estrategias que funcionan a un individuo tal vez no funcionen
con otro, y es importante ser flexibles en el enfoque. Es también esencial
reconocer que, aunque la dieta APT tiene una mayor probabilidad de
proporcionar beneficios cuando se sigue fielmente, las personas con EA
tal vez ofrezcan resistencia a las modificaciones dietéticas (o incluso para
seguir su dieta habitual). Los cambios en la conducta y el estado de ánimo
deben hablarse con el médico a cargo del enfermo, que puede tratar estos
problemas con medicamentos adecuados o con técnicas de manejo conductual sin fármacos. Asimismo, ten en cuenta que, en la EA más avanzada, la gente normalmente tiene que modificar su idea de una dieta saludable.

TEMAS DIETÉTICOS ASOCIADOS CON LA ENFERMEDAD DE ALZHEIMER

Cuando se experimenta deterioro cognitivo leve (DCL) debido a la enfermedad de Alzheimer (fase 2), puede ser relativamente fácil seguir la dieta
APT y mantener una buena alimentación y un peso adecuado. Pero las
dificultades alimentarias son muy comunes en las personas con EA. A
medida que progresa la enfermedad, la gente suele comer menos y en
consecuencia pierde peso. Esto puede ocurrir por diversas razones. Muchos individuos tienen menos apetito. Algunos simplemente olvidan comer. Algunos descubren que sus sentidos del olfato y el gusto se atrofian;
no reconocen los alimentos, los platos o los utensilios que se les ponen
delante; o por error toman sustancias que en realidad no son comida
(como el jabón o el sustrato utilizado en las plantas de interior). Los
problemas bucales o dentales como los dientes débiles o las dentaduras
postizas en malas condiciones pueden hacer que sea físicamente incómo-
do masticar comida, y los problemas crónicos como la depresión, la diabetes, los problemas digestivos y el estreñimiento pueden hacer que a
los pacientes les interese menos comer. Los medicamentos para la EA

o problemas de salud relacionados pueden también quitar el apetito. En la fase 3, los pacientes pueden volverse más irritables y no cooperar en nada, lo cual convierte las comidas en una «batalla» en lugar de un momento tranquilo para alimentarse. Y, por último, quienes tienen problemas con el equilibrio, la coordinación, la fuerza muscular o las capacidades motoras pueden considerar difícil sentarse ante la mesa o alimentarse a sí mismos.

Afortunadamente, quienes cuidan a una persona con EA pueden hacer bastante para asegurar una nutrición adecuada. En primer lugar, hay que asegurarse de llevar habitualmente a la consulta del médico a tu familiar. Un buen médico personal vigilará no sólo los síntomas relacionados con el alzhéimer, sino también cualquier otro problema o medicamento que pueda afectar al apetito o al peso. También puede ser útil consultar a un dietista colegiado, quien podrá ayudar a tu familiar a cumplir los objetivos nutricionales y mantener un peso saludable y una dieta equilibrada. Si el individuo con EA parece tener problemas para tragar, puede ser útil ver a un especialista en la materia (normalmente un logopeda), quien encargará ciertas pruebas para evaluar el problema y sugerir estrategias para tratarlo. Por ejemplo, el logopeda puede recomendar ciertas consistencias de la comida, posiciones de la cabeza y el cuello o estrategias de cuidados.

Además de consultar a un médico, concierta citas habituales con el dentista. Esto ayudará a que tu familiar con EA mantenga sanos los dientes, las encías y la masticación, lo que le permitirá masticar y tragar comida sin dolor ni incomodidades.

Resulta útil llevar un seguimiento de los hábitos alimentarios de tu familiar con EA. Si vives con alguien que tiene EA, presta atención a las cantidades y tipos de alimentos que comes y los momentos en que suele tener hambre. Vigila también cualquier cambio de peso, apetito y actividad. Si no vives con esa persona, pide a su cuidador que te ofrezca esta información, ya que te ayudará a identificar cualquier nueva dificultad y, cuando sea necesario, te permitirá crear un mejor programa nutricional y comidas más apropiadas.

Por último, ten siempre en cuenta la seguridad. Como ya hemos mencionado, las personas con EA avanzada pueden tener problemas para tragar y riesgo de atragantarse. Por esa razón, es aconsejable para los cuidadores saber aplicar primeros auxilios, como por ejemplo la maniobra de

Heimlich. Por supuesto, siempre puedes llamar al 112 en caso de que surja cualquier emergencia, médica o de otro tipo.

En la página siguiente encontrarás algunos consejos generales para tratar las dificultades relacionadas con el apetito y la alimentación, y para conseguir que las comidas sean menos frustrantes para la persona con demencia por EA. Esto vendrá seguido por estrategias específicas para ayudar a las personas con EA que sin quererlo pierdan o ganen demasiado peso.

Minimizar las dificultades alimentarias para la persona con EA

Como ya has leído, las dificultades alimentarias son comunes en las personas con EA, y pueden ir desde la falta de apetito hasta dificultades para realizar la tarea física de comer. Los siguientes consejos te servirán de guía para conseguir que las comidas sean más agradables y normalmente con más éxito, de forma que tu familiar obtenga la nutrición que necesita.

• Estimula la participación y la independencia, hasta cierto punto. Si tu familiar aún es capaz de alimentarse él mismo, estupendo. De igual modo, si sigue siendo capaz de ayudar a preparar la comida, poner la mesa o realizar otras tareas relacionadas, se sentirá más involucrado en el acto de comer. Pero la seguridad debe ser una consideración primaria. A consecuencia de esto, recomendamos una supervisión constante de la preparación de las comidas y de su toma. Evita encargar a pacientes con EA avanzada responsabilidades que puedan ser peligrosas, como utilizar un horno caliente o un cuchillo afilado. Si le permites que efectúe esas tareas, vigila sus progresos con cuidado; es fácil para una persona con EA olvidar que un fogón se ha quedado encendido, por ejemplo.

• Hasta el límite que puedan permitir los hábitos actuales de alimentación de tu familiar afectado, intenta conservar algunas de las rutinas que puede haber desarrollado con el paso de los años. Por ejemplos, servir las comidas de la misma forma, al mismo tiempo y en la misma habitación cada día puede permitir conseguir que coma habitualmente y con placer.

• Reducir las distracciones durante las comidas. Las distracciones pueden evitar que una persona con EA avanzada se concentre en comer y sólo en comer. Para minimizar la estimulación visual y auditiva, apaga la televisión y la radio y pon tu móvil en modo de vibración. Mantén la zona donde se come limpia y abierta, minimiza los productos decorativos y el desorden, y asegúrate de que la sala está bien iluminada y con una temperatura cómoda. Aunque compartir una comida puede ayudar a relajarse a una persona con EA, si tu familia es grande y ruidosa puede ser una mejor idea servir antes a la persona afectada y dejar que se una durante la comida de la familia por motivos sociales.

- Simplifica la presentación de la comida de forma que sea fácil para tu familiar afectado ver y entender lo que se le pone delante. Evita las guarniciones sofisticadas y distractoras, y otras presentaciones complicadas. De igual modo, evita utilizar platos adornados o multicolores, ya que pueden resultar confusos para una persona con EA avanzada. Los platos con un solo color sólido —el blanco está bien— suelen funcionar mejor.

- No abrumes a tu familiar afectado con las distintas opciones ofreciéndole demasiados alimentos de una vez. Te interesa poner un solo tipo de alimento en el plato en cualquier momento determinado: en primer lugar algo de espinacas y después un trozo de pescado, por ejemplo.

- Prepara comidas fáciles de comer. Si tu familiar aún puede alimentarse a sí mismo, proporciónale cubiertos con mangos grandes y fáciles de coger. Prueba a poner la comida en tazones, que contendrán la comida y facilitarán que se sirva a sí mismo mejor que con platos planos. Sirve aperitivos de tamaño pequeño —rodajas de manzana, tiras de queso, trozos de pollo y huevos cocidos son buenos ejemplos— que se puedan comer con las manos. O cambia la consistencia de las comidas si es necesario. Para quienes tienen dificultades para masticar o tragar, puede ser útil hacer puré ciertos alimentos a fin de que sean más blandos. Otra opción es limitarse a servir alimentos más blandos: yogur o huevos escalfados, por ejemplo.

- Sigue una conducta apropiada. A veces es útil mostrar a tu familiar afectado cómo se coge un tenedor y se lleva la comida a la boca. Después de ver esto demostrado, muchas personas consideran más fácil imitarlo.

- Presta atención a la temperatura de la comida. Comprueba la de todos los platos que sirvas. Conforme envejecen, las personas con EA pierden la capacidad de valorar la temperatura de los alimentos, y pueden quemarse fácilmente la boca si la comida está demasiado caliente. Muchas bebidas son más atractivas cuando se sirven frías; los pacientes tal vez prefieran los batidos de frutas o de proteína (*véase* la página 176) que se sirven fríos. Ten en cuenta que la comida antes calentada que se ha enfriado puede no ser atractiva.

- Si tu familiar tarda mucho tiempo en terminar una comida, considera la posibilidad de volver a calentar parte de ella. O presentar la comida en dos ciclos, sirviendo la mitad de la comida mientras se mantiene caliente la otra mitad, hasta que la persona está preparada para comerla.

- Anima a tu familiar a beber líquidos. La deshidratación es un problema común en los ancianos. Puesto que puede aumentar la confusión y generar estreñimiento y mareos, asegúrate de que bebe bastante agua durante el día. Enfría las bebidas para que sean más atractivas; si es necesario, añade espesantes a las bebidas para conseguir que sean más fáciles de tragar. Si la persona con EA tiene problemas para beber de una taza normal, prueba con una taza para niño con un asa fuerte o un vasito para bebés. Como alternativa, sirve alimentos ricos en líquidos, como por ejemplo frutas con bajo índice glucémico.

- Come con tu familiar afectado. Compartir una comida es una forma excelente de pasar tiempo juntos y ofrecerle una oportunidad para que tenga vida social. La hora de la comida debería ser una experiencia positiva, estimular la mente de tu familiar y ayudarle a mantener habilidades básicas como hablar y utilizar un tenedor o una cuchara.

- Relájate. Deja que la persona con EA se tome todo el tiempo que necesite para terminarse la comida. Si aún puede comer por sí misma, no te preocupes si la comida acaba en el suelo, la mesa o la ropa. Tu familiar tal vez no siempre pueda verbalizar sus sentimientos, pero aun así puede observar tu desaprobación o impaciencia y ponerse tenso.

Tratar la pérdida de peso no deseada

Es muy común para las personas con EA, especialmente en las últimas etapas, que pierdan peso lenta y constantemente con el paso del tiempo. Como ya sabrás, esto puede ser causado por varios factores, muchos de los cuales —como cambiar las percepciones del sabor y olor de los alimentos, la pérdida de apetito debido a los medicamentos y la dificultad física para comer— tienen como consecuencia que se tome menos comida. Pero hay también otros factores en juego. Por ejemplo, puede haber un gasto mayor de calorías causado por los movimientos erráticos y el vagabundeo nervioso. Las investigaciones más recientes también demuestran que la pérdida de peso puede formar parte de los problemas metabólicos generales que acompañan al alzhéimer. De hecho, la pérdida de peso a menudo suele preceder en varios años al DCL o a la demencia debido a la EA.

Es aconsejable consultar con tu médico para encontrar la raíz de la pérdida de peso, si es posible, y considerar la posibilidad de manejar opciones, como por ejemplo la reducción de un medicamento que tal vez suprima el apetito. Es también importante determinar si la persona con EA está perdiendo el exceso de grasa corporal o masa muscular. Es bueno que alguien que tenga sobrepeso pierda algunos kilos, pero no es deseable que pierda masa muscular, ya que esto incrementa el riesgo de caídas. Se recomienda un ejercicio físico habitual que se concentre en el entrenamiento con peso, si es posible. Un entrenador personal puede elaborar un plan personalizado basándose en las necesidades individuales, y un nutricionista puede ser muy valioso para asegurar que se cumplen los requerimientos nutricionales básicos. (*Véase* el capítulo 6 para más detalles sobre el ejercicio físico). Como explicamos antes, un logopeda u otro profesional de la salud puede ser necesario en el caso de tener dificultades para tragar.

Además de la guía individualizada ofrecida por tu equipo de asistencia sanitaria, ten en cuenta los consejos generales que hemos ofrecido en la página 226 para conseguir que las comidas sean más fáciles y agradables. Ten también en cuenta las siguientes recomendaciones, que se dedican especialmente a cubrir el reto de la pérdida de peso no deseada. Observa que, cuanto se trata a alguien con poco apetito, tal vez haya que probar varias estrategias para ver cuál funciona mejor.

- Si sigues la dieta APT, modifícala según sea necesario para proporcionar calorías adicionales. Preferiblemente, añade calorías en forma de proteína magra, como carne de pollo blanca y pescado, y alimentos ricos en grasa saludables para el cerebro, como el aceite de oliva y los frutos secos. Según se necesite, sirve raciones más generosas de las formas más saludables de hidratos de carbono, como arroz integral y pan de trigo integral. Para aumentar las calorías, podemos tomar también sustituir el yogur sin grasa por otro bajo en grasa o con toda su grasa, o sustituir el queso sin grasa por queso bajo en grasa o normal.

- Si es necesario, prueba a complementar las comidas y los tentempiés habituales a base de alimentos sólidos por batidos nutritivos y ricos en calorías, elaborados con leche entera, preferiblemente ecológica, de vacas alimentadas con pasto; yogur griego; bayas, como arándanos o fresas; plátanos; cacao negro en polvo (*véase* la página 204); y proteína de lactosuero (*véase* la página 100). Esta comida «líquida» es especialmente útil cuando las personas con EA tienen problemas con la comida sólida.

- Haz que las comidas sean lo más atractivas posible. Por ejemplo, las frutas u hortalizas de colores brillantes y raciones pequeñas o medianas pueden resultar más interesantes que un montón de patatas sin color.

- En lugar de servir tres comidas abundantes cada día, prueba a servir un número mayor de «tentempiés» nutritivos. Las cantidades pequeñas de comida pueden ser menos intimidatorias que un plato lleno de carne y hortalizas.

- Si es posible, incrementa la actividad física mediante el ejercicio habitual, especialmente el entrenamiento con resistencias/peso, que puede ayudar a prevenir la pérdida de masa muscular. Como mínimo, anima a tu familiar afectado a levantarse y caminar alrededor de la casa o de la manzana. Además de ser bueno para el cerebro y la salud en general, la actividad física puede aumentar el apetito. Incluso un poco de ejercicio puede ser beneficioso.

- En la lista anterior de sugerencias generales para la comida, recomendamos que comieras con tu familiar afectado para darle la oportunidad de socializar y para hacer de la comida una experiencia más positiva. Si no puedes compartir la comida, al menos toma uno o dos bocados para estimularle a comer.

- Recuerda que, aunque queremos que todo el mundo que padece alzhéimer obtenga una alimentación óptima en todo momento, una dieta saludable para el cerebro no ayuda a una persona que no la coma. Ten en cuenta que, en algún momento, es probable que tus objetivos dietéticos pasen de concentrarse en los alimentos saludables para el cerebro a *cualquier* alimento que tu familiar afectado esté dispuesto a comer. (*Véase* el recuadro de la página 149).

Tratando el aumento de peso no deseado

Aunque el aumento de peso no deseado es menos común que la pérdida de peso en las personas con EA, es un problema para algunos. Normalmente, el exceso de peso está causado por el ansia de comer ciertos alimentos, especialmente dulces, que son una doble amenaza porque no sólo introducen demasiadas calorías y demasiado azúcar en la dieta, sino que también desplazan los alimentos saludables para el cerebro. Algunas personas con EA simplemente olvidan que ya han comido y añaden comidas adicionales.

Y algunos comen por el aburrimiento que puede estar relacionado con su enfermedad. Puede que ya no participen en las actividades a las que solían dedicar su tiempo, por lo que toman tentempiés o incluso se atiborran, normalmente de comidas no saludables.

Cuando una persona con alzhéimer se niega a seguir la dieta APT

Los primeros capítulos de este libro insisten en los beneficios de una dieta saludable para el cerebro a base de proteínas magras; hortalizas, frutas y granos ricos en nutrientes; grasas saludables para el corazón, y menos hidratos de carbono. Esta dieta, junto con otros cambios en el estilo de vida, pueden ayudar a proteger el cerebro y a retrasar el desarrollo de la enfermedad de Alzheimer. Si ya ha comenzado el alzhéimer, la dieta APT puede retardar su progresión. En cambio, una dieta que no aporte una buena nutrición puede hacer que el funcionamiento cerebral y la salud en general se deterioren a un ritmo más rápido.

Pero, como cuidador, ten en cuenta que tus objetivos dietéticos para tu ser querido probablemente cambiarán con el paso del tiempo. Este capítulo explica que cuando una persona con alzhéimer llega a las fases moderadas y más graves de la enfermedad, pueden surgir una serie de obstáculos para seguir la dieta APT, que van desde la pérdida del apetito hasta el rechazo a comer ciertos alimentos. Como mencionamos antes, una dieta saludable para el cerebro no ayuda a una persona que no la siga. La mala nutrición y el infrapeso son problemas serios para las personas con EA avanzada y deberían evitarse si es posible. Conforme la demencia se hace más grave, puede ser necesario cambiar el objetivo de la dieta de comer para la salud cerebral a comer para una nutrición adecuada. Es importante evitar convertir la hora de la comida en una batalla. Por ello, si tu familiar con alzhéimer se niega a comer alimentos saludables para el cerebro o pierde el interés por la comida en general, dale de comer lo que más le guste. Si parece querer sólo una clase específica de comida, como por ejemplo el desayuno, considera la posibilidad de servir esa comida dos o tres veces al día. Cualquier alimento –incluso los no incluidos en la dieta APT– es mejor que no comer nada.

Como siempre, deberías consultar con el médico a cargo del paciente o a un dietista para comprobar posibles causas médicas de este problema. Además, las siguientes estrategias pueden ser útiles.

• Si estás siguiendo la dieta APT, modifícala según necesites para reducir las calorías menos saludables para el cerebro. Siempre que sea posible, reduce (o elimina totalmente) el azúcar añadido, los postres y los alimentos fritos. Elige productos lácteos bajos en grasa y limita las comidas altas en grasa, como los frutos secos. Recuerda que incluso las grasas saludables son densas en calorías.

- Limita el acceso a los dulces y la comida basura manteniéndolos fuera de casa, guardándolos bajo llave u ocultándolos con envoltorios sencillos.

- Sirve tentempiés nutritivos a lo largo del día, incluyendo pequeñas raciones de fruta dulce (pero de bajo índice glucémico), que puede ayudar a satisfacer el ansia por lo dulce. Pequeños tentempiés nutritivos pueden también servir para tu familiar con alzhéimer que acaba de comer y quiere comer otra vez inmediatamente después. Un pequeño plato de hortalizas o de fruta puede satisfacer el deseo de más comida sin añadir muchas calorías adicionales.

- Si el aburrimiento parece ser el problema, planifica actividades adecuadas que distraerán a tu familiar con alzhéimer y ayudarán a evitar comer en exceso. Las actividades que queman calorías –como dar un paseo, si es posible– son especialmente útiles. (Caminar puede estimular el cerebro y también mejorar el estado de ánimo). Pero cualquier cosa que atraiga el interés de esa persona, como mirar fotos de la familia o cantar viejas canciones conocidas, puede tener el beneficio añadido de reducir el consumo excesivo de comida.

MEDICAMENTOS

Aunque hasta ahora ninguna medicación puede curar o detener la enfermedad de Alzheimer, diversos medicamentos con receta se prescriben normalmente para reducir los síntomas de la EA.

Estos fármacos pueden ofrecer una mayor comodidad a los pacientes y la capacidad de ser independientes durante un período más largo de tiempo. Además, algunas personas con EA pueden beneficiarse del uso de medicamentos que no fueron diseñados específicamente para la EA, pero que posiblemente pueden afectar a los trastornos que pueden contribuir a la EA o a los cambios conductuales asociados con la enfermedad.

A veces puede parecer que los medicamentos son contraproducentes para una dieta saludable, porque entre los posibles efectos secundarios pueden estar las náuseas, la diarrea y la pérdida del apetito. Pero al tratar la confusión, mejorar el estado de conciencia y de otro modo mejorar la capacidad del individuo de llevar a cabo actividades diarias, los medicamentos también pueden hacer posible que la persona con EA siga una dieta saludable durante un período más largo de tiempo. El objetivo siempre es optimizar la efectividad de la medicación mientras se minimizan los posibles efectos secundarios, incluidos los que pueden afectar a la medicación. Esto se puede conseguir en parte programando las comidas y los medicamentos sensatamente, de forma que trabajen en conjunción.

Medicamentos para la enfermedad de Alzheimer

Los medicamentos aprobados por la FDA y utilizados en la enfermedad de Alzheimer son un elemento esencial de cualquier plan de tratamiento para la EA, ya que pueden ayudar a manejar los síntomas e incluso estabilizar o mejorar el funcionamiento cognitivo durante un tiempo. Pero, como dijimos antes, también pueden causar efectos secundarios, algunos de los cuales pueden interferir con el objetivo de seguir una dieta saludable para el cerebro. Por eso es tan importante utilizar los medicamentos adecuadamente, ajustar la dosis según se necesite y programar las tomas con las comidas, cuando sea aconsejable.

Los medicamentos prescritos para la EA entran dentro de dos categorías: inhibidores de la colinesterasa y antagonistas NMDA. En algunos casos, los pacientes toman una medicación de sólo una de estas categorías, y en otros casos, especialmente más adelante, en el proceso de la enfermedad, se les puede administrar un inhibidor de la colinesterasa y un antagonista NMDA. La tabla 7.1 ofrece un rápido vistazo a los medicamentos utilizados actualmente, junto con sus categorías, las formas en que están disponibles y sus efectos secundarios más comunes. La explicación posterior ofrece información más detallada sobre el uso de cada fármaco.

Es importante señalar que la información proporcionada a continuación representa los protocolos de los fármacos recomendados por la mayoría de los profesionales de la salud, pero no pretende reemplazar el protocolo específico ofrecido por tu médico. Los medicamentos para la

EA deben tomarse sólo con la aprobación, visto bueno y supervisión constante de un médico, y en caso de cualquier reacción adversa debe informarse inmediatamente al médico.

Inhibidores de la colinesterasa

Las células nerviosas del cerebro, llamadas neuronas, se comunican las unas con las otras liberando sustancias químicas llamadas *neurotransmisores*. Se sabe que el neurotransmisor acetilcolina desempeña un papel importante en la memoria y el aprendizaje, y también se sabe que las personas con enfermedad de Alzheimer lo tienen en cantidades anormalmente pequeñas.

Además, la acetilcolina es eficaz sólo brevemente, y después la destruyen enzimas llamadas colinesterasas. Como indica el nombre de esta categoría de fármacos, los *inhibidores de la colinesterasa* detienen o inhiben esta degradación, con lo que retardan la destrucción de la acetilcolina, de forma que hay una mayor cantidad disponible para la comunicación entre las células del cerebro.

Tabla 7.1 Medicamentos utilizados para tratar la enfermedad de Alzheimer

Nombre del fármaco: Marca/genérico	Tipo de fármaco y uso	Formas disponibles del fármaco	Efectos secundarios comunes
Aricept (donepezilo)	Inhibidor de la colinesterasa utilizado para tratar síntomas de la enfermedad de Alzheimer leve, moderada y severa.	• Tabletas • Tabletas orales bucodispersables	Diarrea, fatiga, calambres musculares, náuseas, vómitos, pérdida de peso.
Exelon (rivastigmina)	Inhibidor de la colinesterasa utilizado para tratar síntomas de la enfermedad de Alzheimer leve, moderada y (en el caso del parche) severa.	• Cápsulas • Parche • Solución oral	Disminución del apetito, diarrea, debilidad muscular, náuseas, vómitos, pérdida de peso.

Tabla 7.1 Medicamentos utilizados para tratar la enfermedad de Alzheimer *(continuación)*

Nombre del fármaco: Marca/genérico	Tipo de fármaco y uso	Formas disponibles del fármaco	Efectos secundarios comunes
Namenda (memantina)	Antagonista NMDA utilizado para tratar los síntomas de la enfermedad de Alzheimer severa.	• Tabletas • Solución oral • Cápsulas de liberación sostenida (Namenda XR)	Confusión, estreñimiento, diarrea, mareos, dolor de cabeza.
Namzaric (memantina/ donepezilo)	Antagonista NMDA e inhibidor de la colinesterasa utilizados para tratar la enfermedad de Alzheimer severa.	• Cápsulas de liberación sostenida	Disminución del apetito, diarrea, mareos, dolor de cabeza, náuseas, vómitos.
Razadyne (galantamina)	Inhibidor de la colinesterasa utilizado para tratar los síntomas leves o moderados de la enfermedad de Alzheimer.	• Tabletas • Solución oral • Cápsulas de liberación sostenida (Razadyne ER)	Disminución del apetito, diarrea, náuseas, vómitos, pérdida de peso.

La categoría de inhibidores de la colinesterasa incluye tres medicamentos –Aricept (donepezilo), Exelon (rivastigmina) y Razadyne (galantamina)–, cada uno de los cuales se presenta en dosis cada vez más altas. En la mayoría de los casos, el médico que lleva el tratamiento decide comenzar con uno de estos medicamentos cuando una persona es diagnosticada de demencia leve debida a la EA. Todos estos fármacos están aprobados por la FDA para tratar la demencia leve debida a la EA, y Aricept y Exeleon están también aprobados para tratar la demencia severa debida a la EA.

Los médicos suelen empezar con la dosis más baja posible y continúan durante cuatro semanas, pero puede conllevar náuseas, vómitos, diarrea, pérdida de apetito y pérdida de peso. (*Véase* la tabla 7.1 para los efectos secundarios más comunes de cada fármaco). Estos efectos es más probable que ocurran con mayor frecuencia a dosis altas, cuando los medicamentos se toman con el estómago vacío o en personas con un peso corporal bajo (menos de 50 kilos). Para evitar los efectos secundarios de las formas orales de estos medicamentos, es recomendable tomarlos con una comida copiosa, normalmente el desayuno y el almuerzo (la comida que sea más abundante), ya que la comida puede mejorar la tolerabilidad. Puesto que las cápsulas Exelon deben tomarse dos veces al día, cada dosis debe tomarse con una comida; preferiblemente, un desayuno y un almuerzo abundantes. Puesto que la rivastagmina en el parche de Exelon la absorbe el cuerpo gradualmente, a lo largo de un período de veinticuatro horas, es menos importante tomar una comida abundante cuando el parche está colocado, aunque las comidas normales habituales tomadas durante el día pueden ayudar a minimizar los efectos secundarios.

Si se experimentan efectos secundarios, el médico que lleva el tratamiento puede recomendar saltarse algunas dosis y reintentar el fármaco de nuevo en el futuro, o reducir la dosis total del fármaco –por ejemplo, tomar media pastilla en un lugar de una entera– hasta que los efectos negativos desaparezcan. En este momento, debe ponerse a prueba la dosis inicial. Si no aparecen efectos secundarios, después de cuatro o más semanas se incrementa la dosis hasta el nivel necesario para mejorar la eficacia del fármaco. Los médicos siguen vigilando los efectos secundarios y pueden reducir la dosis si aparecen. Dependiendo de la respuesta individual, después de unos meses con una dosis media, o cuando la cognición empeora, los médicos pueden recomendar elevar la dosis. Observa que, puesto que los riesgos de los efectos secundarios aumentan con dosis más elevadas, los pacientes se mantienen en contacto habitual con sus médicos para llevar un seguimiento de los síntomas no deseados. También es importante señalar que varios problemas médicos, como el reflujo gastroesofágico, puede aumentar la probabilidad de efectos secundarios.

Cuando alguien no tolera un inhibidor de la colinesterasa específico, puede que tolere otro, por lo que el médico puede pensar en cambiar de marcas. Los médicos pueden también cambiar y prescribir otro inhibidor de la colinesterasa si el usado actualmente parece ser ineficaz o la persona continúa con su deterioro.

Para unos mejores resultados, es importante evitar saltarse dosis de medicación para la EA. El doctor Isaacson ha atendido a varios individuos que dejaron de tomar la medicación durante días o semanas y sufrieron deterioro cognitivo. Después de retomar la medicación, no pudieron volver al mismo nivel de cognición que habían experimentado antes de dejar de tomarla. Por ello, animamos a los cuidadores y los pacientes que trabajen juntos para asegurar que todos los medicamentos se toman de forma rutinaria y como se ha indicado; con una comida copiosa, por ejemplo.

Un pequeño estudio mostró que tomar la vitamina B ácido fólico, junto con el inhibidor de la colinesterasa Aricept aumentó la eficacia del Aricept. Si se prescribe Aricept, hay que consultar al médico la posibilidad de tomar ácido fólico. Cuando se toma ácido fólico, también es recomendable tomar vitamina B_{12}, ya que los dos nutrientes trabajan juntos el uno con el otro. (Para más información sobre las vitaminas B y la salud cerebral, *véase* la página 199).

Antagonistas NMDA

El glutamato es un neurotransmisor importante en el cerebro, y es responsable de la comunicación entre las neuronas del cerebro, la formación de recuerdos y el aprendizaje. Se cree que algunos de los síntomas del alzhéimer pueden estar relacionados con una excitación excesiva de los receptores NMDA (N-metil-D-aspartato), que son los receptores del cerebro para el glutamato. Los *antagonistas* NMDA funcionan enlazándose con los receptores NMDA, ligándose a los receptores NMDA y regulando la actividad del glutamato para una mejor cognición.

La Namenda (memantina) es el único fármaco que actúa sólo como antagonista NMDA, y está disponible en diversas formas, incluidas las cápsulas de liberación sostenida. El medicamento Namzaric (memantina/donepezilo) combina el donepezilo, el inhibidor de la colinesterasa ya explicado, con la memantina. Ambos fármacos se usan para tratar la demencia moderada o severa debida al alzhéimer.

La Namenda suele empezarse a tomar a bajas dosis y una vez al día. Gradualmente, se incrementa la cantidad y se toma dos veces al día. Los efectos secundarios no son frecuentes, pero pueden incluir confusión, estreñimiento, mareo, diarrea o dolor de cabeza. Esta medicación no necesita tomarse con comida. La Namenda XR, la forma de liberación sostenida del fármaco, se toma una sola vez al día. La dosis se incrementa lentamente hasta que se llega al máximo.

El medicamento Namzaric puede recomendarse en un esfuerzo por reducir el número total de pastillas tomadas cada día, ya que es un fármaco de combinación. Sin embargo, se comienza sólo cuando el paciente se ha estabilizado con dosis separadas de menantina y donepezilo. Entre los efectos secundarios más comunes se encuentra la disminución del apetito, diarrea, mareos, dolor de cabeza, náuseas y vómitos. Dado que esta pastilla incluye donepezilo, que puede causar efectos secundarios si se toma con el estómago vacío, es recomendable tomar Namzaric con una comida.

¿Cuánto tiempo se toman los fármacos para la EA?

Normalmente, las personas con alzhéimer toman su medicación mientras dure su problema, pero algunos médicos pueden decidir que dejen de tomar estos medicamentos al final de la vida. Es importante señalar que, cuando se toma la decisión de abandonar estos fármacos, es prudente reducir lentamente las dosis con el paso del tiempo, en lugar de dejarlos de una vez. Es también importante entender que eliminar estos medicamentos puede empeorar la condición de la persona, incluidos cambios conductuales, por lo que cualquier cambio debe tratarse en detalle con el médico personal.

Otros medicamentos utilizados para la persona con EA

Los médicos a menudo prescriben medicamentos adicionales para los pacientes de alzhéimer, a fin de controlar problemas que puedan contribuir a la progresión de la EA o los síntomas adicionales que pueden aparecer cuando la EA progresa.

Puesto que las enfermedades cardiovasculares pueden aumentar el ritmo al que avanza la enfermedad de Alzheimer, los médicos deben prestar estrecha atención a la salud cardíaca de sus pacientes. La presión sanguínea y los niveles de colesterol deben controlarse de forma habitual y tratarse con medicamentos adecuados según se necesite. Una vigilancia estrecha y un tratamiento son también esenciales cuando el paciente tiene diabetes, otro problema asociado con el alzhéimer. Cabe destacar que los ensayos actuales están investigando el potencial para que ciertos fármacos para la diabetes tengan efectos beneficiosos sobre el proceso de enfermedad de Alzheimer.

Los cambios conductuales –depresión, falta de interés en las actividades, irritabilidad y cambios de personalidad– son bastante comunes durante el transcurso del alzhéimer. Una vez que una persona ya toma uno o más de los fármacos antes expuestos, muchos especialistas recomiendan utilizar ciertos medicamentos que la FDA ha aprobado para la depresión y, a dosis menores, también han demostrado ayudar a aliviar otras conductas problemáticas, como la agitación. Los fármacos que más se utilizan para estos propósitos pertenecen a una clase llamada *inhibidores selectivos de la recaptación de la serotonina,* o *ISRS,* que funcionan aumentando las concentraciones cerebrales del neurotransmisor serotonina, la llamada hormona de la felicidad. El ISRS que se ha estudiado más es Celexa (citalopram). Lexapro (escitalopram), otro medicamento de esta categoría, también se utiliza. Hay que tener en cuenta que la FDA no ha aprobado el uso de ninguno de estos fármacos para tratar la EA, y como tal, el médico debe revisar los posibles riesgos y beneficios de esta terapia antes de prescribirla a alguien con alzhéimer. Los efectos más comunes de los ISRS son las náuseas, el nerviosismo o la agitación, los mareos, la somnolencia, el insomnio y el dolor de cabeza, así como el aumento o la pérdida de peso. Es recomendable mantener bajas las dosis de Celexa, ya que las dosis más altas pueden producir un ritmo cardíaco anormal.

Otra estrategia que se ha desarrollado recientemente incluye el fármaco Nuedexta, que es una combinación de dextrometorfano y quinidina. Aunque actualmente la Nuedexta no está aprobada por la FDA específicamente para tratar pacientes con EA, se utiliza para manejar el raro, pero ocasional síntoma de la *afección pseudobulbar,* o *PBA,* que se caracteriza por episodios prolongados e incontrolables de llanto o risa. Los efectos secundarios más comunes de la Nuedexta son la diarrea, el mareo, la tos, los vómitos, la debilidad, la hinchazón de los pies y los tobillos y los gases.

Cuando los fármacos ya expuestos no ayudan a controlar algunos de los síntomas conductuales más severos de la EA, como la agitación y la agresividad, algunos médicos prescriben una clase de medicamentos llamada *antipsicóticos,* entre los que se incluyen Seroquel (quetiapina), Risperdal (risperidona) y Zyprexa (olanzapina). Ten en cuenta que estos fármacos tienen lo que se llama un aviso «de caja negra», lo que significa que la FDA ha afirmado claramente que pueden aumentar la probabilidad de consecuencias médicas perjudiciales, incluida la muerte. Dicho esto, los antipsicóticos, que se suelen comenzar a tomar en dosis pequeñas, pueden ser útiles en ciertas situaciones. Los riesgos y los beneficios debe describirlos con todo detalle el médico que lleva el tratamiento, y puesto que los efectos secundarios pueden ser serios —y pueden incluir el empeoramiento de la demencia, la agitación y la inquietud y un mayor riesgo de coágulos sanguíneos e ictus—, cualquier antipsicótico debe utilizarse sólo bajo constante supervisión y debe revisarse habitualmente.

Ten en cuenta que no todos los síntomas conductuales experimentado por las personas con alzhéimer son necesariamente el resultado de la EA. En su lugar, la verdadera causa pueden ser enfermedades médicas coexistentes. Por ejemplo, cuando una persona con EA contrae una infección del tracto urinario, puede manifestarse como un cambio conductual como la confusión, la agitación o la somnolencia. Por eso es tan importante informar inmediatamente de cualquier problema de conducta y buscar posibles problemas subyacentes antes de elegir un tratamiento.

Otro problema común relacionado con la EA que puede requerir medicación es el insomnio. A medida que progresa el alzhéimer, muchas personas duermen sólo breves períodos de tiempo, y pueden llegar a dormir más durante el día que por la noche, cuando se despiertan frecuentemente. Como vimos por primera vez en la página 54, siempre que sea posible, las alteraciones del ciclo sueño/vigilia deben tratarse sin medicación. La mayoría de los médicos prefieren evitar ciertos medicamentos sedantes como las benzodiacepinas —Valium (diazepam), Xanax (alprazolam) y Ativan (lorazepam), por ejemplo—, así como hipnóticos como el Ambien (zolpidem). Aunque estos fármacos pueden ayudar al principio, en la mayoría de los casos son malas soluciones a largo plazo. En su lugar, muchos médicos sugieren alternativas mejor toleradas, como el suplemento melatonina o el antidepresivo trazodona, que es conocido por sus efectos que promueven el sueño. Igual que con todos los medicamentos ya explicados, la estrategia de «comenzar con poco, ir lento» es lo mejor. Como ejemplo, se suele recomendar que el paciente comience a tomar melatonina en dosis de 0,5 o 1 mg, unos quince a veinte minutos antes de ir a la cama. La dosis puede aumentarse lentamente hasta unos 3 mg si lo aprueba el médico. Si no es útil, la trazodona puede tomarse unos treinta minutos antes de ir a la cama, de nuevo empezando con una dosis baja. Como con todas las terapias, estas opciones deben hablarse y ser aprobadas por el médico, antes de que tu familiar con alzhéimer comience el tratamiento, y cualquier efecto secundario debe registrarse e informarse sobre él.

CONSEJO PARA CUIDADORES

Cuidar a una persona con alzhéimer puede ser una tarea complicada. Puede ser difícil ver a alguien a quien quieres perder la memoria, la comunicación y las habilidades motoras, o sufrir cambios de personalidad o de conducta. Puede ser incluso más difícil ser el principal cuidador de una persona cuya condición empeora con el paso del tiempo. Además de agotar emocionalmente, atender a alguien con EA requiere grandes inversiones en tiempo, energía y dinero. Por otra parte, puesto que hay sólo disponibles tratamientos limitados para las personas con EA, es tu esfuerzo lo que marcará la diferencia más significativa en la vida diaria de tu ser querido.

El primer paso para ser un buen cuidador de alguien con EA consiste en educarte a ti mismo y a los miembros de la familia o amigos que pasan algún tiempo con el afectado. Puesto que has llegado hasta aquí en la lectura de este libro, ya tendrás una buena base de conocimiento sobre la enfermedad, pero nunca está de más tener más información. En Internet hay varios sitios web de educación dedicada y fiable sobre la EA; algunos incluso ofrecen clases para cuidadores. Encontrarás una lista de estos recursos en la página 263. Aprendiendo todo lo que puedas sobre la enfermedad –sus fases, su tratamiento, formas eficaces para manejar la conducta difícil y mucho más–, estarás mejor preparado para manejar las nuevas tareas y responsabilidades que supone una persona con EA. A medida que aumenta tu conocimiento, también confiarás más en tus habilidades.

Puesto que el cuidado de estas personas puede ser muy estresante, es esencial que puedas comunicar cualquier frustración, enfado o tristeza que puedas sentir, y que des pasos para proteger tu salud física y emocional. No lo olvides: tus necesidades son tan importantes como las de la persona que cuidas. Para mantener tu propio bienestar, recuerda estos consejos:

- **Mantén una fuerte red de apoyo.** Los amigos y la familia pueden ayudar a aliviar la carga, tanto en términos de responsabilidad –hacer las tareas necesarias, preparar la comida, ocuparse de tu ser querido, etc.– como en términos del daño emocional y psicológico que a veces conllevan esas responsabilidades. No temas pedirles ayuda.

- **Habla sobre el tema.** Muchas personas consideran útil hablar sobre sus experiencias de cuidar de un padre, cónyuge o familiar con EA. Si no te sientes cómodo contando tu situación a la familia y los amigos, considera la posibilidad de ver a un terapeuta o trabajador social, o participa en algún grupo de apoyo para familiares de pacientes con EA. Los grupos de apoyo también pueden aportar ideas y consejos útiles sobre cuidar a personas con alzhéimer. Incluso si la persona con la que hablas no puede proporcionar soluciones a tus problemas, el simple acto de compartir tus sentimientos puede ser terapéutico.

- **Maneja tu estrés.** Cuidar de una persona con EA puede ser una de las tareas más estresantes que puedes hacer. Para combatir este estrés tal vez necesites probar nuevas actividades o técnicas, o ser más cuidadoso al utilizar esas técnicas que ya has practicado. El ejercicio físico, el yoga y la meditación son tres formas excelentes de canalizar tu energía, tranquilizar tu mente y mejorar tu estado de ánimo. Si eliges el ejercicio físico, intenta hacerlo al menos treinta minutos diarios, pero si eso es difícil, intenta hacer varias sesiones de tres minutos.

- **No olvides jugar.** Una o dos dosis diarias de diversión no sirve sólo para disfrutar, sino que es también una buena medicina. Si tu familiar afectado se encuentra en una de las primeras fases del alzhéimer, tal vez puedas implicarle a ayudarte a resolver un rompecabezas, jugar sencillos juegos de mesa, dar paseos o plantar un pequeño jardín de flores. Conforme progresa la EA, asegúrate de reservar algo de tiempo de diversión para ti mismo jugando con una mascota, practicando tu swing de golf, haciendo crucigramas, punto o calceta; cualquier cosa que te interese. Recuerda que Internet ofrece muchas actividades, como torneos de Scrabble, que pueden ser fáciles de jugar cuando te encuentras «en el trabajo».

Los diez síntomas de aviso del estrés y el agotamiento del cuidador

Cuidar a alguien con alzhéimer puede ser altamente estresante y emocional y físicamente agotador. En las páginas anteriores y posteriores ofrecemos consejos para cuidar de ti mismo mientras tú cuidas de algún ser querido. No obstante, es fácil sentirse abrumado, motivo por el que se ha calculado que entre el 30 y el 40 por 100 de los cuidadores de personas con demencia experimentan niveles poco saludables de estrés y depresión.

Si experimentas cualquiera de los siguientes síntomas de forma habitual, debes ser consciente de que son síntomas del estrés y el agotamiento del cuidador, y debes dedicar algún tiempo para hablar con tu médico a fin de obtener la ayuda que necesitas.

1. Negación de la enfermedad y de su efecto en tu ser querido. («Creo que papá está mejorando»).

2. Ira hacia la persona con alzhéimer, hacia ti mismo o hacia las personas que te rodean («¿Por qué sigue haciéndome la misma pregunta?»).

3. Abandonar las relaciones con amigos y familiares, así como las actividades que antes considerabas placenteras.

4. Ansiedad en relación con tu capacidad para tratar lo que tienes por delante.

5. Depresión, con sentimientos de tristeza y desesperación.

6. Agotamiento que te dificulta, o incluso imposibilita, cuidar de tus obligaciones diarias.

7. Falta de sueño causada por preocupaciones que nunca terminan.

8. Irritabilidad que genera conductas y arrebatos emocionales.

9. Incapacidad para concentrarte y terminar tus tareas.

10. Problemas de salud, incluido sentirte mal constantemente, pérdida o aumento de peso no deliberados, resfriados frecuentes u otras enfermedades, y trastornos crónicos como hipertensión y dolores de cabeza.

- **Cuida de tu propia salud.** Cuando estás ocupado con las necesidades de un ser querido, es fácil abandonar tu propia salud. Pero si lo haces, terminarás perjudicándote no sólo a ti mismo, sino también al ser querido del que cuidas. Por tanto, asegúrate de visitar a tu médico para hacerte revisiones habituales, y si te das cuenta de que sufres el estrés propio del cuidador (*véase* el recuadro de la página 244), contacta con tu médico o con la Fundación del Alzhéimer para buscar ayuda.

- **Busca ayuda externa.** Tal vez no sea posible o recomendable que seas el único cuidador de tu familiar afectado, y quizás no puedas conseguir que la familia y los amigos te ayuden. Si sucede esto, busca asistencia práctica en otro sitio. Un servicio de cuidados en casa, asistencia durante el día, una enfermera que venga a casa y los servicios de una residencia pueden ayudarte a cuidar de tu ser querido, ya sea sólo durante unas pocas horas o más a largo plazo. En algunas zonas hay organizaciones de voluntarios que pueden darte algo de apoyo. Pregunta al médico del familiar afectado lo que te pueda recomendar en la zona donde vives, y, si es posible, compara los ayudantes en Internet de Home Health Compare, un servicio ofrecido por Medicare. (*Véase* la página 263 de la sección de recursos).

Durante el viaje que supone cuidar de alguien con alzhéimer, sé amable contigo mismo y con tu ser querido. Como dice el Instituto Nacional del Envejecimiento, es importante recordar que es la enfermedad, y no la persona con EA, la que causa la pérdida de memoria y los cambios en la personalidad. Conforme progresa la EA, se disipará la capacidad de tu ser querido para mostrar agradecimiento por tus horas de atención, lo cual puede hacer que tu trabajo sea ingrato. Sin embargo, para muchas personas, el tiempo pasado cuidando a alguien con alzhéimer –y marcando una diferencia positiva en su vida– supone una recompensa que no se puede valorar.

CONCLUSIÓN
Conforme progresa la enfermedad de Alzheimer, se convierte en un reto mantener una buena nutrición, lo cual es el objetivo de este libro. Sin

embargo, como ha demostrado este capítulo, hay muchas estrategias que pueden ayudar a la gente con EA a evitar perder o ganar peso involuntariamente, o parar conseguir la alimentación que necesita para una mejor salud general y una mayor protección del cerebro. Este capítulo ha explicado cuántos medicamentos –pensados específicamente para personas con EA y diseñados para tratar otros problemas– pueden utilizarse eficazmente en el cuidado de personas con EA, y pueden programarse y ajustarse para ayudar a promover una buena dieta. Por último, puesto que cuidar de una persona amada con EA es una tarea muy exigente, este capítulo proporciona consejos muy valiosos para los cuidadores, de forma que puedan mantener su propia salud mientras atienden las necesidades de otra persona. Un cuidado adecuado y el apoyo necesario tanto para el paciente como para el cuidador pueden ayudar a maximizar en gran medida la calidad de vida de todos los implicados.

Conclusión

Las investigaciones han demostrado que la dieta es una de las mayores armas disponibles para proteger y defender tu cerebro de la enfermedad de Alzheimer. Basándose en los estudios actuales, *La dieta de prevención y tratamiento del alzhéimer* es tu manual paso a paso para elegir alimentos y crear planes alimentarios que pueden ayudar a reducir el riesgo de EA, y pueden ayudar a retardar su progreso si ya se padece. También recomienda actividades específicas para mejorar el cerebro, desde ejercicio físico hasta actividades sociales e intelectuales, lo que te permite adoptar un enfoque polifacético en relación con la salud cerebral.

Habiendo trabajado con miles de pacientes –tanto quienes tienen una salud cognitiva normal como los que se encuentran en las primeras fases del alzhéimer–, sabemos que este enfoque puede ser efectivo. También sabemos que requiere compromisos. Nuestra dieta está pensada para facilitarte un estilo de vida saludable para el cerebro, pero sólo tú puedes dar los primeros pasos para mejorar tu salud cerebral efectuando cambios acumulativos según pasa el tiempo, y sólo tú puedes seguir la dieta mientras afrontas los retos de la vida diaria. Mientras sigas el programa, este libro seguirá ayudándote con estrategias y tácticas demostradas que han ayudado a muchos otros a mantener un estilo de vida saludable para el cerebro.

Aún tenemos mucho que aprender sobre la enfermedad de Alzheimer, y nuestro enfoque para prevenir y manejar el trastorno se ajustará a medida que pase el tiempo, ya que la investigación nos dirá más sobre las causas y el desarrollo del trastorno. Como has aprendido en este libro, una de las claves más prometedoras de la terapia de la EA parece ser la nutrigenómica, el ámbito de la ciencia que estudia la relación entre los alimentos que comemos y nuestra configuración genética. A medida que se hagan progresos en este campo, estamos seguros de que aumentará nuestro conocimiento sobre cómo las variaciones genéticas ayudan a determinar la respuesta de un individuo a nutrientes y alimentos específicos, cómo los alimentos influyen en la expresión genética y cómo los genes regulan las necesidades nutricionales. Esto puede permitirnos ofrecer un tratamiento y una prevención de la enfermedad más personalizados no sólo para la enfermedad de Alzheimer, sino para muchos otros problemas de salud.

A través de las páginas de este libro te hemos animado a visitar Alzheimer's Universe (www.AlzU.org), que ofrece información sobre la enfermedad, así como lecciones y actividades que te ayudarán a optimizar tu enfoque de la salud cerebral, y te permitirá hacer un seguimiento de tus progresos mientras sigas la dieta APT. Puedes utilizar este sitio web para seguir obteniendo información actualizada sobre la EA y su tratamiento. También te animamos a examinar las organizaciones enumeradas en la sección de recursos (*véase* la página 263), muchas de las cuales presentan explicaciones sobre el alzhéimer totalmente actualizadas. Además, conforme se hagan más progresos en la investigación de la EA, futuras ediciones de este libro serán revisadas para reflejar los avances en la prevención y el manejo.

Aunque esperamos conocer mejor la EA, el hecho es que *precisamente ahora* es el momento perfecto para empezar a adoptar un estilo de vida saludable para tu cerebro. Tanto tu dieta como tu estilo de vida están bajo tu control, y sabemos que mediante sencillos cambios podrás proteger e incluso mejorar tu salud cognitiva. Habiendo leído este libro, estarás bien preparado para tomar decisiones bien informadas sobre los alimentos que comes y sobre las actividades diarias que pueden mejorar significativamente tu bienestar, ahora y durante toda tu vida. Te deseamos todo lo mejor.

Glosario

De vez en cuando, este libro utiliza términos que son muy comunes en las explicaciones sobre la enfermedad de Alzheimer o la nutrición, pero puede que no sean conocidos por el lector. También puede que oigas estos términos cuando hables con médicos, dietistas y otros profesionales de la salud. Para ayudarte a entender mejor los libros sobre el alzhéimer y participar en conversaciones con tu médico, ofrecemos definiciones de las palabras que suelen utilizar quienes diagnostican y tratan la EA y los que trabajan en el campo de la nutrición. Todos los términos que aparecen en cursiva también se definen en el glosario.

ácidos grasos esenciales. Formas de *grasas poliinsaturadas* que el cuerpo necesita, pero que no es capaz de sintetizar por sí solo. Estas grasas se llaman «esenciales» porque deben incluirse en la dieta. Entre estas grasas se encuentran los ácidos grasos omega-3 y omega-6, que conllevan muchos beneficios para la salud y se cree que reducen el riesgo de enfermedad cardiovascular, ictus, cáncer y enfermedad de Alzheimer. Entre las buenas fuentes de ácidos grasos omega-3 se encuentran el salmón, el atún, las sardinas, la caballa, los frutos secos, las semillas de lino y los aceites de canola y de soja. Entre las buenas fuentes de ácidos grasos omega-6 se encuentran el aceite de girasol, el aceite de semillas de uva y el aceite de soja. La dieta moderna tiende a aportar más ácidos grasos omega-6 que omega-3.

ácidos grasos omega-3. *Véase* ácidos grasos esenciales.

ácidos grasos omega-6. *Véase* ácidos grasos esenciales.

afasia. La pérdida de la capacidad para comunicarse, ya sea mediante el habla o mediante la escritura, así como para entender el lenguaje oral y escrito.

afección pseudobulbar (APB). Problema caracterizado por estallidos prolongados e incontrolables de risa o llanto en personas con determinadas condiciones neurológicas, como la *enfermedad de Alzheimer*.

agnosia. La pérdida de la capacidad para reconocer objetos, caras, voces o lugares.

alimentación limitada por el tiempo. *Véase* ayuno intermitente.

alimento de bajo índice glucémico. Alimento que, cuando se come, hace que los niveles de *glucosa* se eleven de forma relativamente lenta. *Véase también* índice glucémico.

alimento de alto índice glucémico. Un alimento que, cuando se come, hace que los niveles de glucosa sanguínea se eleven con una rapidez relativa. *Véase también* índice glucémico.

aminoácidos esenciales. Los nueve *aminoácidos* que debe aportar la dieta para permitir al cuerpo crear varias estructuras, entre ellas las células, los músculos y los órganos.

aminoácidos. Los bloques constructores de las *proteínas*. Hay veinte aminoácidos muy comunes. Once de ellos puede sintetizarlos el organismo y se consideran no esenciales porque no hay que aportarlos con la dieta. Los nueve aminoácidos que deben ser aportados por la dieta se consideran esenciales.

análisis de la composición corporal. Una prueba que mide las proporciones de los componentes del cuerpo de una persona, incluidos la grasa, el agua y el músculo.

antagonistas NMDA (N-metil-D-aspartato). Categoría de medicamentos prescritos para manejar los síntomas de la enfermedad de Alzheimer. Los antagonistas NMDA funcionan uniéndose a receptores NMDA especiales para el glutamato, y por tanto regulando la actividad del glutamato, un *neurotransmisor* responsable de la formación de recuerdos y el aprendizaje. En esta categoría de medicamentos se incluye la Namenda (memantina) y el Namzaric (memantina/donepezilo).

antipsicóticos. Una clase de medicamentos que se crearon para tratar a pacientes con trastornos psicóticos, pero que a veces se utilizan para manejar los síntomas conductuales más graves de la *enfermedad de*

Alzheimer, como por ejemplo la agitación y la agresividad. (Hay que tener en cuenta que estos fármacos no los ha aprobado la FDA para estos propósitos). Esta clase de medicamentos incluye Risperdal (risperidona), Zyprexa (olanzapina) y Seroquel (quetiapina), entre otros. Puesto que los antipsicóticos conllevan riesgo de daños e incluso efectos secundarios mortales, deben utilizarse sólo cuando otras terapias farmacológicas no sirven para controlar los síntomas.

apraxia. La pérdida de la capacidad para realizar movimientos y tareas voluntarios, como peinarse, cepillarse los dientes o conducir.

ayuno intermitente. También llamado alimentación restringida en el tiempo, es una práctica que consiste en restringir la alimentación a un pequeño período de tiempo cada día.

azúcar sanguíneo. La *glucosa* (azúcar) presente en la sangre, también llamada glucosa sanguínea.

barrera sangre-cerebro. Una red compleja de células especiales que separan la sangre que circula por todo el cuerpo de los fluidos que nutren y rodean el cerebro. La barrera ayuda a mantener fuera a las sustancias químicas perjudiciales y permite que entren las sustancias esenciales, como por ejemplo la *glucosa.*

biomarcadores. Una sustancia, estructura o proceso medibles del organismo que indican la presencia o consecuencia de una enfermedad.

capacidades cognitivas. Capacidades basadas en el cerebro, necesarias para entender y funcionar en el mundo. Estas capacidades incluyen la memoria, la atención (concentrarse), la comprensión, la flexibilidad (la capacidad de pensar varios conceptos juntos y examinarlos desde distintas perspectivas), las capacidades visoespaciales, la aplicación de conceptos para resolver problemas, el análisis de información, la síntesis de nuevas ideas para combinar partes de ideas antiguas y la evaluación de la información.

carga glucémica (CG). Un sistema que indica el potencial de un alimento para elevar la glucosa sanguínea, basado en la cantidad que se come de alimento y en el *índice glucémico* (IG) del alimento. Una CG de 20 o más se considera alta; entre 11 y 19 se considera media; y una CG de 10 o menos se considera baja. Los niveles de CG bajos son más saludables que los de CG alta.

cetoacidosis diabética. *Véase* cetoacidosis.

cetoacidosis. Un problema de salud que puede amenazar la vida y en el que los altos niveles de cetonas hacen que la sangre se vuelva demasiado ácida. Entre los síntomas pueden encontrarse las náuseas, los vómitos, el dolor abdominal, la respiración rápida y la inconsciencia. Cuando este problema lo causa la *diabetes,* se llama cetoacidosis diabética.

cetonas. Sustancias orgánicas que se generan cuando el cuerpo descompone cantidades elevadas de grasa, en lugar de utilizar la *glucosa* como fuente de energía principal.

cetosis. Estado metabólico en el que el cuerpo quema fragmentos de grasas llamadas cetonas para obtener energía, en lugar de quemar glucosa.

colesterol de lipoproteínas de alta densidad (HDL). *Véase* colesterol.

colesterol de lipoproteínas de baja densidad. *Véase* colesterol.

colesterol. Una sustancia cerosa, presente en todas las células, que el cuerpo puede sintetizar o consumir en varios alimentos, entre ellos la carne roja, el pescado, los huevos, la mantequilla, el queso y la leche. Hay dos tipos de colesterol. El colesterol de lipoproteínas de baja densidad (LDL), a veces llamado colesterol «malo», lleva el colesterol fuera del hígado hasta el torrente sanguíneo, donde puede adherirse y obstruir los vasos sanguíneos. El colesterol de lipoproteínas de alta densidad (HDL), a veces llamado colesterol «bueno», atrae el exceso de colesterol en sangre y lo lleva al hígado, donde se degrada.

demencia. Un término general utilizado para describir un deterioro de la memoria u otras capacidades cognitivas que son suficientemente graves para afectar a la capacidad de una persona para realizar tareas cotidianas. La *enfermedad de Alzheimer* es la causa más común de demencia.

demencia debida a la EA. Fase 3 de la *enfermedad de Alzheimer,* caracterizada por pérdida de memoria y otros problemas cognitivos que interfieren en las actividades de la vida cotidiana.

demencia vascular. La segunda forma más común de demencia, causada por un peor aporte de sangre al cerebro. Este trastorno puede ser el resultado de un ictus o de otros problemas que dañan los vasos sanguíneos o que reducen la circulación, privando al cerebro de nutrientes y oxígeno.

deterioro cognitivo. Deterioro en las funciones cognitivas caracterizado por dificultades que van creciendo con la memoria, el procesamiento de la información, el lenguaje y otras funciones relacionadas con el conocimiento y la percepción. El deterioro cognitivo puede causarlo el proceso de envejecimiento o diversos problemas médicos, entre ellos la *enfermedad de Alzheimer*.

deterioro cognitivo leve. Segunda fase de la *enfermedad de Alzheimer*, normalmente caracterizada por alteraciones en la capacidad de pensamiento que aún no han afectado a la vida cotidiana del paciente, pero que son lo suficientemente significativos para ser observados. Los individuos pueden tener problemas reconocibles con la memoria, el lenguaje o el juicio, pero estos problemas no limitan su capacidad de realizar las actividades diarias. El deterioro cognitivo leve puede también describirse como un estado intermedio entre el deterioro cognitivo esperado con el envejecimiento y el deterioro cognitivo más grave de la *demencia*.

deterioro cognitivo relacionado con la edad. Cambios cognitivos atribuidos al envejecimiento, y no a un trastorno como la *enfermedad de Alzheimer*.

diabetes. Una enfermedad metabólica que tiene como consecuencia que haya demasiada *glucosa* en sangre. En la diabetes tipo 1, el páncreas produce poco o nada de *insulina,* la hormona necesaria para permitir a la glucosa entrar en las células del cuerpo para generar energía. En la diabetes tipo 2 –la forma más común de esta enfermedad–, el cuerpo no es capaz de utilizar adecuadamente la insulina (un problema llamado resistencia a la insulina), ni tampoco de producir suficiente insulina para compensar la resistencia del cuerpo.

diabetes tipo 1. *Véase* diabetes.

diabetes tipo 2. *Véase* diabetes.

dieta cetogénica. Dieta que promueve la formación de *cetonas* mediante unas altas cantidades de grasa y una restricción de hidratos de carbono importante.

disfunción mitocondrial. Insuficiencia de las mitocondrias –los componentes celulares especializados y responsables de crear la mayor parte de la energía necesaria por parte del cuerpo– para funcionar adecuadamente y producir la cantidad necesaria de energía.

distorsión de las raciones. Es el fenómeno por el cual las personas llegan a considerar normales las raciones anormalmente grandes de un alimento. Este fenómeno se ha atribuido a la mayor frecuencia de comer en restaurantes, donde se sirven raciones excesivamente grandes de comida para hacer sentir al público que obtienen aquello por lo que pagan. Las raciones grandes de los restaurantes distorsionan la imagen de las raciones normales que tiene la gente, lo que la induce a preparar y servir raciones excesivas en casa.

ejercicio aeróbico. *Véase* ejercicio cardiovascular.

ejercicio cardiovascular. También llamado ejercicio cardio o ejercicio aeróbico, es cualquier ejercicio que utilice el movimiento muscular, durante un período de tiempo, para elevar la frecuencia cardíaca.

enfermedad celíaca. Un trastorno autoinmunitario que causa inflamación y daño en el intestino delgado cuando se consume *gluten*.

enfermedad de Alzheimer (EA). Una enfermedad degenerativa que progresa lentamente y que ataca a las *neuronas* o células nerviosas. Esto tiene como consecuencia una pérdida gradual de las capacidades de memorizar, pensar y hablar, y que causa alteraciones en la conducta.

enfermedad de Alzheimer de aparición temprana. También llamada enfermedad de Alzheimer de aparición antes de ser anciano, una forma de EA que afecta a personas de menos de sesenta y cinco años de edad. Puesto que ciertas formas de alzhéimer de aparición temprana se heredan, también puede llamarse enfermedad de Alzheimer familiar.

enfermedad de Alzheimer familiar. *Véase* enfermedad de Alzheimer de aparición temprana.

enfermedad de Alzheimer preclínica. Primera fase de la *enfermedad de Alzheimer* en la que el individuo no muestra signos externos de la enfermedad. En otras palabras, las capacidades de la memoria y la cognición parecen quedar intactas incluso aunque el cerebro de la persona ya haya comenzado a experimentar cambios relacionados con el desarrollo de la EA.

enfermedad neurodegenerativa. Problema que afecta principalmente a las *neuronas* (células cerebrales), y que conlleva una degeneración progresiva o la muerte de las células. Entre los trastornos neurodegenerativo se encuentran las *enfermedades de Alzheimer,* de Parkinson y de Huntington.

entrenamiento con resistencias. Cualquier ejercicio que haga que los músculos se contraigan frente a resistencias externas, con el objetivo de aumentar la masa muscular, el tono muscular, la fuerza o la resistencia.

entrenamiento de velocidad. *Véase* entrenamiento por intervalos.

entrenamiento por intervalos. Una forma de ejercicio, también llamado entrenamiento de velocidad o trabajo de velocidad, que alterna las explosiones de actividad intensa con períodos de actividad más ligera.

estrés del cuidador. También llamado síndrome del cuidador o agotamiento del cuidador, es un problema que puede producirse por cuidar a alguien que es enfermo crónico. Es especialmente común cuando el paciente tiene dificultades conductuales, como la demencia. Entre los síntomas del estrés del cuidador están la fatiga, el estrés, la ansiedad, el agotamiento, la depresión y los sentimientos de culpa.

factor neurotrófico derivado del cerebro (FNDC). Una proteína que estimula el crecimiento y mantenimiento de las células cerebrales. También parece promover la *neuroplasticidad*, o capacidad de formar nuevas conexiones entre las células cerebrales.

factores de riesgo modificables. *Factores de riesgo* que pueden modificarse o eliminarse, y con ello reducir la probabilidad de padecer un trastorno particular. Por ejemplo, fumar es un riesgo modificable para el cáncer de pulmón, porque la persona puede dejar de fumar y con ello reducir el riesgo de padecer cáncer.

factores de riesgo no modificables. *Factores de riesgo* que están más allá de nuestro control. El envejecimiento, por ejemplo, es un factor de riesgo no modificable.

factores de riesgo. Rasgos, características, conductas, exposiciones o condiciones que aumentan la probabilidad de que una persona padezca un trastorno determinado. *Véase también* factores de riesgo modificables; factores de riesgo no modificables.

fibra. *Véase* hidratos de carbono.

flavanol. Un compuesto presente naturalmente que incluye fuertes capacidades antioxidantes presentes en varias plantas, incluidas las manzanas, las uvas, el té, el cacao y las cerezas.

función ejecutiva. La estructura de alto nivel de habilidades mentales que nos permiten coordinar otras capacidades cognitivas para organizar, planificar y ejecutar tareas, entre ellas actividades cotidianas como ir de compras. Prestar atención, planificar, secuenciar, resolver problemas, el pensamiento abstracto y la selección de información sensorial relevante forman parte de la función ejecutiva.

gen APOE. *Véase* gen épsilon apolipoproteína.

gen épsilon apolipoproteína. Normalmente llamado APOE, es el gen cuya tarea es ayudar al organismo a regular el transporte y metabolismo del colesterol. Hay tres formas distintas de este gen: APOE2, APOE3 y APOE4. Las personas que heredan el APOE4 tienen un alto riesgo de padecer *enfermedad de Alzheimer*.

glucosa. El principal azúcar que el cuerpo sintetiza a partir de los alimentos y que utiliza para proporcionar energía para todas sus actividades.

gluten. Combinación de proteínas presentes en el trigo, la cebada y el centeno. En las personas con alguna forma de intolerancia al gluten, como por ejemplo la *enfermedad celíaca,* el gluten puede causar síntomas que van desde el dolor de estómago hasta el daño del intestino delgado.

grasa. Uno de los macronutrientes, utilizada como fuente de energía y para realizar varias funciones en el cuerpo, como por ejemplo el control del colesterol. La grasa de la dieta viene presentada en muchas variedades, entre ellas las grasas *saturadas, monoinsaturadas, poliinsaturadas* y *trans.* Asimismo, es un elemento normal del cuerpo humano que almacena calorías adicionales y también ayuda a aislar el cuerpo. Cuando éste ha utilizado las calorías de los hidratos de carbono, empieza a quemar grasa a fin de obtener la energía que necesita para funcionar.

grasa intramuscular. Grasa almacenada entre los músculos.

grasa saturada. Un tipo de grasa dietética (llamada «saturada» porque está saturada con moléculas de hidrógeno) que suele ser sólida a temperatura ambiente. Las grasas saturadas suelen ser de origen animal (entre los ejemplos están la mantequilla y la grasa presente en la carne), aunque también está presente en el aceite de palma, el aceite de nuez de palma y el aceite de coco. Puesto que un consumo elevado de grasa saturada está relacionado con enfermedades cardíacas y otros trastornos, los profesionales de la salud normalmente recomiendan a la gente que limiten su consumo de esta grasa.

grasa subcutánea. Exceso de grasa almacenada bajo la piel.

grasa visceral. Grasa acumulada dentro y alrededor de los órganos internos, como por ejemplo el estómago y el hígado. Esta forma de grasa ha sido identificada como un peligro para el cuerpo porque aporta sustancias químicas perjudiciales que pueden generar consecuencias negativas para la salud, como por ejemplo las enfermedades cardíacas, el colesterol alto y la resistencia a la insulina.

grasas monoinsaturadas. Un tipo de grasa dietética (llamadas «monoinsaturadas» porque cada molécula tiene un enlace de carbono no saturado) que normalmente es líquida a temperatura ambiente, pero que empieza a volverse sólida cuando se enfría. Las grasas monoinsaturadas pueden encontrarse en los aguacates y en muchos frutos secos y semillas, entre ellos las almendras, las nueces pacanas y las pipas de calabaza y el sésamo, además de en los aceites de oliva, cacahuete y canola. Puesto que se cree que estas grasas mejoran los niveles de *colesterol,* los niveles de *insulina* y ayudan a controlar el *azúcar en sangre,* los profesionales de la salud normalmente recomiendan el consumo de los alimentos que contienen estas grasas.

grasas poliinsaturadas. Un tipo de grasa dietética (llamada «poliinsaturada» porque cada molécula tiene más de un enlace de carbono insaturado) que normalmente es líquida a temperatura ambiente, pero que comienza a volverse sólida cuando se enfría. Las grasas poliinsaturadas pueden encontrarse en los aceites de girasol, maíz, soja y semillas de lino; en algunos frutos secos, como las nueces; y en el pescado graso, como el salmón y la caballa. Puesto que se cree que estas grasas reducen la inflamación y el riesgo de muchos problemas de salud –entre ellos la enfermedad cardíaca, el ictus y el cáncer–, los profesionales de la salud suelen estimular el consumo de los alimentos que las contienen. *Véase también* ácidos grasos esenciales.

grasas trans. Un tipo de grasa dietética –en parte natural y en parte artificial– que se cree que aumenta el colesterol LDL, «malo», y reduce el colesterol HDL, «bueno». Las grasas trans naturales se encuentran sólo en pequeñas cantidades en algunas carnes y productos lácteos. La principal fuente dietética de esta grasa perjudicial la constituyen los aceites parcialmente hidrogenados, que se producen industrialmente y se utilizan para elaborar muchos alimentos preparados, entre ellos las rosquillas, muchos tipos de productos de pastelería, margarina en barra y pizzas congeladas. Puesto que se considera el tipo más nocivo de grasa, muchos profesionales de la salud recomiendan la eliminación total de las grasas trans de la dieta. Estas grasas son también conocidas como ácidos grasos trans.

hidratos de carbono. Uno de los *macronutrientes,* presentes en los alimentos en forma de almidón, azúcar y fibra. Producidos por las plantas durante el proceso de fotosíntesis, los hidratos de carbono son la principal fuente orgánica de energía. Los hidratos de carbono que proporcionan energía se dividen en dos grupos: hidratos de carbono simples e hidratos de carbono complejos. Los hidratos de carbono simples, llamados azúcares, tienen estructuras simples que se convierten rápidamente en glucosa cuando se ingieren. Están presentes de forma natural en las frutas, las hortalizas y los productos lácteos. Los hidratos de carbono complejos, a menudo llamados almidones, tienen estructuras químicas complejas que se convierten más lentamente en glucosa cuando se ingieren. Se encuentran en los granos integrales, las legumbres y ciertas hortalizas. Un tercer grupo de hidratos de carbono, la fibra –presente en los granos integrales, las frutas, las hortalizas, las legumbres, los frutos secos y las semillas– no puede digerirse y por ello no puede convertirse en glucosa. No obstante, la fibra ayuda a regular el uso de azúcares por parte del cuerpo.

hidratos de carbono complejos. *Véase* hidratos de carbono.

hidratos de carbono simples. *Véase* hidratos de carbono.

hiperglucemia. Un exceso de *glucosa* (azúcar) en el torrente sanguíneo, a menudo asociado con la *diabetes.*

hipocampo. La zona del cerebro implicada en la formación, organización, almacenamiento y recuperación de los recuerdos. El hipocampo es también importante en las respuestas emocionales, la coordinación y la orientación espacial.

hipometabolismo de la glucosa. Capacidad reducida del cuerpo para metabolizar (usar) la glucosa, una forma de azúcar que es la principal fuente de energía del cerebro. Este problema se considera una característica clave de la *enfermedad de Alzheimer.*

hortalizas crucíferas. Miembros de la familia de la *Brassicacea* (la familia de la col), entre ellos (pero no limitados a) el brécol, las coles de Bruselas, el repollo, la coliflor y los rábanos.

índice de masa corporal (IMC). Una medida de la grasa corporal basada en la altura y el peso que se aplica a los hombres y mujeres adultos.

índice glucémico (IG). Un sistema que indica, en una escala de 1 a 100, la rapidez con que un alimento eleva los niveles de glucosa sanguínea. Los alimentos con un IG elevado hacen que los niveles de glucosa en sangre se eleven rápidamente. Los alimentos con un IG bajo incrementan los niveles de glucosa más despacio.

inhibidores de la colinesterasa. La principal categoría de medicamentos prescritos para manejar los síntomas de la *enfermedad de Alzheimer*. Los inhibidores de la colinesterasa funcionan inhibiendo la degradación del *neurotransmisor* acetilcolina, de forma que haya una mayor cantidad disponible en el cerebro para facilitar la memoria y el aprendizaje. Esta clase de medicamentos incluye el Aricept (donepezilo), el Exelon (rivastigmina) y el Razadyne (galantamina).

inhibidores selectivos de la recaptación de la serotonina (ISRS). Una categoría de antidepresivos. Los ISRS funcionan elevando la concentración en el cerebro del neurotransmisor serotonina, la llamada hormona de la felicidad. Esta clase de medicamentos incluye la Celexa (citalopram), el Lexapro (escitalopram) y el Cipralex (escitalopram).

insulina. Una hormona segregada por el páncreas que permite al cuerpo utilizar la *glucosa* (una forma de azúcar metabolizada a partir de los hidratos de carbono de la comida) para producir energía. Si el cuerpo tiene suficiente energía, la insulina ordena al hígado que capte la glucosa y la almacene para un uso futuro.

legumbres. Familia de plantas que incluye las judías, los guisantes y las lentejas.

macronutrientes. Nutrientes que los organismos necesitan en cantidades relativamente grandes para crecer, desarrollarse y funcionar. Los tres macronutrientes principales son las *proteínas, los hidratos de carbono* y las *grasas*.

melatonina. Hormona producida por una glándula situada en el cerebro para regular los ciclos de sueño-vigilia. La producción de esta hormona disminuye a medida que se envejece, y la *enfermedad de Alzheimer* está asociada a una mayor reducción de la producción de melatonina.

microbioma del intestino. La población de *microbios* en los intestinos.

microbios. Organismos unicelulares microscópicos entre los que están las bacterias, los hongos, los protozoos y los virus.

neuronas. También llamadas células nerviosas, las células especializadas que transmiten información desde y hacia el cerebro mediante un proceso electroquímico.

neuroplasticidad. También llamada plasticidad cerebral, es la capacidad del cerebro de formar nuevas conexiones neuronales y de reorganizar las rutas neuronales a lo largo de la vida en respuesta a las experiencias del individuo La neuroplasticidad puede tener dos formas: la plasticidad funcional permite al cerebro trasladar funciones de una zona dañada a otra no dañada, y la plasticidad estructural le permite modificar su estructura física en respuesta al aprendizaje.

neurotransmisores. Las sustancias químicas, como la serotonina y la acetilcolina, que permiten a las células cerebrales comunicarse las unas con las otras. Los neurotransmisores desempeñan una función importante en la regulación de funciones orgánicas como el latido del corazón, y también influyen en el estado de ánimo, la concentración, la memoria, el sueño y muchas más.

nutracéutico. Alimento o producto obtenido de alimentos que ofrece beneficios para la salud, incluidos la prevención o tratamiento de una enfermedad. Puede tratarse de un alimento rico en nutrientes o valioso médicamente, como por ejemplo el ajo; o componente de un alimento, como los ácidos grasos omega-3 procedentes del salmón.

nutrigenómica. También llamada genómica nutricional, es el estudio de cómo los alimentos influyen en la forma en que se desarrollan y se comportan los genes; cómo las diferencias genéticas pueden influir en la respuesta corporal a los nutrientes y otros compuestos presentes naturalmente; y cómo los genes pueden regular las necesidades nutricionales del cuerpo.

obesidad. Un peso superior a lo considerado saludable, indicado por un *índice de masa corporal* de 30 o más.

ovillos tau. Hebras retorcidas de proteína compuestas de una proteína llamada tau que se forman en el interior de las células nerviosas *(neuronas)*, impidiendo que se comuniquen unas con otras y que al final provocan la muerte celular. También llamados ovillos neurofibrilares, se considera una de las marcas distintivas de la enfermedad de Alzheimer.

patrón dietético. Un estilo específico de alimentarse, normalmente referido a la dieta.

pérdida de memoria relacionada con la edad. Una forma de *deterioro cognitivo relacionado con la edad* que afecta principalmente a la memoria y que no afecta significativamente a otras capacidades cognitivas.

placas amiloides. *Véase* placas beta-amiloides.

placas beta-amiloides. Cúmulos de una proteína llamada beta-amiloide, que se forman en el cerebro, en los espacios que hay entre las células nerviosas *(neuronas),* evitando que se comuniquen las unas con las otras y finalmente produciendo la muerte de las células nerviosas. Estas placas se consideran una de las marcas distintivas de la *enfermedad de Alzheimer.*

plasticidad cerebral. *Véase* neuroplasticidad.

plasticidad estructural. *Véase* neuroplasticidad.

plasticidad funcional. *Véase* neuroplasticidad.

prebióticos. Ciertos hidratos de carbono no digeribles (fibra) que estimulan el crecimiento de bacterias intestinales selectivas.

probióticos. Bacterias y levaduras vivas que promueven la salud del intestino, y que pueden encontrarse en alimentos como en el yogur, además de en ciertos suplementos.

proteína. Uno de los *macronutrientes,* compuesto de una o más cadenas de aminoácidos. Las proteínas son componentes fundamentales para todas las células vivas y facilitan muchos procesos corporales.

proteína completa. Una fuente de proteína (como la carne de ave) que contiene los nueve aminoácidos esenciales, que deben ser aportados por la dieta para permitir que el organismo construya células, músculos y órganos.

proteína incompleta. Una fuente de *proteína* (por ejemplo el trigo) que contiene algunos, pero no todos los *aminoácidos esenciales* que el cuerpo necesita para funcionar.

reserva cognitiva. La capacidad de un individuo de experimentar una patología cerebral progresiva, como la *enfermedad de Alzheimer,* sin mostrar la gravedad habitual de los síntomas clínicos de la enfermedad. Esta reserva a veces se describe como un sistema de respaldo del cerebro que compensa por cualquier daño o atrofia cerebral que tiene lugar con el exceso del proceso natural de envejecimiento.

resistencia a la insulina. Un problema en el que las células del cuerpo tienen un nivel menor de respuesta a la *insulina,* una hormona segregada por el páncreas para regular el nivel de *glucosa* (azúcar) de la sangre que ordena a las células que capten la glucosa y la conviertan en energía. A consecuencia de la resistencia de las células, el páncreas produce cantidades mayores de insulina en un esfuerzo por mantener unos niveles de glucosa sanguínea normales.

restricción calórica. La práctica consistente en limitar el consumo de calorías. Se ha demostrado que la restricción calórica reduce el riesgo de enfermedad cardiovascular, contribuye a disminuir los niveles de insulina, reduce los marcadores de la inflamación, la hipertensión, y ayuda a proteger contra la *enfermedad de Alzheimer.*

ruta neuronal. Una conexión entre las regiones relativamente distantes del cerebro, creada por los axones nerviosos, las proyecciones largas y finas de las células nerviosas *(neuronas).*

síndrome metabólico. Un grupo de problemas –que incluye la hipertensión, el *azúcar sanguíneo* alto, el exceso de grasa alrededor de la cintura y los niveles anormalmente altos de *colesterol*– que, cuando tienen lugar a la vez, aumentan el riesgo de enfermedad cardíaca y de los vasos sanguíneos, de ictus y de diabetes.

sinergia. La interacción de dos o más sustancias o estrategias que producen un efecto combinado que es mayor que la suma de beneficios por separado.

Recursos

Hay una serie de organizaciones y páginas web que proporcionan una gran cantidad de información sobre la enfermedad de Alzheimer, sus factores de riesgo, sus fases, su manejo y otros temas de interés para la persona que desee evitar o retardar la enfermedad de Alzheimer o que tenga un familiar con EA. Debajo encontrarás una lista de organizaciones que se han concentrado especialmente en la EA, así como páginas web que te ayudarán a encontrar la información nutricional que necesitas para elegir bien tus alimentos, calcular y entender el IMC y otros aspectos de la salud y mantener o mejorar la función cognitiva. Por último, encontrarás organizaciones encargadas de ayudar a las familias en la asistencia de los seres queridos con EA, y páginas web que ofrecen información sobre los suplementos nutricionales y EA. Observa que, aunque hemos organizado los recursos en categorías útiles, algunos de estos recursos aportan múltiples servicios –como por ejemplo información general sobre la EA, más apoyo con cuidados–, por lo que tiene sentido visitar las diversas páginas web y ver lo que cada una tiene para ofrecer.

INFORMACIÓN Y APOYO GENERAL PARA EL ALZHÉIMER

Asociación del Alzhéimer (AA)
225 North Michigan Avenue, Floor 17
Chicago, IL 60601
Teléfono: (312) 335-8700

Línea de ayuda: (800) 272-3900

Página web: www.alz.org

La Asociación del Alzhéimer es una importante organización de voluntarios especializados en el cuidado, apoyo, educación e investigación de personas con EA. Visita su página web para encontrar información exhaustiva sobre la enfermedad; grupos de apoyo local; un guía para los programas y eventos sobre el alzhéimer de la comunidad, opciones de alojamiento y otras alternativas relacionadas con los cuidados; ayuda en temas financieros y legales; información sobre ensayos clínicos y mucho más. También hay disponible una línea de ayuda de veinticuatro horas.

Centro de Educación y Referencia de la Enfermedad de Alzheimer
Instituto Nacional sobre el Envejecimiento

Building 31, Room 5C27

31 Center Drive, MSC 2292

Bethesda, MD 20892

Teléfono: (800) 438-4380

Página web: www.nia.nih.gov/alzheimers

Formado parte del Instituto Nacional sobre el Envejecimiento, el Centro de Educación y Referencia de la Enfermedad de Alzheimer enseña a los usuarios cosas sobre la EA y ofrece información exhaustiva sobre sus iniciativas, ensayos en curso y ayuda. Hay disponibles en Internet varias plantillas para datos y otras publicaciones.

Fundación Americana del Alzhéimer

322 Eighth Avenue, 7th Floor

Nueva York, NY 10001

Teléfono: (646) 638-1542

Línea de ayuda gratuita: (866) 232-8484

Página web: www.alzfdn.org

Con la misión principal de asegurar buenos cuidados para las personas con alzhéimer y sus familias, la FAA ofrece recursos educativos y apoyo. Su línea de ayuda gratuita —disponible de lunes a viernes y dirigida por trabajadores sociales colegiados— proporciona consejos y asistencia a quienes están al cuidado de otras personas y a las familias que tienen que manejar la EA.

Base de Datos Epidemiológica AlzRisk AD

1 Main Street, 13th Floor

Cambridge, MA 02142

Página web: www.AlzRisk.org

Dirigida por AlzForum, una oficina de información sobre estudios de EA, la Base de Datos Epidemiologica AlzRisk AD recopila información sobre factores de riesgo no genéticos de la EA, resumiendo y evaluando los estudios actuales para ayudarte a comprender cómo distintos factores ambientales contribuyen a la probabilidad de padecer EA.

Instituto Nacional de Trastornos Neurológicos y para el Ictus

NIH Neurological Institute

P.O: Box 5801

Bethesda, MD 20824

Teléfono: (800) 352-9424

Página web: www.ninds.nih.gov/disorders/alzheimerdisease/alzheimerdisease.htm

La misión de este instituto es encontrar conocimiento fundamental sobre el cerebro y el sistema nervioso, y utilizar ese conocimiento para reducir la carga de las enfermedades neurológicas. Además de ofrecer información básica sobre la enfermedad de Alzheimer, la página web ofrece enlaces a diversas organizaciones de utilidad, incluidas las que ofrecen ayuda a los cuidadores y que ayudan a las familias a encontrar alivio.

DATOS NUTRICIONALES

Publicaciones sobre Salud de Harvard – Índice glucémico y carga glucémica

Página web: www.health.harvard.edu/healthy-eating/glycemic_index_and_glycemic_load_for_100_foods

Esta publicación de la Escuela de Medicina de Harvard proporciona el índice glucémico y la carga glucémica de más de cien alimentos, que se clasifican en categorías, como por ejemplo productos de pastelería y panes, bebidas, cereales para el desayuno, galletitas y galletas crujientes, etc. Aunque más limitada en tamaño que la lista de Mendosa.com, esta guía facilita la tarea de

encontrar alimentos genéricos como el arroz integral, así como algunos pro-
ductos con nombre de marca conocida.

Mendosa.com

David Mendosa

992 E. Moorhead, Circle Suite 2F

Boulder, CO 80305

Teléfono: (720) 319-8423

Página web: http://mendosa.com/gilists.htm

Desarrollada por el escritor médico David Mendosa para ayudar a las perso-
nas con diabetes, Mendosa.com es la página web favorita para encontrar el
índice glucémico (IG) y la carga glucémica (CG) de los alimentos. La lista
proporciona el IG y la CG de más de 2480 alimentos. Sin embargo, hay que
tener cuidado porque la lista, aunque larga, incluye alimentos de muchos
países distintos. En otras palabras, muchos de los productos no están disponi-
bles en Estados Unidos.

Self Nutrition Data

Página web: www.nutritiondata.com

Esta página web proporciona datos nutricionales completos —incluidas las
cantidades de hidratos de carbono— de muchos alimentos, tanto preparados
como sin preparar. Simplemente escribe el nombre del alimento en la caja de
búsqueda.

Supertracker

Centro del USDA para la Política y Promoción de la Nutrición

3101 Park Center Drive, Room 1034

Alexandria, VA 22302

Teléfono: (888) 779-7264

Página web: https://supertracker.usda.gov/

Creada por el Departamento de Agricultura de Estados Unidos, Supertracker
facilita obtener información nutricional detallada y llevar un seguimiento
de tu dieta. Cliquea en «Food-A-Pedia» y podrás acceder a datos nutriciona-
les completos —calorías, proteína, hidratos de carbono, fibra, azúcares, grasa
saturada y mucho más— de un amplio rango de alimentos frescos y productos
de marca. El sitio también te ayuda a construir una lista de alimentos favo-

ritos, y pone en relación alimentos para evaluar una receta que tenga múltiples ingredientes.

Base de Datos Nutricionales del USDA para Referencia Estándar
Página web: http://ndb.nal.usda.gov/
Creada por el Departamento de Agricultura de Estados Unidos, esta base de datos proporciona información nutricional –incluidas las cantidades de hidratos de carbono– de cerca de 9000 alimentos. Introduce el artículo en la caja de búsqueda o busca en una lista ordenada alfabéticamente para encontrar un análisis completo de nutrientes.

MANTENER Y MEJORAR LA FUNCIÓN COGNITIVA

Alzheimer's Universe
Página web general: www.AlzU.org
Página web del Sistema de Seguimiento Nutricional: www.alzheimersdiet.com/alzu/
Creada por Weill Cornell Medicine y New York-Presbyterian, además de colaboradores de todo el mundo, esta página proporciona diversas lecciones y actividades para ayudarte a optimizar y comprender un enfoque exhaustivo de la salud cerebral. Comenzarás realizando un cuestionario que te llevará entre cinco y diez minutos, seguido por lecciones y actividades. Cuantas más lecciones completes, más lección se «desbloquearán» y más aprenderás sobre la salud cerebral en general. Alzheimer's Universe también ofrece un Sistema de Seguimiento Nutricional que te permitirá llevar el control de tus progresos mientras sigues la dieta de prevención y tratamiento del alzhéimer.

Terapia para la Memoria
Teléfono: 786-4-MEMORY
Página web: www.therapyformemory.org/
Esta página web se dedica a ofrecer información actualizada y recursos para personas con EA y sus cuidadores, familiares y médicos. Se presenta la información para el uso de distintas estrategias para combatir la pérdida de memoria, incluidas la educación, las vitaminas, la música, el ejercicio físico y el ejercicio mental. Entre sus secciones se incluye una «Pregunta a los

expertos», donde podrás enviar preguntas a los médicos que trabajan para este sitio web.

CALCULAR EL IMC Y OTROS FACTORES DE RIESGO

Centro para el Control y Prevención de Enfermedades – Calculador IMC
1600 Clifton Road
Atlanta, GA 30329-4027
Teléfono: 800-232-4636
Página web: www.cdc.gov/healthyweight/assessing/bmi/
El CDC ofrece información sobre el índice de masa corporal (IMC), además de un calculador del IMC e información sobre la interpretación del IMC para adultos y para personas más jóvenes.

Calculador de Puntuación de Riesgo Vascular Global
Página web: http://neurology.med.miami.edu/gvr
Este sitio web de la Escuela de Medicina Miller de la Universidad de Miami te permite calcular tu puntuación de riesgo vascular global introduciendo información como la edad, la etnia, la presión sanguínea sistólica y la presión sanguínea diastólica. Puesto que el daño vascular es un factor de riesgo importante para la atrofia cerebral y el deterioro cognitivo, la puntuación puede ser una herramienta muy útil para ayudar a determinar y modificar el riesgo cardiovascular que puede afectar al cerebro.

Instituto Nacional para el Corazón, el Pulmón y la Sangre
P.O. Box 30105
Bethesda, MD 20824
Teléfono: 301-592-8573
Página web: www.nhlbi.nih.gov/health/educational/lose_wt/BMI/bmi-calc.htm
Para ayudarte a valorar tu peso y riesgos para la salud, este instituto proporciona un calculador del IMC, información sobre el perímetro de la cintura e información sobre problemas de salud relacionados con la obesidad.

ENCONTRAR PROGRAMAS DE APOYO Y AGENCIAS DE CUIDADORES

Family Caregiver Alliance (FCA)
785 Market Street, Suite 750
San Francisco, CA 94103
Teléfono: (800) 445-8106
Página web: www.caregiver.org
La FCA fue la primera organización sin ánimo de lucro de Estados Unidos que trató las necesidades de quienes proporcionan cuidados a largo plazo a sus seres queridos en casa. Entre los servicios ofrecidos en su página web hay un navegador de cuidado familiar, una guía paso a paso para ayudar a las familias a localizar programas de apoyo gubernamentales, sin ánimo de lucro y privados. El navegador realiza una lista con programas para los cuidadores familiares, así como recursos para los adultos de mayor edad o incapacitados que viven en casa o en una residencia. Hay disponibles plantillas y publicaciones sobre diversos temas relacionados con los cuidados y temas sobre salud.

Medicare.gov Home Health Compare
Página web: www.medicare.gov/HomwHealthCompare/
Parte del sitio oficial del Gobierno de Estados Unidos para Medicare, este recurso utiliza una «puntuación de calidad del cuidado del paciente» para demostrar cómo se compara el rendimiento de una agencia de salud certificada por Medicare con otras agencias de Medicare. La puntuación resume el rendimiento medio de la agencia en prácticas de cuidados que se miden, incluyendo las actividades diarias, el manejo del dolor y tratamiento de los síntomas, el tratamiento de heridas y llagas, la prevención del daño y la evitación de cuidados hospitalarios no planificados.

SUPLEMENTOS NUTRICIONALES

Fundación Alzheimer's Drug Discovery – Vitalidad Cognitiva
57 West 57th Street, Suite 904
Nueva York, NY 10019
Teléfono: (212) 901-8000

Página web: www.alzdiscovery.org/cognitive-vitality
Fundada en 1998, esta fundación proporciona financiación a los principales científicos que realizan investigación sobre los fármacos para el alzhéimer en todo el mundo. También valora las estrategias que se han propuesto para prevenir el envejecimiento cerebral, la enfermedad de Alzheimer y demencias relacionadas. Una sección especial revisa suplementos, plantas tradicionales, nutracéuticos y otros productos naturales, examinando la capacidad de cada sustancia de proteger el cerebro y prevenir el deterioro cognitivo.

Laboratorios Carlson

600 West University Drive
Arlington Heights, IL 60004
Teléfono: (800) 323-4141
Página web: www.carlsonlabs.com
Los Laboratorios Carlson ofrecen suplementos nutricionales de alta calidad, incluyendo píldoras gelatinosas de aceite de pescado, que proporcionan los omega-3 EPA y DHA, a partir de peces de aguas frías, utilizando métodos sostenibles. Los aceites de pescado de Carlson los comprueba un laboratorio registrado por la FDA para valorar su frescura, su potencia y su pureza.

Cocoa Via

Teléfono: (877) 842-0802
Página web: www.cocoavia.com
Los suplementos CocoaVia ofrecen cantidades garantizadas de flavanoles del cacao. Los suplementos están disponibles en forma de cápsulas y barritas de chocolate negro, que contienen un polvo que puede añadirse a las bebidas y al yogur.

Centro Nacional para la Salud Complementaria e Integradora (NCCIH)

Departamento de los Estados Unidos de Salud y Servicios Humanos
9000 Rockville Pike
Bethesda, MD 20892
Teléfono: (888) – 644-6226
Página web: https://nccih.nih.gov/health/providers/digest/alzheimers-science

El NCCIH es la principal agencia gubernamental para la investigación científica sobre los sistemas médicos y del cuidado de la salud, las prácticas y productos que normalmente no forman parte de la medicina convencional. Sus artículos sobre suplementos dietéticos y funcionamiento cognitivo, demencia y alzhéimer examinan varios suplementos que se han estudiado por su potencial para prevenir o tratar la enfermedad de Alzheimer.

Registros de nutrición y actividad

En el capítulo 5, que presenta la dieta para la prevención y el tratamiento del alzhéimer, te animamos a registrar ciertos aspectos de tu dieta y estilo de vida. También te pedimos que anotases tus alimentos y comidas favoritos. Llevar un control de tu dieta y otras actividades saludables para el cerebro ha demostrado ser extremadamente valioso, independientemente del plan alimentario que sigas. Aumenta instantáneamente tu conocimiento de qué, cuánto y por qué comes. También te ayuda a identificar las áreas en las que puedes necesitar hacer cambios. Por ejemplo, cuando registres la cantidad de hidratos de carbono que comes, serás más consciente de los alimentos que proporcionan un alto contenido de hidratos de carbono, y por ello puede que los limites (o elimines) de tu dieta. (*Véase* la página 263 de la lista de recursos para consultar páginas web que tengan listas de cantidades de hidratos de carbono de diversos alimentos. Cuando utilices alimentos envasados, comprueba la etiqueta de información nutricional). Puesto que te pedimos que hagas listas de los tentempiés, alimentos y comidas que prefieres, siempre tendrás una referencia a la que puedes recurrir cuando necesites ideas para el menú.

A muchas personas les gusta llevar el registro en un papel, tal como el que ofrecemos a continuación. Pero si prefieres registrar tus progresos en el ordenador, entra en el Sistema de Seguimiento Nutricional (AD-NTS), que se encuentra en la página web Alzheimer's Universe. (*Véase* la página 263 de la lista de recursos para tener información de contacto).

SEMANA 1 DE LA DIETA APT

En la semana 1 de la dieta APT no harás ningún cambio de dieta y actividades de tu estilo de vida habituales, pero «harás una evaluación» anotando algunos de los tentempiés y las comidas que sueles hacer –y que tendrás que limitar o eliminar de tu nueva dieta– y calculando el total de consumo de hidratos de carbono para dos días. También te prepararás para la semana 2 elaborando algunos ejercicios que puedes realizar en las próximas semanas. Por último, registrarás tu peso para establecer tu punto de partida.

✓ **Registra tres tentempiés favoritos no saludables para el cerebro (que tendrás que eliminar).**
1. ....
2. ....
3. ....

✓ **Registra tres comidas favoritas no saludables para el cerebro (que tendrás que eliminar).**
1. ....
2. ....
3. ....

✓ **Anota cinco de los alimentos no saludables para el cerebro que tienes en tu despensa y en tu frigorífico y elabora soluciones para estos cambios dietéticos, como por ejemplo comprarlos en cantidades limitadas y sustituirlos por alimentos más saludables, o simplemente eliminarlos de tu cocina.**

1. Alimento no saludable ....
   Solución ....
2. Alimento no saludable ....
   Solución ....
3. Alimento no saludable ....
   Solución ....

4. Alimento no saludable ....

   Solución ....

5. Alimento no saludable ....

   Solución ....

✓ **Durante dos días –un día laborable y un día del fin de semana– anota todo lo que comas, así como los gramos totales de hidratos de carbono presentes en la ración que consumiste. Después calcula el total de gramos de los hidratos de carbono para ese día. Esto te permitirá ser consciente de la cantidad de hidratos de carbono que sueles consumir.**

DÍA 1

Alimento ....Gramos de hidratos de carbono ....

Alimento ....Gramos de hidratos de carbono ....

Alimento ....Gramos de hidratos de carbono ....

Alimento ....Gramos de hidratos de carbono ....

Alimento ....Gramos de hidratos de carbono ....

Alimento ....Gramos de hidratos de carbono ....

Alimento ....Gramos de hidratos de carbono ....

Alimento ....Gramos de hidratos de carbono ....

Alimento ....Gramos de hidratos de carbono ....

Alimento ....Gramos de hidratos de carbono ....

Alimento ....Gramos de hidratos de carbono ....

                      Total de hidratos de carbono ....

DÍA 2

Alimento ....Gramos de hidratos de carbono ....

Alimento ....Gramos de hidratos de carbono ....

Alimento ....Gramos de hidratos de carbono ....

Alimento ....Gramos de hidratos de carbono ....

Alimento ....Gramos de hidratos de carbono ....

Alimento ....Gramos de hidratos de carbono ....

Alimento ....Gramos de hidratos de carbono ....

Alimento ....Gramos de hidratos de carbono ....

Alimento ....Gramos de hidratos de carbono ....

Alimento ....Gramos de hidratos de carbono ....
Alimento ....Gramos de hidratos de carbono ....
Total de hidratos de carbono ....

✓ **Identifica y anota varios ejercicios que puedas realizar durante al menos veinte minutos seguidos, tres veces a la semana.**
Ejercicio 1 ....
Ejercicio 2 ....
Ejercicio 3 ....
Ejercicio 4 ....
Ejercicio 5 ....

✓ **Registra tu peso para establecer tu punto de partida:**

SEMANA 2 DE LA DIETA APT

En la semana 2 empezarás a seguir la dieta APT (como se detalla en la página 145) e implementarás cambios en tu estilo de vida. Más abajo puedes llevar el control del consumo de hidratos de carbono para asegurarte de que sigues las pautas de la semana 2. También puedes registrar tus sesiones de ejercicio, cualquier actividad que elijas en la que esté implicado el cerebro, y cualquier actividad reductora del estrés que decidas probar. Si tienes nuevas ideas para las comidas y los tentempiés saludables para el cerebro, te animamos a que las anotes en tu registro (*véase* el final del registro de la semana 2), de forma que puedas recurrir a tus notas siempre que necesites algunas buenas ideas para el menú.

✓ **Cada día de la semana 2, anota los alimentos que comes, junto con su cantidad de hidratos de carbono. Esto te permitirá controlar tus hidratos de carbono a lo largo del día, de forma que puedas seguir el límite de la semana 2 de 140 a 160 gramos. Al final de cada día, registra el total de hidratos de carbono.**

DOMINGO
Alimento ....Gramos de hidratos de carbono ....

Alimento ....Gramos de hidratos de carbono.............

Alimento ....Gramos de hidratos de carbono.............

Alimento ....Gramos de hidratos de carbono.............

Alimento ....Gramos de hidratos de carbono.............

Alimento ....Gramos de hidratos de carbono.............

Alimento ....Gramos de hidratos de carbono.............

Alimento ....Gramos de hidratos de carbono.............

Alimento ....Gramos de hidratos de carbono.............

Alimento ....Gramos de hidratos de carbono.............

Total de hidratos de carbono ....

LUNES

Alimento ....Gramos de hidratos de carbono ....

Alimento ....Gramos de hidratos de carbono ....

Alimento ....Gramos de hidratos de carbono ....

Alimento ....Gramos de hidratos de carbono ....

Alimento ....Gramos de hidratos de carbono ....

Alimento ....Gramos de hidratos de carbono ....

Alimento ....Gramos de hidratos de carbono ....

Alimento ....Gramos de hidratos dc carbono ....

Alimento ....Gramos de hidratos de carbono ....

Alimento ....Gramos de hidratos de carbono ....

Total de hidratos de carbono...............

MARTES

Alimento ....Gramos de hidratos de carbono ....

Alimento ....Gramos de hidratos de carbono ....

Alimento ....Gramos de hidratos de carbono ....

Alimento ....Gramos de hidratos de carbono ....

Alimento ....Gramos de hidratos de carbono ....

Alimento ....Gramos de hidratos de carbono ....

Alimento ....Gramos de hidratos de carbono ....

Alimento ....Gramos de hidratos de carbono ....

Alimento ....Gramos de hidratos de carbono ....

Alimento ....Gramos de hidratos de carbono ....

Total de hidratos de carbono...............

MIÉRCOLES

Alimento .... Gramos de hidratos de carbono ....

Alimento .... Gramos de hidratos de carbono ....

Alimento .... Gramos de hidratos de carbono ....

Alimento .... Gramos de hidratos de carbono ....

Alimento .... Gramos de hidratos de carbono ....

Alimento .... Gramos de hidratos de carbono ....

Alimento .... Gramos de hidratos de carbono ....

Alimento .... Gramos de hidratos de carbono ....

Alimento .... Gramos de hidratos de carbono ....

Total de hidratos de carbono..............

JUEVES

Alimento ....Gramos de hidratos de carbono ....

Alimento ....Gramos de hidratos de carbono ....

Alimento ....Gramos de hidratos de carbono ....

Alimento ....Gramos de hidratos de carbono ....

Alimento ....Gramos de hidratos de carbono ....

Alimento ....Gramos de hidratos de carbono ....

Alimento ....Gramos de hidratos de carbono ....

Alimento ....Gramos de hidratos de carbono ....

Alimento ....Gramos de hidratos de carbono ....

Total de hidratos de carbono ....

VIERNES

Alimento ....Gramos de hidratos de carbono ....

Alimento ....Gramos de hidratos de carbono ....

Alimento ....Gramos de hidratos de carbono ....

Alimento ....Gramos de hidratos de carbono ....

Alimento ....Gramos de hidratos de carbono ....

Alimento ....Gramos de hidratos de carbono ....

Alimento ....Gramos de hidratos de carbono ....

Alimento ....Gramos de hidratos de carbono ....

Alimento ....Gramos de hidratos de carbono ....

Alimento ....Gramos de hidratos de carbono ....

Total de hidratos de carbono ....

SÁBADO

Alimento .... Gramos de hidratos de carbono ....

Alimento .... Gramos de hidratos de carbono ....

Alimento .... Gramos de hidratos de carbono ....

Alimento .... Gramos de hidratos de carbono ....

Alimento .... Gramos de hidratos de carbono ....

Alimento .... Gramos de hidratos de carbono ....

Alimento .... Gramos de hidratos de carbono ....

Alimento .... Gramos de hidratos de carbono ....

Alimento .... Gramos de hidratos de carbono ....

Alimento .... Gramos de hidratos de carbono ....

Total de hidratos de carbono ....

✓ **Registra tus sesiones de ejercicio de la semana 2.**

Ejercicio .... Duración ....minutos

Ejercicio .... Duración ....minutos

Ejercicio .... Duración ....minutos

Ejercicio .... Duración ....minutos

Ejercicio .... Duración ....minutos

✓ **Registra tus actividades en las que utilizaste el cerebro durante la semana 2.**

....

....

....

....

....

✓ **Registra tus actividades reductoras del estrés de la semana 2.**

....

....

....

....

....

....

✓ **Registra nuevas ideas para comidas o tentempiés saludables para el cerebro que piensas preparar o que ya hayas preparado.**

Desayuno ....
....
Almuerzo...
....
Cena ....
....
Tentempiés ....
....

SEMANA 3 DE LA DIETA APT

En la semana 3 seguirás adaptando tu dieta para que sea más saludable para el cerebro (como se detalla en la página 153) y también llevarás el control de tus hidratos de carbono, igual que hiciste durante la semana 2. Para unos mejores resultados, anota tus sesiones de ejercicio, actividades en las que utilices el cerebro y actividades reductoras del estrés, así como cualquier idea nueva que tengas para los tentempiés y las comidas.

✓ **Cada día de la semana 3, anota los alimentos que comes junto con su contenido en hidratos de carbono. Esto te permitirá llevar el control de tus hidratos de carbono durante el día, de forma que puedas cumplir tu límite de la semana 3 de entre 140 y 160 gramos. Al final de cada día, registra el total de hidratos de carbono.**

DOMINGO
Alimento ....Gramos de hidratos de carbono.............
Alimento ....Gramos de hidratos de carbono.............
Alimento ....Gramos de hidratos de carbono.............
Alimento ....Gramos de hidratos de carbono.............
Alimento ....Gramos de hidratos de carbono.............
Alimento ....Gramos de hidratos de carbono.............
Alimento ....Gramos de hidratos de carbono.............

Alimento .... Gramos de hidratos de carbono..............
Alimento .... Gramos de hidratos de carbono..............
Alimento .... Gramos de hidratos de carbono..............
Alimento .... Gramos de hidratos de carbono..............
Alimento .... Gramos de hidratos de carbono..............

Total de hidratos de carbono...............

LUNES

Alimento .... Gramos de hidratos de carbono..............
Alimento .... Gramos de hidratos de carbono..............
Alimento .... Gramos de hidratos de carbono..............
Alimento .... Gramos de hidratos de carbono..............
Alimento .... Gramos de hidratos de carbono..............
Alimento .... Gramos de hidratos de carbono..............
Alimento .... Gramos de hidratos de carbono..............
Alimento .... Gramos de hidratos de carbono..............
Alimento .... Gramos de hidratos de carbono..............

Total de hidratos de carbono...............

MARTES

Alimento .... Gramos de hidratos de carbono..............
Alimento .... Gramos de hidratos de carbono..............
Alimento .... Gramos de hidratos de carbono..............
Alimento .... Gramos de hidratos de carbono..............
Alimento .... Gramos de hidratos de carbono..............
Alimento .... Gramos de hidratos de carbono..............
Alimento .... Gramos de hidratos de carbono..............
Alimento .... Gramos de hidratos de carbono..............
Alimento .... Gramos de hidratos de carbono..............
Alimento .... Gramos de hidratos de carbono..............

Total de hidratos de carbono...............

MIÉRCOLES

Alimento .... Gramos de hidratos de carbono..............
Alimento .... Gramos de hidratos de carbono..............

Alimento .... Gramos de hidratos de carbono ....

Alimento .... Gramos de hidratos de carbono ....

Alimento ....Gramos de hidratos de carbono ....

Alimento ....Gramos de hidratos de carbono ....

Alimento ....Gramos de hidratos de carbono ....

Alimento ....Gramos de hidratos de carbono ....

Alimento ....Gramos de hidratos de carbono ....

Alimento ....Gramos de hidratos de carbono ....

Total de hidratos de carbono ....

JUEVES

Alimento ....Gramos de hidratos de carbono ....

Alimento ....Gramos de hidratos de carbono ....

Alimento ....Gramos de hidratos de carbono ....

Alimento ....Gramos de hidratos de carbono ....

Alimento ....Gramos de hidratos de carbono ....

Alimento ....Gramos de hidratos de carbono ....

Alimento ....Gramos de hidratos de carbono ....

Alimento ....Gramos de hidratos de carbono ....

Alimento ....Gramos de hidratos de carbono ....

Total de hidratos de carbono ....

VIERNES

Alimento ....Gramos de hidratos de carbono ....

Alimento ....Gramos de hidratos de carbono ....

Alimento ....Gramos de hidratos de carbono ....

Alimento ....Gramos de hidratos de carbono ....

Alimento ....Gramos de hidratos de carbono ....

Alimento ....Gramos de hidratos de carbono ....

Alimento ....Gramos de hidratos de carbono ....

Alimento ....Gramos de hidratos de carbono ....

Alimento ....Gramos de hidratos de carbono ....

Total de hidratos de carbono ....

SÁBADO

Alimento ....Gramos de hidratos de carbono ....

Alimento ....Gramos de hidratos de carbono..............
Alimento ....Gramos de hidratos de carbono..............
Alimento ....Gramos de hidratos de carbono..............
Alimento ....Gramos de hidratos de carbono..............
Alimento ....Gramos de hidratos de carbono..............
Alimento ....Gramos de hidratos de carbono..............
Alimento ....Gramos de hidratos de carbono..............
Alimento ....Gramos de hidratos de carbono..............

Total de hidratos de carbono ....

✓ **Registra tus sesiones de ejercicio de la semana 3.**
Ejercicio .... Duración ....minutos
Ejercicio .... Duración ....minutos
Ejercicio .... Duración ....minutos
Ejercicio .... Duración ....minutos

✓ **Registra tus actividades en las que utilizaste el cerebro durante la semana 3.**

....

....

....

....

✓ **Registra tus actividades reductoras del estrés de la semana 3.**

....

....

....

....

✓ **Registra nuevas ideas para comidas o tentempiés saludables para el cerebro que planees preparar o que ya hayas preparado.**

Desayuno ....

....

Almuerzo...

....

Cena ....
....

Tentempiés ....
....

SEMANA 4 DE LA DIETA APT

En la semana 4 seguirás ajustando tu dieta para que sea más saludable para el cerebro (como se detalla en la página 156) y también llevarás el control de tus hidratos de carbono, igual que durante la semana 3. Para unos mejores resultados, anota tus sesiones de ejercicio, actividades en las que utilizas el cerebro y actividades reductoras del estrés, así como cualquier nueva idea que tengas para los tentempiés y las comidas. Puesto que quieres seguir cómodamente la dieta APT aunque estés fuera de casa, emplea algo de tiempo para pensar ideas para alimentos «para llevar» que puedes preparar con antelación o comprar en un restaurante. Ten en cuenta que, al final de esta semana, deberías volver a registrar tu peso utilizando la misma báscula que usaste cuando empezaste a seguir la dieta.

✓ **Registra dos comidas saludables para el cerebro (distintas a los sustitutos de comidas) que puedas tomar fuera de casa para el desayuno, el almuerzo y la cena. Estas comidas pueden prepararse con antelación y llevarlas contigo, o comprarlas en un restaurante o un mercado.**

Desayuno ....
....
Almuerzo ....
....
Cena ....
....
Tentempiés ....

✓ **Cada día de la semana 4, anota los alimentos que comas, junto con su contenido en hidratos de carbono. Esto te permitirá llevar el** control de tus hidratos de carbono durante todo el día, de forma que puedas seguir tu límite para la semana 4 de 130 a 140 gramos. Al final de cada día, anota tu total de hidratos de carbono.

DOMINGO

Alimento .... Gramos de hidratos de carbono ....

Alimento .... Gramos de hidratos de carbono ....

Alimento .... Gramos de hidratos de carbono ....

Alimento .... Gramos de hidratos de carbono ....

Alimento .... Gramos de hidratos de carbono ....

Alimento .... Gramos de hidratos de carbono ....

Alimento .... Gramos de hidratos de carbono ....

Alimento .... Gramos de hidratos de carbono ....

Alimento .... Gramos de hidratos de carbono ....

Alimento .... Gramos de hidratos de carbono ....

Total de hidratos de carbono..............

LUNES

Alimento .... Gramos de hidratos de carbono ....

Alimento .... Gramos de hidratos de carbono ....

Alimento .... Gramos de hidratos de carbono ....

Alimento .... Gramos de hidratos de carbono ....

Alimento .... Gramos de hidratos de carbono ....

Alimento .... Gramos de hidratos de carbono ....

Alimento .... Gramos de hidratos de carbono ....

Alimento .... Gramos de hidratos de carbono ....

Alimento .... Gramos de hidratos de carbono ....

Alimento .... Gramos de hidratos de carbono ....

Total de hidratos de carbono..............

MARTES

Alimento .... Gramos de hidratos de carbono ....

Alimento .... Gramos de hidratos de carbono ....

Alimento .... Gramos de hidratos de carbono ....

Alimento .... Gramos de hidratos de carbono ....

Alimento .... Gramos de hidratos de carbono ....

Alimento .... Gramos de hidratos de carbono ....

Alimento .... Gramos de hidratos de carbono ....

Alimento .... Gramos de hidratos de carbono ....

Alimento .... Gramos de hidratos de carbono ....

Alimento .... Gramos de hidratos de carbono ....

Total de hidratos de carbono.............

MIÉRCOLES

Alimento .... Gramos de hidratos de carbono ....

Alimento .... Gramos de hidratos de carbono ....

Alimento .... Gramos de hidratos de carbono ....

Alimento .... Gramos de hidratos de carbono ....

Alimento .... Gramos de hidratos de carbono ....

Alimento .... Gramos de hidratos de carbono ....

Alimento .... Gramos de hidratos de carbono ....

Alimento .... Gramos de hidratos de carbono ....

Alimento .... Gramos de hidratos de carbono ....

Total de hidratos de carbono.............

JUEVES

Alimento .... Gramos de hidratos de carbono ....

Alimento .... Gramos de hidratos de carbono ....

Alimento .... Gramos de hidratos de carbono ....

Alimento .... Gramos de hidratos de carbono ....

Alimento .... Gramos de hidratos de carbono ....

Alimento .... Gramos de hidratos de carbono ....

Alimento .... Gramos de hidratos de carbono ....

Alimento .... Gramos de hidratos de carbono ....

Alimento .... Gramos de hidratos de carbono ....

Total de hidratos de carbono.............

VIERNES

Alimento .... Gramos de hidratos de carbono ....

Alimento .... Gramos de hidratos de carbono ....

Alimento .... Gramos de hidratos de carbono ....

Alimento .... Gramos de hidratos de carbono ....

Alimento .... Gramos de hidratos de carbono ....
Alimento .... Gramos de hidratos de carbono ....
Alimento .... Gramos de hidratos de carbono ....
Alimento .... Gramos de hidratos de carbono ....
Alimento .... Gramos de hidratos de carbono ....
Total de hidratos de carbono..............

SÁBADO

Alimento .... Gramos de hidratos de carbono ....
Alimento .... Gramos de hidratos de carbono ....
Alimento .... Gramos de hidratos de carbono ....
Alimento .... Gramos de hidratos de carbono ....
Alimento .... Gramos de hidratos de carbono ....
Alimento .... Gramos de hidratos de carbono ....
Alimento .... Gramos de hidratos de carbono ....
Alimento .... Gramos de hidratos de carbono ....
Alimento .... Gramos de hidratos de carbono ....
Total de hidratos de carbono..............

✓ **Registra tus sesiones de ejercicio de la semana 4.**
Ejercicio .... Duración ....minutos
Ejercicio .... Duración ....minutos
Ejercicio .... Duración ....minutos
Ejercicio .... Duración ....minutos

✓ **Registra tus actividades en las que utilizaste el cerebro durante la semana 4.**

....
....
....
....

✓ **Registra tus actividades reductoras del estrés de la semana 4.**

....
....
....
....

✓Registra nuevas ideas para comidas o tentempiés saludables para el cerebro que planees preparar o que ya hayas preparado.

Desayuno ....
....

Almuerzo..
....

Cena ....
....

Tentempiés ....
....

✓ **Registra tu peso de la semana 4:** ....

SEMANA 5 DE LA DIETA APT

En la semana 5 seguirás ajustando tu dieta para que sea más saludable para el cerebro (como se detalla en la página 161), y también seguirás llevando el control de los hidratos de carbono, como durante la semana 4. Para unos mejores resultados, anota tus sesiones de ejercicio, actividades en las que emplees el cerebro y actividades reductoras del estrés, así como cualquier nueva idea que tengas para los tentempiés y las comidas.

✓ **Identifica y registra tres dificultades para comer fuera de casa y dos posibles soluciones a cada dificultad.**

Dificultad para comer fuera...
Posible solución..
....
....
Posible solución..
....
....
Dificultad para comer fuera...
Posible solución..

....

....

Posible solución..

....

....

Dificultad para comer fuera.................................

Posible solución..

....

....

Posible solución..

....

....

✓ Cada día de la semana 5, anota los alimentos que comas junto con su contenido en hidratos de carbono. Esto te permitirá llevar el control de los hidratos de carbono a lo largo del día, de forma que puedas cumplir tu límite de la semana 5 de entre 130 y 140 gramos. Al final de cada día, registra el total de hidratos de carbono.

DOMINGO

Alimento .... Gramos de hidratos de carbono ....

Alimento .... Gramos de hidratos de carbono ....

Alimento .... Gramos de hidratos de carbono ....

Alimento .... Gramos de hidratos de carbono ....

Alimento .... Gramos de hidratos de carbono ....

Alimento .... Gramos de hidratos de carbono ....

Alimento .... Gramos de hidratos de carbono ....

Alimento .... Gramos de hidratos de carbono ....

Alimento .... Gramos de hidratos de carbono ....

Alimento .... Gramos de hidratos de carbono ....

Total de hidratos de carbono..............

LUNES

Alimento .... Gramos de hidratos de carbono ....

Alimento .... Gramos de hidratos de carbono ....

Alimento .... Gramos de hidratos de carbono ....

Alimento .... Gramos de hidratos de carbono ....

Alimento .... Gramos de hidratos de carbono ....

Alimento .... Gramos de hidratos de carbono ....

Alimento .... Gramos de hidratos de carbono ....

Alimento .... Gramos de hidratos de carbono ....

Alimento .... Gramos de hidratos de carbono ....

Alimento .... Gramos de hidratos de carbono ....

Total de hidratos de carbono ....

MARTES

Alimento .... Gramos de hidratos de carbono ....

Alimento .... Gramos de hidratos de carbono ....

Alimento .... Gramos de hidratos de carbono ....

Alimento .... Gramos de hidratos de carbono ....

Alimento .... Gramos de hidratos de carbono ....

Alimento .... Gramos de hidratos de carbono ....

Alimento .... Gramos de hidratos de carbono ....

Alimento .... Gramos de hidratos de carbono ....

Alimento .... Gramos de hidratos de carbono ....

Total de hidratos de carbono ....

MIÉRCOLES

Alimento .... Gramos de hidratos de carbono ....

Alimento .... Gramos de hidratos de carbono ....

Alimento .... Gramos de hidratos de carbono ....

Alimento .... Gramos de hidratos de carbono ....

Alimento .... Gramos de hidratos de carbono ....

Alimento .... Gramos de hidratos de carbono ....

Alimento .... Gramos de hidratos de carbono ....

Alimento .... Gramos de hidratos de carbono ....

Alimento .... Gramos de hidratos de carbono ....

Total de hidratos de carbono ....

JUEVES

Alimento .... Gramos de hidratos de carbono ....

Alimento .... Gramos de hidratos de carbono ....

Alimento .... Gramos de hidratos de carbono ....

Alimento .... Gramos de hidratos de carbono ....

Alimento .... Gramos de hidratos de carbono ....

Alimento .... Gramos de hidratos de carbono ....

Alimento .... Gramos de hidratos de carbono ....

Alimento .... Gramos de hidratos de carbono ....

Alimento .... Gramos de hidratos de carbono ....

Total de hidratos de carbono..............

VIERNES

Alimento .... Gramos de hidratos de carbono ....

Alimento .... Gramos de hidratos de carbono ....

Alimento .... Gramos de hidratos de carbono ....

Alimento .... Gramos de hidratos de carbono ....

Alimento .... Gramos de hidratos de carbono ....

Alimento .... Gramos de hidratos de carbono ....

Alimento .... Gramos de hidratos de carbono ....

Alimento .... Gramos de hidratos de carbono ....

Alimento .... Gramos de hidratos de carbono ....

Total de hidratos de carbono..............

SÁBADO

Alimento .... Gramos de hidratos de carbono ....

Alimento .... Gramos de hidratos de carbono ....

Alimento .... Gramos de hidratos de carbono ....

Alimento .... Gramos de hidratos de carbono ....

Alimento .... Gramos de hidratos de carbono ....

Alimento .... Gramos de hidratos de carbono ....

Alimento .... Gramos de hidratos de carbono ....

Alimento .... Gramos de hidratos de carbono ....

Alimento .... Gramos de hidratos de carbono ....

Total de hidratos de carbono..............

✓ **Registra tus sesiones de ejercicio durante la semana 5.**

Ejercicio .... Duración ....minutos

Ejercicio .... Duración ....minutos

Ejercicio .... Duración ....minutos

Ejercicio .... Duración ....minutos

✓ **Registra tus actividades en las que utilizaste el cerebro durante la semana 5.**

....

....

....

....

....

✓ **Registra tus actividades reductoras del estrés de la semana 5.**

....

....

....

....

....

✓ **Registra nuevas ideas para comidas o tentempiés saludables para el cerebro que planees preparar o que ya hayas preparado.**

Desayuno ....

....

Almuerzo ....

....

Cena ....

....

Tentempiés ....

....

SEMANA 6 DE LA DIETA APT

En la semana 6 seguirás ajustando tu dieta a fin de hacerla más saludable para el cerebro (como se detalla en la página 164), y también llevarás el control de los hidratos de carbono, tal como hiciste durante la semana 5. Para unos mejores resultados, registra sus sesiones de ejercicio, actividades en las que emplees el cerebro y actividades reductoras del estrés, así como cualquier nueva idea que tengas para los tentempiés y las comidas.

✓ Cada día de la semana 6, anota los alimentos que comes junto con su contenido en hidratos de carbono. Esto te permitirá llevar el control de tus hidratos de carbono durante el día, de forma que puedas cumplir tu límite de 120 a 130 gramos. Al final del día, registra el total de hidratos de carbono.

DOMINGO

Alimento .... Gramos de hidratos de carbono ....
Alimento .... Gramos de hidratos de carbono ....
Alimento .... Gramos de hidratos de carbono ....
Alimento .... Gramos de hidratos de carbono ....
Alimento .... Gramos de hidratos de carbono ....
Alimento .... Gramos de hidratos de carbono ....
Alimento .... Gramos de hidratos de carbono ....
Alimento .... Gramos de hidratos de carbono ....
Alimento .... Gramos de hidratos de carbono ....
Alimento .... Gramos de hidratos de carbono ....

Total de hidratos de carbono.............

LUNES

Alimento .... Gramos de hidratos de carbono ....
Alimento .... Gramos de hidratos de carbono ....
Alimento .... Gramos de hidratos de carbono ....
Alimento .... Gramos de hidratos de carbono ....
Alimento .... Gramos de hidratos de carbono ....
Alimento .... Gramos de hidratos de carbono ....
Alimento .... Gramos de hidratos de carbono ....
Alimento .... Gramos de hidratos de carbono ....
Alimento .... Gramos de hidratos de carbono ....
Alimento .... Gramos de hidratos de carbono ....

Total de hidratos de carbono.............

MARTES

Alimento .... Gramos de hidratos de carbono ....
Alimento .... Gramos de hidratos de carbono ....
Alimento .... Gramos de hidratos de carbono ....

Alimento .... Gramos de hidratos de carbono ....

Alimento .... Gramos de hidratos de carbono ....

Alimento .... Gramos de hidratos de carbono ....

Alimento .... Gramos de hidratos de carbono ....

Alimento .... Gramos de hidratos de carbono ....

Total de hidratos de carbono...............

MIÉRCOLES

Alimento .... Gramos de hidratos de carbono ....

Alimento .... Gramos de hidratos de carbono ....

Alimento .... Gramos de hidratos de carbono ....

Alimento .... Gramos de hidratos de carbono ....

Alimento .... Gramos de hidratos de carbono ....

Alimento .... Gramos de hidratos de carbono ....

Alimento .... Gramos de hidratos de carbono ....

Alimento .... Gramos de hidratos de carbono ....

Alimento .... Gramos de hidratos de carbono ....

Total de hidratos de carbono...............

JUEVES

Alimento .... Gramos de hidratos de carbono ....

Alimento .... Gramos de hidratos de carbono ....

Alimento .... Gramos de hidratos de carbono ....

Alimento .... Gramos de hidratos de carbono ....

Alimento .... Gramos de hidratos de carbono ....

Alimento .... Gramos de hidratos de carbono ....

Alimento .... Gramos de hidratos de carbono ....

Alimento .... Gramos de hidratos de carbono ....

Total de hidratos de carbono...............

VIERNES

Alimento .... Gramos de hidratos de carbono ....

Alimento .... Gramos de hidratos de carbono ....

Alimento .... Gramos de hidratos de carbono ....

Alimento .... Gramos de hidratos de carbono ....

Alimento .... Gramos de hidratos de carbono ....

Alimento .... Gramos de hidratos de carbono ....

Alimento .... Gramos de hidratos de carbono ....

Alimento .... Gramos de hidratos de carbono ....

Alimento .... Gramos de hidratos de carbono ....

Total de hidratos de carbono...............

SÁBADO

Alimento .... Gramos de hidratos de carbono ....

Alimento .... Gramos de hidratos de carbono ....

Alimento .... Gramos de hidratos de carbono ....

Alimento .... Gramos de hidratos de carbono ....

Alimento .... Gramos de hidratos de carbono ....

Alimento .... Gramos de hidratos de carbono ....

Alimento .... Gramos de hidratos de carbono ....

Alimento .... Gramos de hidratos de carbono ....

Alimento .... Gramos de hidratos de carbono ....

Total de hidratos de carbono...............

✓ **Registra sus sesiones de ejercicio durante la semana 6.**

Ejercicio .... Duración ....minutos

Ejercicio .... Duración ....minutos

Ejercicio .... Duración ....minutos

Ejercicio .... Duración ....minutos

Ejercicio .... Duración ....minutos

✓ **Registra tus actividades en las que utilizaste el cerebro durante la semana 6.**

....

....

....

....

✓ **Registra tus actividades reductoras del estrés de la semana 6.**

....

....

....

....

✓ Registra nuevas ideas para comidas o tentempiés saludables para el cerebro que planees preparar o que ya hayas preparado.

Desayuno ....

....

Almuerzo..

....

Cena ....

....

Tentempiés..

....

SEMANA 7 DE LA DIETA APT

En la semana 7, seguirás ajustando tu dieta a fin de hacerla más saludable para el cerebro (como se detalla en la página 168) y llevarás el control de los hidratos de carbono, del mismo modo que hiciste durante la semana 6. Para unos mejores resultados, registra tus sesiones de ejercicio, actividades en las que empleas en cerebro y actividades reductoras del estés, así como cualquier nueva idea para los tentempiés y las comidas. Al final de esta semana deberías registrar de nuevo tu peso, utilizando la misma báscula que usaste cuando comenzaste la dieta y en la semana 4.

✓ **Cada día de la semana 7, anota los alimentos que comes junto con su cantidad de hidratos de carbono. Esto te permitirá llevar el control de los hidratos de carbono durante el día, de forma que puedas cumplir el límite de entre 120 y 130 gramos de tu semana 7. Al final de cada día, registra el total de hidratos de carbono.**

DOMINGO
Alimento ....Gramos de hidratos de carbono ....
Alimento ....Gramos de hidratos de carbono ....
Alimento ....Gramos de hidratos de carbono ....
Alimento ....Gramos de hidratos de carbono ....
Alimento ....Gramos de hidratos de carbono ....

Alimento .... Gramos de hidratos de carbono ....

Alimento .... Gramos de hidratos de carbono ....

Alimento .... Gramos de hidratos de carbono ....

Alimento .... Gramos de hidratos de carbono ....

Alimento .... Gramos de hidratos de carbono ....

Total de hidratos de carbono..............

LUNES

Alimento .... Gramos de hidratos de carbono ....

Alimento .... Gramos de hidratos de carbono ....

Alimento .... Gramos de hidratos de carbono ....

Alimento .... Gramos de hidratos de carbono ....

Alimento .... Gramos de hidratos de carbono ....

Alimento .... Gramos de hidratos de carbono ....

Alimento .... Gramos de hidratos de carbono ....

Alimento .... Gramos de hidratos de carbono ....

Alimento .... Gramos de hidratos de carbono ....

Total de hidratos de carbono..............

MARTES

Alimento .... Gramos de hidratos de carbono ....

Alimento .... Gramos de hidratos de carbono ....

Alimento .... Gramos de hidratos de carbono ....

Alimento .... Gramos de hidratos de carbono ....

Alimento .... Gramos de hidratos de carbono ....

Alimento .... Gramos de hidratos de carbono ....

Alimento .... Gramos de hidratos de carbono ....

Alimento .... Gramos de hidratos de carbono ....

Total de hidratos de carbono..............

MIÉRCOLES

Alimento .... Gramos de hidratos de carbono ....

Alimento .... Gramos de hidratos de carbono ....

Alimento .... Gramos de hidratos de carbono ....

Alimento .... Gramos de hidratos de carbono ....

Alimento .... Gramos de hidratos de carbono ....

Alimento .... Gramos de hidratos de carbono ....

Alimento .... Gramos de hidratos de carbono ....

Alimento .... Gramos de hidratos de carbono ....

Alimento .... Gramos de hidratos de carbono ....

Total de hidratos de carbono..............

JUEVES

Alimento .... Gramos de hidratos de carbono ....

Alimento .... Gramos de hidratos de carbono ....

Alimento .... Gramos de hidratos de carbono ....

Alimento .... Gramos de hidratos de carbono ....

Alimento .... Gramos de hidratos de carbono ....

Alimento .... Gramos de hidratos de carbono ....

Alimento .... Gramos de hidratos de carbono ....

Alimento .... Gramos de hidratos de carbono ....

Alimento .... Gramos de hidratos de carbono ....

Total de hidratos de carbono..............

VIERNES

Alimento .... Gramos de hidratos de carbono ....

Alimento .... Gramos de hidratos de carbono ....

Alimento .... Gramos de hidratos de carbono ....

Alimento .... Gramos de hidratos de carbono ....

Alimento .... Gramos de hidratos de carbono ....

Alimento .... Gramos de hidratos de carbono ....

Alimento .... Gramos de hidratos de carbono ....

Alimento .... Gramos de hidratos de carbono ....

Alimento .... Gramos de hidratos de carbono ....

Total de hidratos de carbono..............

SÁBADO

Alimento .... Gramos de hidratos de carbono ....

Alimento .... Gramos de hidratos de carbono ....

Alimento .... Gramos de hidratos de carbono ....

Alimento .... Gramos de hidratos de carbono ....

Alimento .... Gramos de hidratos de carbono ....

Alimento .... Gramos de hidratos de carbono ....
Alimento .... Gramos de hidratos de carbono ....
Alimento .... Gramos de hidratos de carbono ....
Alimento .... Gramos de hidratos de carbono ....
Total de hidratos de carbono...............

✓ **Registra sus sesiones de ejercicio durante la semana 7.**

Ejercicio .... Duración ....minutos
Ejercicio .... Duración ....minutos
Ejercicio .... Duración ....minutos
Ejercicio .... Duración ....minutos
Ejercicio .... Duración ....minutos

✓ **Registra tus actividades en las que utilizaste el cerebro durante la semana 7.**

....
....
....
....
....
....

✓ **Registra tus actividades reductoras del estrés de la semana 7.**

....
....
....
....
....

✓ **Registra nuevas ideas para comidas o tentempiés saludables para el cerebro que planees preparar o que ya hayas preparado.**

Desayuno ....
....
Almuerzo...
....

Cena ....

....

Tentempiés ....

....

SEMANA 8 DE LA DIETA APT

En la semana 8 seguirás ajustando tu dieta para que sea más saludable para el cerebro (como se detalla en la página 170), y también llevarás el control sobre los hidratos de carbono, del mismo modo que hiciste durante la semana 7. Para unos mejores resultados, anota tus sesiones de ejercicio, actividades en las que emplees el cerebro y actividades reductoras del estrés, así como cualquier nueva idea que tengas para los tentempiés y las comidas.

✓ **Cada día de la semana 8, anota los alimentos que comas, junto con su contenido en hidratos de carbono. Esto te permitirá llevar el control de tus hidratos de carbono durante el día, de forma que puedas cumplir tu límite de entre 110 y 120 gramos de carbono de la semana 8. Al final de cada día, registra el total de hidratos de carbono.**

DOMINGO
Alimento .... Gramos de hidratos de carbono ....

Alimento .... Gramos de hidratos de carbono ....

Alimento .... Gramos de hidratos de carbono ....

Alimento .... Gramos de hidratos de carbono ....

Alimento .... Gramos de hidratos de carbono ....

Alimento .... Gramos de hidratos de carbono ....

Alimento .... Gramos de hidratos de carbono ....

Alimento .... Gramos de hidratos de carbono ....

Alimento .... Gramos de hidratos de carbono ....

Alimento .... Gramos de hidratos de carbono ....

Total de hidratos de carbono ....

LUNES

Alimento .... Gramos de hidratos de carbono ....

Alimento .... Gramos de hidratos de carbono ....

Alimento .... Gramos de hidratos de carbono ....

Alimento .... Gramos de hidratos de carbono ....

Alimento .... Gramos de hidratos de carbono ....

Alimento .... Gramos de hidratos de carbono ....

Alimento .... Gramos de hidratos de carbono ....

Alimento .... Gramos de hidratos de carbono ....

Total de hidratos de carbono..............

MARTES

Alimento .... Gramos de hidratos de carbono ....

Alimento .... Gramos de hidratos de carbono ....

Alimento .... Gramos de hidratos de carbono ....

Alimento .... Gramos de hidratos de carbono ....

Alimento .... Gramos de hidratos de carbono ....

Alimento .... Gramos de hidratos de carbono ....

Alimento .... Gramos de hidratos de carbono ....

Alimento .... Gramos de hidratos de carbono ....

Total de hidratos de carbono..............

MIÉRCOLES

Alimento .... Gramos de hidratos de carbono ....

Alimento .... Gramos de hidratos de carbono ....

Alimento .... Gramos de hidratos de carbono ....

Alimento .... Gramos de hidratos de carbono ....

Alimento .... Gramos de hidratos de carbono ....

Alimento .... Gramos de hidratos de carbono ....

Alimento .... Gramos de hidratos de carbono ....

Alimento .... Gramos de hidratos de carbono ....

Total de hidratos de carbono..............

JUEVES

Alimento .... Gramos de hidratos de carbono ....

Alimento .... Gramos de hidratos de carbono ....

Alimento .... Gramos de hidratos de carbono ....

Alimento .... Gramos de hidratos de carbono ....

Alimento .... Gramos de hidratos de carbono ....

Alimento .... Gramos de hidratos de carbono ....

Alimento .... Gramos de hidratos de carbono ....

Alimento .... Gramos de hidratos de carbono ....

Alimento .... Gramos de hidratos de carbono ....

Alimento .... Gramos de hidratos de carbono ....

Alimento .... Gramos de hidratos de carbono ....

Total de hidratos de carbono ....

VIERNES

Alimento .... Gramos de hidratos de carbono ....

Alimento .... Gramos de hidratos de carbono ....

Alimento .... Gramos de hidratos de carbono ....

Alimento .... Gramos de hidratos de carbono ....

Alimento .... Gramos de hidratos de carbono ....

Alimento .... Gramos de hidratos de carbono ....

Alimento .... Gramos de hidratos de carbono ....

Alimento .... Gramos de hidratos de carbono ....

Alimento .... Gramos de hidratos de carbono ....

Alimento .... Gramos de hidratos de carbono ....

Alimento .... Gramos de hidratos de carbono ....

Total de hidratos de carbono ....

SÁBADO

Alimento .... Gramos de hidratos de carbono ....

Alimento .... Gramos de hidratos de carbono ....

Alimento .... Gramos de hidratos de carbono ....

Alimento .... Gramos de hidratos de carbono ....

Alimento .... Gramos de hidratos de carbono ....

Alimento .... Gramos de hidratos de carbono ....

Alimento .... Gramos de hidratos de carbono ....

Alimento .... Gramos de hidratos de carbono ....

Alimento .... Gramos de hidratos de carbono ....

Total de hidratos de carbono ....

✓ **Registra sus sesiones de ejercicio durante la semana 8.**

Ejercicio .... Duración ....minutos

Ejercicio .... Duración ....minutos

Ejercicio .... Duración ....minutos

Ejercicio .... Duración ....minutos

Ejercicio .... Duración ....minutos

✓ **Registra tus actividades en las que utilizaste el cerebro durante la semana 8.**

....

....

....

....

....

....

✓ **Registra tus actividades reductoras del estrés de la semana 8.**

....

....

....

....

....

✓ **Registra nuevas ideas para comidas o tentempiés saludables para el cerebro que planees preparar o que ya hayas preparado.**

Desayuno ....

....

Almuerzo...

....

Cena ....

....

Tentempiés..

....

SEMANA 9 DE LA DIETA APT

En la semana 9, harás los ajustes finales a tu dieta APT (como se detalla en la página 174). Por última vez, llevarás el control de los hidratos de carbono cada día y el total al final del día. Como en las semanas anteriores, deberías registrar tus sesiones de ejercicio, las actividades en las que emplees el cerebro y las actividades reductoras del estrés, así como cualquier nueva idea que tengas para los tentempiés y las comidas. Te animamos a elaborar una lista con los tentempiés y comidas que más te hayan gustado durante las semanas anteriores, de forma que puedas consultar esa lista a fin de tener ideas para el menú mientras sigas tu dieta saludable para el cerebro.

✓ **Haz una lista con tus diez tentempiés favoritos y tus diez comidas favoritas consumidos durante las semanas anteriores de la dieta APT.**

TENTEMPIÉS FAVORITOS

1 ....
2 ....
3 ....
4 ....
5 ....
6 ....
7 ....
8 ....
9 ....
10 ....

COMIDAS FAVORITAS

1 ....
2 ....
3 ....
4 ....
5 ....
6 ....

7 ....

8 ....

9 ....

10 ....

✓ **Cada día de la semana 9, anota los alimentos que comas, junto con su contenido en hidratos de carbono. Esto te permitirá llevar el control de tus hidratos de carbono durante el día, de forma que puedas cumplir tu límite de entre 100 y 120 gramos para la semana 9. Al final de cada día, registra el total de hidratos de carbono.**

DOMINGO

Alimento .... Gramos de hidratos de carbono ....

Alimento .... Gramos de hidratos de carbono ....

Alimento .... Gramos de hidratos de carbono ....

Alimento .... Gramos de hidratos de carbono ....

Alimento .... Gramos de hidratos de carbono ....

Alimento .... Gramos de hidratos de carbono ....

Alimento .... Gramos de hidratos de carbono ....

Alimento .... Gramos de hidratos de carbono ....

Alimento .... Gramos de hidratos de carbono ....

Alimento .... Gramos de hidratos de carbono ....

Total de hidratos de carbono..............

LUNES

Alimento .... Gramos de hidratos de carbono ....

Alimento .... Gramos de hidratos de carbono ....

Alimento .... Gramos de hidratos de carbono ....

Alimento .... Gramos de hidratos de carbono ....

Alimento .... Gramos de hidratos de carbono ....

Alimento .... Gramos de hidratos de carbono ....

Alimento .... Gramos de hidratos de carbono ....

Alimento .... Gramos de hidratos de carbono ....

Alimento .... Gramos de hidratos de carbono ....

Alimento .... Gramos de hidratos de carbono ....

Total de hidratos de carbono..............

MARTES

Alimento .... Gramos de hidratos de carbono ....

Alimento .... Gramos de hidratos de carbono ....

Alimento .... Gramos de hidratos de carbono ....

Alimento .... Gramos de hidratos de carbono ....

Alimento .... Gramos de hidratos de carbono ....

Alimento .... Gramos de hidratos de carbono ....

Alimento .... Gramos de hidratos de carbono ....

Alimento .... Gramos de hidratos de carbono ....

Total de hidratos de carbono...............

MIÉRCOLES

Alimento .... Gramos de hidratos de carbono ....

Alimento .... Gramos de hidratos de carbono ....

Alimento .... Gramos de hidratos de carbono ....

Alimento .... Gramos de hidratos de carbono ....

Alimento .... Gramos de hidratos de carbono ....

Alimento .... Gramos de hidratos de carbono ....

Alimento .... Gramos de hidratos de carbono ....

Alimento .... Gramos de hidratos de carbono ....

Alimento .... Gramos de hidratos de carbono ....

Total de hidratos de carbono...............

JUEVES

Alimento .... Gramos de hidratos de carbono ....

Alimento .... Gramos de hidratos de carbono ....

Alimento .... Gramos de hidratos de carbono ....

Alimento .... Gramos de hidratos de carbono ....

Alimento .... Gramos de hidratos de carbono ....

Alimento .... Gramos de hidratos de carbono ....

Alimento .... Gramos de hidratos de carbono ....

Alimento .... Gramos de hidratos de carbono ....

Total de hidratos de carbono...............

VIERNES

Alimento .... Gramos de hidratos de carbono ....

Alimento .... Gramos de hidratos de carbono ....

Alimento .... Gramos de hidratos de carbono ....

Alimento .... Gramos de hidratos de carbono ....

Alimento .... Gramos de hidratos de carbono ....

Alimento .... Gramos de hidratos de carbono ....

Alimento .... Gramos de hidratos de carbono ....

Alimento .... Gramos de hidratos de carbono ....

Alimento .... Gramos de hidratos de carbono ....

Alimento .... Gramos de hidratos de carbono ....

Total de hidratos de carbono.............

SÁBADO

Alimento .... Gramos de hidratos de carbono ....

Alimento .... Gramos de hidratos de carbono ....

Alimento .... Gramos de hidratos de carbono ....

Alimento .... Gramos de hidratos de carbono ....

Alimento .... Gramos de hidratos de carbono ....

Alimento .... Gramos de hidratos de carbono ....

Alimento .... Gramos de hidratos de carbono ....

Alimento .... Gramos de hidratos de carbono ....

Alimento .... Gramos de hidratos de carbono ....

Total de hidratos de carbono.............

✓ **Registra sus sesiones de ejercicio durante la semana 9.**

Ejercicio .... Duración ....minutos

Ejercicio .... Duración ....minutos

Ejercicio .... Duración ....minutos

Ejercicio .... Duración ....minutos

Ejercicio .... Duración ....minutos

✓ **Registra tus actividades en las que utilizaste el cerebro durante la semana 9.**

....

....

....

....

....

✓ **Registra tus actividades reductoras del estrés de la semana 9.**

....

....

....

....

....

✓ **Registra nuevas ideas para comidas o tentempiés saludables para el cerebro que planees preparar o que ya hayas preparado.**

Desayuno ....

....

Almuerzo ....

....

Cena ....

....

Tentempiés ....

....

Bibliografía

ANNWEILER, C.; LLEWELLYN, D. J. y BEAUCHET, O.: «Low serum vitamin D concentrations in Alzheimer's disease: a systematic review and meta-analysis». *J Alzheimers Dis.* 2013; 33(3): 659-674.

APELT, J.; MEHLHORN, G. y SCHLIEBS, R.: «Insulin-sensitive GLUT4 glucose transporters are colocalized with GLUT3-expressing cells and demonstrate a chemically distinct neuron-specific localization in rat brain». *J Neurosci Res.* Sep 1999; 57(5): 693-705.

AVENA, N. M.; PRADA y HOEBEL, B. G.: «Sugar and fat bingeing have notable differences in addictive-like behavior». *J Nutr.* Mar 2009; 139(3): 623-628.

BARRIOS, D.; GREER, C.; ISAACSON, R. S. y OCHNER, C. N.: «Evidence surrounding the relation between coffee and cognitive function». *J Food Nutrition.* 2014; 1(1): 002.

BAYER-CARTER, J. L., *et al.*: «Diet intervention and cerebrospinal fluid biomarkers in amnestic mild cognitive impairment». *Arch Neurol.* Jun 2011; 68(6): 743-752.

BECK, M. E.: «Dinner preparation in the modern united States». *British Food Journal.* 2007; 109(7): 531-547.

BHERER, L.; ERICKSON, KI y LIU-AMBROSE, T.: «A review of the effects of physical activity and exercise on cognitive and brain functions in older adults». *J Aging Res.* 2013; 2013: 657508.

BUCHMAN, A. S., *et al.*: «Total daily physical activity and the risk of AD and cognitive decline in older adults». *Neurology.* Abr. 2012; 78(17): 1323-1329.

CAO, C., *et al.*: «Caffeine suppresses amyloid-beta levels in plasma and brain of Alzheimer's disease transgenic mice». *J Alzheimers Dis.* 2009; 17(3): 681-697.

—: «High blood caffeine levels in MCI linked to lack of progression to dementia». *J Alzheimers Dis.* 2012; 30(3): 559-572.

CHAPMAN, M. J., *et al.*: «Effect of high-dose pitavastatin on glucose homeostasis in patients at elevated risk of new-onset diabetes: insights from the CAPITAIN and PREVAIL-US studies». *Curr Med Res Opin.* Mayo 2014; 30(5): 775-784.

CONNELLY, P. J., *et al.*: «A randomised double-blind placebo-controlled trial of folic acid supplementation of cholinesterase inhibitors in Alzheimer's disease». *Int J Geriatr Psychiatry.* Feb 2008; 23(2): 155-160.

COTMAN, C. W.; BERCHTOLD, N. C. y CHRISTIE, L. A.: «Exercise builds brain health: key roles of growth factor cascades and inflammation». *Trends Neurosci.* Sep 2007; 30(9): 464-472.

CUMMINGS, J. L.; ISAACSON, R. S.; SCHMITT, F. A. y VELTING, D. M.: «A practical algorithm for managing Alzheimer's disease: what, when, and why?» *Ann Clin Transl Neurol.* Mar 2015; 2(3): 307-323.

DAVANGERE, D., *et al.*: «Olfactory identification deficits predict the transition from MCI to AD in a multi-ethnic community sample». *Alzheimers Dement.* Julio 2014; 10(4): P803.

DE JAGER, C. A., *et al.*: «Cognitive and clinical outcomes of homocysteine-lowering B-vitamin treatment in mild cognitive impairment: a randomized controlled trial». *Int J Geriatr Psychiatry.* Junio 2012; 27(6): 592-600.

DE VILLERS-SIDANI, E., *et al.*: «Recovery of functional and structural age-related changes in the rat primary auditory cortex with operant training». *Proc Natl Acad Sci U S A.* Agosto 2010; 107(31): 13900-13905.

DESALVO, K. B.; OLSON, R. y KO CASAVALE: «Dietary guidelines for Americans». *JAMA.* Feb 2016; 315(5): 457-458.

DESIDERI, G., *et al.*: «Benefits in cognitive function, blood pressure, and insulin resistance through cocoa flavanol consumption in elderly subjects with mild cognitive impairment: the Cocoa, Cognition, and Aging (CoCoA) study». *Hypertension.* Sep 2012; 60(3): 794-801.

Deters, F. y Mr. Mehl: «Does posting Facebook status updates increase or decrease loneliness? An online social networking experiment». *Social Psychological and Personality Science*. Sep 2013; 4(5): 579-586.

Devore, E. E., *et al.*: «Dietary intakes of berries and flavonoids in relation to cognitive decline». *Annal Neurol*. Julio 2012; 72(1): 135-143.

Douaud, G., *et al.*: «Preventing Alzheimer's disease-related gray matter atrophy by B-vitamin treatment». *Proc Natl Acad Sci U S A*. Junio 2013; 110(23): 9523-9528.

Erickson, Ki, *et al.*: «The brain-derived neurotrophic factor Val66Met polymorphism moderates an effect of physical activity on working memory performance». *Psychol Sci*. Sep 2013; 24(9): 1770-1779.

—: «Exercise training increases size of hippocampus and improves memory». *PNAS*. Enero 2011; 108(7): 3017-3022.

Fahnestock, M., *et al.*: «BDNF increases with behavioral enrichment and an antioxidant diet in the aged dog». *Neurobiol Aging*. Mar 2012; 33(3): 546-554.

Fishel, M. A., *et al.*: «Hyperinsulinemia provokes synchronous increases in central inflammation and beta-amyloid in normal adults». *Arch Neurol*. Oct 2005; 62(10): 1539-1544.

Freund-Levi *et al.*: «Omega-3 fatty acid treatment in 174 patients with mild to moderate Alzheimer disease: omegAD study: a randomized double-blind trial». *Arch Neurol*. Oct 2006; 63(10): 1402-1408.

Fritsch, T., *et al.*: «Cognitive functioning in healthy aging: the role of reserve and lifestyle factors early in life». *Gerontologist*. Junio 2007; 47(3): 307-322.

Gardener, S. L.; Rainey-Smith, S. R. y Martins, R. N.: «Diet and inflammation in Alzheimer's disease and related chronic diseases: a review». *J Alzheimers Dis*. Dic 2015; 50(2): 301-334.

Glazer, H.; Greer, C.; Barrios, D.; Ochner, C.; Galvin, J. e Isaacson, R.: «Evidence on diet modification for Alzheimer's disease and mild cognitive impairment». *Neurology*. Abr 2014; 82(10): P5.224.

Green, R. C., *et al.*: «Disclosure of APoE genotype for risk of Alzheimer's disease». *N Engl J Med*. Julio 2009; 361(3): 245-254.

Growdon, M. E., *et al.*: «Odor identification and Alzheimer disease biomarkers in clinically normal elderly». *Neurology*. Mayo 2015; 84(21): 2153-2160.

GRUEN, I., *et al.*: «Determination of cocoa flavor in chocolate ice creams by descriptive sensory analysis and SPME-GC volatile analysis». *Abstr Pap Am Chem Soc.* 1999; 218: u51.

GUTIERREZ, J. e ISAACSON, R.: «Prevention of Cognitive Decline». *Handbook on the Neuropsychology of Aging and Dementia.* Ed. Lisa D. Ravdin y Heather L. Katzen. Springer Science X Business Media, LLC, 2013. 167-192. En prensa.

HANNA-PLADDY, B. y GAJEWSKI, B.: «Recent and past musical activity predicts cognitive aging variability: direct comparison with general lifestyle activities». *Front Hum Neurosci.* Julio 2012; 6:198.

HANSON, A. J., *et al.*: «Effect of apolipoprotein E genotype and diet on apolipoprotein E lipidation and amyloid peptides: randomized clinical trial». *JAMA Neurol.* Agosto 2013; 70(8): 972-980.

HEAD, D., *et al.*: «Exercise engagement as a moderator of the effects of APoE genotype on amyloid deposition». *Arch Neurol.* Mayo 2012; 69(5): 636-643.

HENDERSON, S. T., *et al.*: «Study of ketogenic agent AC-1202 in mild to moderate Alzheimer's disease: a randomized, double-blind, placebo-controlled, multicenter trial». *Nutr Metab.* Agosto 2009; 6: 31.

HITES, R., *et al.*: «Global assessment of organic contaminants in farmed salmon». *Science.* Enero 2004; 303(5655): 226-229.

HYE, A., *et al.*: «Plasma proteins predict conversion to dementia from prodromal disease». *Alzheimers Dement.* Nov 2014; 10(6): 799-807.

IFLAND, Jr., *et al.*: «Refined food addiction: a classic substance use disorder». *Med Hypotheses.* Mayo 2009; 72(5): 518-526.

ISAACSON, R. S.; HAYNES, N.; SEIFAN, A.; LARSEN, D.; CHRISTIANSEN, S.; BERGER, J. C.; SAFDIEH, J. E.; LUNDE, A. M.; LUO, A.; KRAMPS, M.; MCINNIS, M. y OCHNER, C. N.: «Alzheimer's prevention education: if we build it, will they come?» *J Prev Alz Dis.* Sep 2014; 1(2): 91-98.

ISAACSON, R. S., KHAN, R. D. y OCHNER, C. N.: «Alzheimer's diet modification: a webbased nutrition tracking system for patient management and outcomes research». *J Nutrition Health & Aging.* Nov 2012; 16(9).

JERNERÉN, F., *et al.*: «Brain atrophy in cognitively impaired elderly: the importance of long-chain w-3 fatty acids and B vitamin status in a randomized controlled trial». *Am J Clin Nutr.* Julio 2015; 102(1): 215-221.

Kanai, R., *et al.*: «Online social network size is reflected in human brain structure». *Proc Biol Sci.* Abr 2012; 279(1732): 1327-1334.

Kerbage, C., *et al.*: «Detection of ligand bound to beta amyloid in the lenses of human eyes». *Alzheimers Dement.* Julio 2014; 10(4): P173.

Kim, S. Y.; Karlawish, J. y Berkman, B. E.: «Ethics of genetic and biomarker test disclosures in neurodegenerative disease prevention trials». *Neurology.* Abr 2015; 84(14): 1488-1494.

Kivipelto, M., *et al.*: «The Finnish geriatric intervention Study to Prevent Cognitive impairment and Disability (FiNgEr): study design and progress». *Alzheimers Dement.* Nov 2013; 9(6): 657-665.

Kliegel, M.; Zimprich, D. y Rott, C.: «Life-long intellectual activities mediate the predictive effect of early education on cognitive impairment in centenarians: a retrospective study». *Aging Ment Health.* Sep 2004; 8(5): 430-437.

Kraus, N.: «Biological impact of music and software-based auditory training». *J Commun Disord.* Nov-Dic 2012; 45(6): 403-410.

Krikorian, R., *et al.*: «Dietary ketosis enhances memory in mild cognitive impairment». *Neurobiol Aging.* Feb 2012; 33(2): 425.e19-27.

Leckie, R. L., *et al.*: «Potential moderators of physical activity on brain health». *J Aging Res.* 2012; 2012:948981.

Littlejohns, T. J., *et al.*: «Vitamin D and dementia». *J Prev Alz Dis.* 2016; 3(1): 43-52.

Martin, B.; Mattson, M. P. y Maudsley, S.: «Caloric restriction and intermittent fasting: two potential diets for successful brain aging». *Ageing Res Rev.* Agosto 2006; 5(3): 332-353.

Mattson, M. P., *et al.*: «Meal frequency and timing in health and disease». *Proc Natl Acad Sci U S A.* Nov 2014; 111(47): 16647-16653.

Milgram, N. W., *et al.*: «Learning ability in aged beagle dogs is preserved by behavioral enrichment and dietary fortification: a two-year longitudinal study». *Neurobiol Aging.* Enero 2005; 26(1): 77-90.

Morris, M. C., *et al.*: «Association of seafood consumption, brain mercury level, and APOE4 status with brain neuropathology in older adults». *JAMA.* Feb 2016; 315(5): 489-497.

—: «MIND diet associated with reduced incidence of Alzheimer's disease». *Alzheimers Dement.* Sep 2015; 11(9): 1007-1014.

—: «MIND diet slows cognitive decline with aging». *Alzheimers Dement.* Sep 2015; 11(9): 1015-1022.

MOSCONI, L. y MCHUGH, P. F.: «Let food be thy medicine: diet, nutrition and biomarkers' risk of Alzheimer's disease». *Curr Nutr Rep.* Junio 2015; 4(2): 126- 135.

NADERALI, E. K.; RATCLIFFE, S. H. y DALE, M. C.: «obesity and Alzheimer's disease: a link between body weight and cognitive function in old age». *Am J Alzheimers Dis Other Demen.* Dic 2009-Ene 2010; 24(6): 445-449.

NEAFSEY, E. J. y COLLINS, M. A.: «Moderate alcohol consumption and cognitive risk». *Neuropsychiatr Dis Treat.* 2011; 7: 465-484.

NGANDU, T., *et al.*: «A 2 year multidomain intervention of diet, exercise, cognitive training, and vascular risk monitoring versus control to prevent cognitive decline in at-risk elderly people (FINGEr): a randomised controlled trial». *Lancet.* Junio 2015; 385(9984): 2255-2263.

NORTON, S., *et al.*: «Potential for primary prevention of Alzheimer's disease: an analysis of population-based data». *Lancet Neurology.* Agosto 2014; 13(8): 788-794.

OBOUDIYAT, C.; GLAZER, H.; SEIFAN, A.; GREER, C. e ISAACSON, R. S.: «Alzheimer's disease». *Semin Neurol.* Sep 2013; 33(4): 313-329.

PADILLA, C. e ISAACSON, R.: «Genetics of dementia». *Continuum.* Abr 2011; 17(2 Neurogenetics): 326-342.

PAGANINI-HILL, A.; KAWAS, C. H. y CORRADA, M. M.: «Lifestyle factors and dementia in the oldest-old: The 90+ Study». *Alzheimer Dis Assoc Disord.* Mar 2015.

PASINETTI, F. M., *et al.*: «Roles of resveratrol and other grape-derived polyphenols in Alzheimer's disease prevention and treatment». *Biochim Biophys Acta.* Junio 2015; 1852(6): 1202-1208.

PATTERSON, C. E.; TODD, S. A. y PASSMORE, A. P.: «Effect of apolipoprotein E and butyrylcholinesterase genotypes on cognitive response to cholinesterase inhibitor treatment at different stages of Alzheimer's disease». *Pharmacogenomics J.* Dic 2011; 11(6): 444-450.

POP, V., *et al.*: «Synergistic effects of long-term antioxidant diet and behavioral enrichment on beta-amyloid load and non-amyloidogenic processing in aged canines». *J Neurosci.* Julio 2010; 30(29): 9831-9839.

QUINN, J. F., *et al.*: «A clinical trial of docosahexanoic acid (DHA) for the treatment of Alzheimer's disease». *Alzheimers Dement.* Julio 2009; 5(4): P84.

—: «Docosahexaenoic acid supplementation and cognitive decline in Alzheimer disease: a randomized trial». *JAMA.* Nov 2010; 304(17): 1903-1911.

RADA, P.; AVENA, N. M. y HOEBEL, B. G.: «Daily bingeing on sugar repeatedly releases dopamine in the accumbens shell». *Neuroscience.* 2005; 134(3): 737-744.

READ, S.; WU, P. y BISCOW, M.: «Sustained 4-year cognitive and functional response in early Alzheimer's disease with pioglitazone». *J Am Geriatr Soc.* Mar 2014; 62(3): 584-586.

REAS, E. T., *et al.*: «Moderate, regular alcohol consumption is associated with higher cognitive function in older community-dwelling adults». *J Prev Alz Dis.* 2016; 3(1).

REED, B. R., *et al.*: «Cognitive activities during adulthood are more important than education in building reserve». *J Int Neuropsychol Soc.* Julio 2011; 17(4): 615-624.

REGER, M. A., *et al.*: «Effects of beta-hydroxybutyrate on cognition in memoryimpaired adults». *Neurobiol Aging.* Mar 2004; 25(3): 311-314.

RICHARDSON, J. R., *et al.*: «Elevated serum pesticide levels and risk for Alzheimer disease». *JAMA Neurol.* Mar 2014; 71(3): 284-290.

TINGMAN, J. M., *et al.*: «Oral curcumin for Alzheimer's disease: tolerability and efficacy in a 24-week randomized, double blind, placebo-controlled study». *Alzheimers Res Ther.* Oct 2012; 4(5): 43.

ROBERTS, R. O., *et al.*: «Relative intake of macronutrients impacts risk of mild cognitive impairment or dementia». *J Alzheimers Dis.* Enero 2012; 32(2): 329-339.

ROUCH, L., *et al.*: «Antihypertensive drugs, prevention of cognitive decline and dementia: a systematic review of observational studies, randomized controlled trials and meta-analyses, with discussion of potential mechanisms». *CNS Drugs.* Feb 2015; 29(2): 113-130.

SÄRKÄMÖ, T., *et al.*: «Cognitive, emotional, and social benefits of regular musical activities in early dementia: randomized controlled study». *Gerontologist.* Agosto 2014; 54(4): 634-650.

SATIZABAL, C. L., *et al.*: «Temporal trends in dementia incidence in the Framingham study». *Alzheimers Dement.* Julio 2014; 10(4): P296.

SCARMEAS, N., *et al.*: «Mediterranean diet and mild cognitive impairment». *Arch Neurol.* Feb 2009; 66(2): 216-225.

SEIFAN, A. e ISAACSON, R. S.: «The Alzheimer's Prevention Clinic at Weill Cornell Medicine and Newyork-Presbyterian: risk stratification and personalized early intervention». *J Prev Alz Dis.* Oct 2015; 2(4): 254-266.

SMITH, A. D. y YAFFE, K.: «Dementia (including Alzheimer's disease) can be prevented: statement supported by international experts». *J Alzheimers Dis.* 2014; 38(4): 699-703.

SMITH, A. D., *et al.*: «Homocysteine-lowering by B vitamins slows the rate of accelerated brain atrophy in mild cognitive impairment: a randomized controlled trial». *PLoS One.* Sep 2010; 5(9): e12244.

SMITH, J. C., *et al.*: «Physical activity reduces hippocampal atrophy in elders at genetic risk for Alzheimer's disease». *Front Aging Neurosci.* 2014; 6: 61.

SMITH, P. J. y BLUMENTHAL, J. A.: «Dietary factors and cognitive decline». *J Prev Alz Dis.* 2016; 3(1): 53-64.

SPARKS, D. L., *et al.*: «Circulating cholesterol levels, apolipoprotein E genotype and dementia severity influence the benefit of atorvastatin treatment in Alzheimer's disease: results of the Alzheimer's Disease Cholesterol-Lowering Treatment (ADCLT) trial». *Acta Neurol Scand Suppl.* 2006; 185: 3-7.

SPERLING, R.; MORMINO, E. y JOHNSON, K.: «The evolution of preclinical Alzheimer's disease: implications for prevention trials». *Neuron.* Nov 2014; 84(3): 608-622.

SPERLING, R. A., *et al.*: «Toward defining the preclinical stages of Alzheimer's disease: recommendations from the National institute on Aging-Alzheimer's Association workgroups on diagnostic guidelines for Alzheimer's disease». *Alzheimers Dement.* Mayo 2011; 7(3): 280-292.

US DEPARTMENT OF HEALTH AND HUMAN SERVICES: «2015-2020 *Dietary guidelines for Americans*, 8.ª edición». Office of Disease Prevention and Health Promotion. Dic 2015. www.health.gov/Dietaryguidelines/2015/guidelines.

VELLAS, B., *et al.*: «Long-term use of stardardised Ginkgo biloba extract for the prevention of Alzheimer's disease (BuidAge): a randomised placebo-controlled trial». *Lancet Neurol.* Oct 2012; 11(10): 851-859.

—: «MAPT (multi-domain Alzheimer's prevention trial): clinical, biomarkers results and lessons for the future». *J Prev Alz Dis.* 2015; 2(4) 292-293.

WANG, J., *et al.*: «Cocoa extracts reduce oligomerization of amyloid-β: implications for cognitive improvement in Alzheimer's disease». *J Alzheimers Dis.* 2014; 41(2): 643-650.

WELLS, R. E., *et al.*: «Meditation's impact on default mode network and hippocampus in mild cognitive impairment: a pilot study». *Neurosci Lett.* Nov 2013; 27(556): 15-19.

WHITMER, R. A., *et al.*: «Central obesity and increased risk of dementia more than three decades later». *Neurology.* Sep 2008; 71(14): 1057-1064.

WILLIAMS, J. W., *et al.*: «Preventing Alzheimer's disease and cognitive decline». *Evidence Reports/Technology Assessments.* Abr 2010; 193: 1-727.

WITTE, A. V., *et al.*: «Effects of resveratrol on memory performance, hippocampal functional connectivity, and glucose metabolism in healthy older adults». *J Neurosci.* Junio 2014; 34(23): 7862-7870.

WORLD HEALTH ORGANIZATION: «QXA on the carcinogenicity of the consumption of red meat and processed meat». Online QXA. Octubre 2015.

YURKO-MAURO, K., *et al.*: «Beneficial effects of docosahexaenoic acid on cognition in age-related cognitive decline». *Alzheimers Dement.* Nov 2010; 6(6): 456-464.

Acerca de los autores

Richard S. Isaacson, doctor en Medicina, obtuvo su título de grado y de médico en la Universidad de Missouri – Escuela de Medicina de Kansas City. Realizó su período como residente en Neurología en el Centro Médico Beth Israel Deaconess/Escuela de Medicina de Harvard, y su período como médico interno en el Centro Médico Monte Sinaí, en Miami Beach, Florida.

El doctor Isaacson ha trabajado como director médico asociado en el Centro Wien para la Enfermedad de Alzheimer y Trastornos de la Memoria, del Centro Médico Monte Sinaí, de Florida; y como profesor asociado de Neurología Clínica, vicepresidente de educación y director de educación del Instituto Cerebral McKnight en el Departamento de Neurología de la Escuela de Medicina Miller, de la Universidad de Miami. Es el fundador y director de la Clínica de Prevención del Alzhéimer de Weill Cornell Medicine and NewYork-Presbyterian, donde trabaja actualmente como profesor asociado de Neurología y director del programa de formación de residentes de neurología.

El doctor Isaacson está especializado exclusivamente en la reducción y el tratamiento de la enfermedad de Alzheimer, en deterioro cognitivo leve debido a la EA y en EA preclínica. Su investigación se concentra en la nutrición y la implementación y evaluación de intervenciones dietéticas para el manejo de la EA. Recientemente ha trabajado en el desarrollo de Alzheimer's Universe (www.AlzU.org), un enorme portal educativo en Internet sobre la prevención y el tratamiento de la EA para el público. AlzU.org ha demostrado mejorar significativamente el conocimiento sobre la EA, con resultados publicados en la revista *Journal of Prevention of Alzheimer's Disease,* y ha llegado a más de 150.000 personas de 36 países. El doctor Isaacson es también el autor de *Alzheimer's Treatment and Alzheimer's Prevention: A Patient and Family Guide.*[11]

Christopher N. Ochner, doctor en Filosofía, es máster en Psicología, máster en Bioestadística en la Universidad de Columbia en Nueva York y doctor en Filosofía por Psicología Clínica en la Universidad Drexel en Filadelfia. Después obtuvo una beca del NIH[12] en el Instituto de Nutrición Humana de la Universidad de Columbia/Centro de Investigación de Nutrición y Obesidad de Nueva York, y dirigió el laboratorio de investigación clínica del centro.

En 2009, el doctor Ochner recibió un galardón del NIH por el desarrollo de su carrera y se le admitió en el Colegio de Médicos y Cirujanos de la Universidad de Columbia. Se convirtió en la persona más joven de la facultad de Columbia en formar y dirigir un laboratorio de investigación independiente y publicó una serie de artículos relacionados con la nutrición, revisados por pares. Después fue contratado por la Escuela Icahn de Medicina, en Monte Sinaí, como director de investigación y administración, para elaborar y dirigir una serie de estudios clínicos de investigación basados en la nutrición. Actualmente es presidente y CEO de Iniciativa por la Ciencia Nutricional, una organización sin ánimo de lucro que facilita y financia estudios experimentales sobre nutrición.

El doctor Ochner es un experto en nutrición reconocido internacionalmente, ha impartido conferencias por todo el mundo y ha aparecido muchas veces en los medios de comunicación, entre ellos *The New York Times, The Wall Street Journal, USA Today* y *Good Morning America.* También trabaja como redactor jefe de la revista *International Journal of Nutrition* y es miembro del consejo asesor de la revista *The Lancet Diabetes & Endocrinology.*

---

11. Tratamiento del Alzhéimer y prevención del Alzhéimer: Una guía para el paciente y para la familia. *(N. del T.)*
12. Instituto Nacional de Salud. *(N. del T.)*

Índice analítico

Índice